艺术表达与心理健康

[美] 琳达晓乔　著

EXPRESSIVE
ARTS AND
BEHAVIORAL
HEALTH

学苑出版社

图书在版编目（CIP）数据

艺术表达与心理健康 = Expressive Arts and Behavioral Health /（美）琳达晓乔著 . -- 北京：学苑出版社，2025.2. --（北京师范大学美育系列丛书）.
ISBN 978-7-5077-7152-7

Ⅰ . R749.055

中国国家版本馆 CIP 数据核字第 20250JZ451 号

出 版 人：	洪文雄
责任编辑：	任彦霞
出版发行：	学苑出版社
社　　址：	北京市丰台区南方庄 2 号院 1 号楼
邮政编码：	100079
网　　址：	www.book001.com
电子信箱：	xueyuanpress@163.com
联系电话：	010-67601101（营销部）、010-67603091（总编室）
印 刷 厂：	北京兰星球彩色印刷有限公司
开本尺寸：	710 mm × 1000 mm　1/16
印　　张：	19.25
字　　数：	313 千字
版　　次：	2025 年 2 月第 1 版
印　　次：	2025 年 2 月第 1 次印刷
定　　价：	128.00 元

前言 / Foreword

投身艺术吧，我不是开玩笑。艺术不是谋生的手段，它是一种非常人性化的方式，让生活变得可以忍受。练习一门艺术，无论好坏，看在上帝的分儿上，都是一种让你的灵魂成长的方式：在淋浴中唱歌；跟着收音机跳舞；讲故事；给朋友写一首诗，即使写得很糟糕。尽你可能，你将获得巨大的回报，你将会创造出一些东西。

——库尔特·冯内古特《一个没有国家的人》
（Kurt Vonnegut, *A Man Without a Country*）

记得2019年初我在西安美院做艺术表达治疗讲座时，一位年轻的美术老师告诉我，他做过调查统计，学艺术的人要比其他人的犯罪率低很多。这个信息让我很兴奋。作为一个搞教育出身的艺术治疗师，我意识到中国的教育部门让大中小学开设美育课程的深远意义。因为艺术治疗师为心理疾病患者或有心理问题的来访者服务，艺术教育培养艺术专业工作人员，而美育介于两者之间，把艺术知识和修养的普及融入教育体系，让所有的学生都学习，作为美德、情操和创造性的培养，这为提高国民的品行和文明素质开辟了一条最佳途径。

那么，把艺术表达和心理健康放进美育课程，便会进一步充实美育的内涵，使学生获得自我心理疗愈与行为建设的艺术性、创造性方法，从而自觉意识地抵御精神疾病或心理障碍的侵袭。十分感激北师大艺术与传媒学院研究生院给我机会开设了一门"表达艺术与心理健康（Expressive Arts and Mental Health）"的新课程，使我有机会把讲稿整理成书。

"表达艺术与心理健康"作为美育通课介绍了艺术治疗这个集艺术、心理、医学于一体的交叉性科学体系，但本课的目的不是培养艺术治疗师，也不只是让学生来尝试在艺术表达过程中得到身心疗愈的震撼和快感，而是通过基础理念、临床分析及课堂实践相结合的教学方式使学生掌握如何使用舞动、戏剧、美术、音乐四大富于创造性的艺术模式来交流情感、解决矛盾、减除压力、提高认知、增强自信、升华精神，为自我心理行为健康建设和未来的育人事业发展提供新的视角和方法。

这门课，我连续教授了好几个学期，选课的同学来自经济与工商管理学院、心理学部、物理与天文学院、教育学部、艺术与传媒学院、文学院、外国语言文学学院等。每次开课前，我都要问每个学生为什么要选这门课。有的说，为了提高自身的心理素质和修养；有的说，为了在将来更有效地从事教学工作；有的说，为打开知识面提高智能……这些都是课程想要提供给大家的。我鼓励学生从自己的需求出发，在学习过程中不断提出问题。由于多年的艺术治疗师背景，我主张积极互动、即兴启发、个性切入共性展出、象征与模拟体验的教学方法。

一位选修了这门课的研究生在结业报告上这样写道："当电脑上的时间一点点接近下课的时候，我感到了前所未有的难过与不舍。两个月的时间，初次见面仿佛还在昨天，课堂上的小伙伴已经熟悉得像一家人。我们一同学习着新奇有趣的理论，分享着难过或是喜悦的故事，给予彼此关怀与支持。在这里，我们最关心的不是成绩，而是真实的自己，是被压抑的情绪，被委屈的疲惫的身体，甚至是内心深处矛盾纠结着的，自己都不曾熟知的自己。回想两个多月的学习，通过舞动、艺术、戏剧、音乐等一系列富有创造性的表达艺术疗愈，理论与实践相互融合，让我一次又一次重新认识自己。认识到这个可爱的小女孩因为学业和生活而感受的压力，情绪上的，身体上的。也感知到内心深处的矛盾，让我开始耐心地了解自己，尝试接纳自己，客观看待自己的优点与缺点，并最终让矛盾的多个方面更好地融合。感谢老师和同学们这段时间的陪伴，所学所思所感所悟将会一直伴随着我……我会带着课堂所学的理论依据、心理建设方法，一路前行，认识并安放好天然的自己。"她表达出了我期待的效益。

　　本书是经过多学期的讲课，看到学生们在课堂上的反响和变化，总结经验后的成果。我在这里对原课程的中英文名称稍做了调整：为了突出艺术作为表达的方式，把"表达艺术与心理健康"改为"艺术表达与心理健康"；为了强调书中介绍的"行为健康"（Behavioral Health）概念，把"Expressive Arts and Mental Health"改为"Expressive Arts and Behavioral Health"。希望这本书能在大专院校的美育课上得到普及，使更多的大学生有机会受益。同时也希望这本书能为社会大众身心健康情况的改善提供帮助。该书的特点在于，除了强调概念的科学性，还着重于可行性和操作性。该书的阅读方法是边读边实践。如果读者都能够尝试用艺术作为表达手段进行自我或帮助他人身心疗愈和行为建设，那将对国民的"健康行动"有积极的促进作用。

琳达晓乔
2024 年 5 月

目录 / Contents

Chapter One
第一章
艺术、心理与科学
/ 001

导语：艺术作为表达的语言　　　　　　　／ 002
第一节　艺术的疗愈性古源　　　　　　　／ 004
第二节　艺术作为心理治疗　　　　　　　／ 015
第三节　行为健康概念及大学生心理障碍　／ 042
第四节　创意表达与神经科学　　　　　　／ 052

Chapter Two
第二章
肢体、情感与模式
/ 061

导语：读懂肢体的述说　　　　　　　　　／ 062
第一节　戴奇沃迪身心合一论　　　　　　／ 063
第二节　拉班动作解析体系　　　　　　　／ 069
第三节　凯斯腾伯格发展性节奏理论　　　／ 080
第四节　和弦舞蹈与动觉共情　　　　　　／ 089

Chapter Three
第三章
舞蹈、审美与整合
/ 097

导语：舞蹈表达——美与健康的结合之途　／ 098
第一节　芭田妮芙健康动作理念与实践　　／ 100
第二节　舞动疗愈的审美考量　　　　　　／ 113
第三节　本真动作和舞蹈正念　　　　　　／ 120
第四节　五节律动作和五行之舞　　　　　／ 130

Chapter Four
第四章
戏剧、性格与转化
/ 141

导语：戏剧——为真实和理想的自我而排练　／ 142
第一节　斯莱德的教育戏剧与儿童游戏　　／ 144
第二节　莫雷诺心理剧理念和技术　　　　／ 155
第三节　兰迪角色理论和角色方法　　　　／ 165
第四节　琼斯戏剧治疗核心过程　　　　　／ 176

Chapter Five
第五章
美术、意识与重塑
/ 191

导语：美术——自我意识和创造性思维的殿堂 / 192
第一节　儿童绘画与身心发展　/ 194
第二节　美术治疗的机制结构　/ 208
第三节　美术的自我疗愈途径　/ 215
第四节　美术创作的互动效应　/ 236

Chapter Six
第六章
音乐、诗歌与开拓
/ 245

导语：音乐——灵魂的语言，生活的清泉　/ 246
第一节　音乐与大脑启动　/ 247
第二节　节律的同步效应　/ 254
第三节　在诗或歌创作中升华　/ 271
第四节　综合性艺术表达　/ 288

后记
/ 299

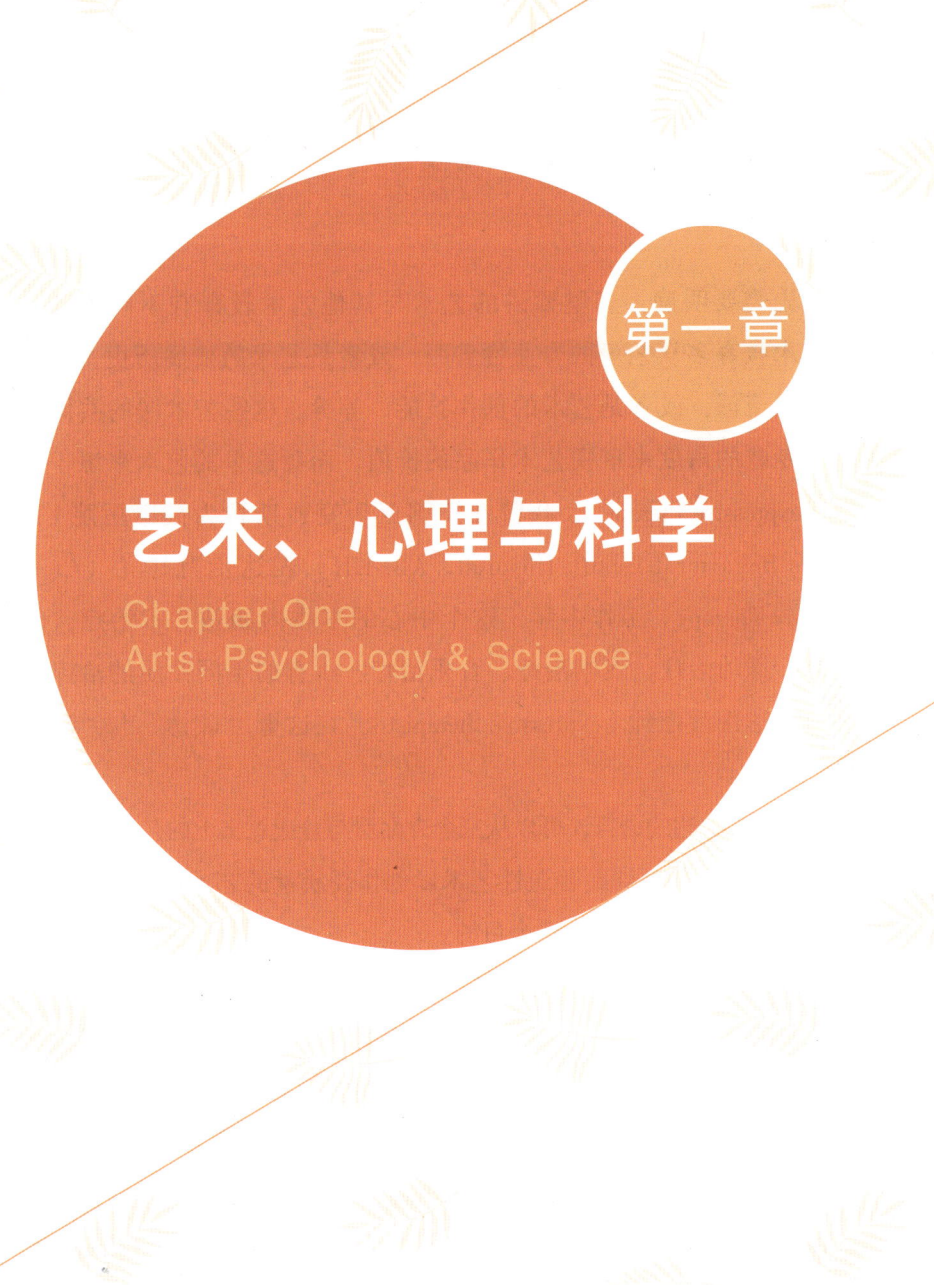

第一章

艺术、心理与科学

Chapter One
Arts, Psychology & Science

导语：艺术作为表达的语言
Prologue: Art as a language of expression

首先需要明确，这里要讲的艺术与其他艺术教育有不同的含义。普通的艺术教育多从艺术的专业性着眼，或者是艺术的发展历史，或者是艺术的理论流派，或者是艺术的创作技能，等等。这些艺术课的共同点是着眼于从专业的角度来审视艺术作品的价值。而我这里的艺术来源于表达性治疗（expressive therapy）。我曾在美国亚历克西斯行为健康医院（Alexian Brothers Behavioral Health Hospital，ABBHH）表达治疗中心（Center for Expressive Therapy）工作多年，这个中心的本质内涵是艺术治疗，包括美术治疗、舞动治疗、戏剧治疗、音乐治疗。所有的不同性质的治疗师职位统称为表达性治疗师（expressive therapist）。在这里，"表达"与"艺术"是同义的。

艺术作为表达的语言，可以从三个方面看与普通意义上的艺术教育的区别：

1. 创作目标的不同：普遍性艺术以创作高质量的艺术作品为目标。表达性艺术纯粹以表达个人的情感为目的。

2. 创作过程的不同：普遍性艺术多注重艺术技能的使用和展示，即使很多艺术家在创作中倾注某种强烈的情感，但其投入的过程也是把情感交给一个理想中的艺术精品的制造的过程。表达性艺术则不讲究艺术技能，把艺术创作过程作为媒介和工具，为宣泄、展示或平衡自己的情感的需要服务。

3. 结果审视的不同：普遍性艺术有衡量高低的审美标准，以完成的作品为中心，允许欣赏人评判。观看者是评审的主人，他们遵循自己信奉的标准给予评价。表达性艺术没有审美价值的衡量标准，不主张他人的评判；以创作者为中心，他人的回馈只是给予理解和支持。

需要明确，这是一个理论与实践结合的课程，在教学过程中，大家创造的所有作品都是以艺术为手段来表达自己,所以没有高低和对错之分。

作为教师的笔者,没有任何专业艺术的背景,没有任何特别的艺术技能,也不会评审任何在课堂中进行的舞蹈动作、绘画创作、戏剧表演、音乐演唱等;笔者的任务是帮助大家学会通过各种创造性的艺术表达过程,从心理行为的角度,更深入且健康地认识、调整、挖掘、塑造自我。

预热活动

每人轮流介绍自己喜爱被大家称呼的名字,在说自己爱称的同时做一个动作,全班同学大声重复该同学的爱称并模仿做同样的动作。重复两遍。在所有同学都介绍完毕之后,按顺序重复一遍每个人的爱称和动作。要把眼光放在做介绍的同学那里,给他/她以接受和认可的姿态。通过这个预热互动,学生之间、学生和老师之间建立起轻松友好的联结,为学习的开始确立信任开放的基调。

艺术表达 与心理健康

第一节
艺术的疗愈性古源
Section 1　The Healing Roots of Arts

一、问题引入 | Checking in Questions

（一）问题（Questions）

在你的家乡，或你的周围，你见过什么带有艺术性的传统和习惯？以你的理解，这些仪式有什么现代意义？

（二）回答范例（Answer Examples）

1. 我老家在安徽芜湖地区峨峤镇，老人过世时会举行隆重的仪式：手工做出成批的白色旗子，家族成员按辈分披麻戴孝，有唢呐吹奏队伍，浩浩荡荡，按程序，一起有节奏地跪地哭天喊地，唱送葬歌，起乐升天，等等。这种带有艺术性的仪式让我感到一种生命的升华，好像这种仪式把众人的悲伤凝聚起来推向极致，转化为能量流动。

2. 我在北京长大，记得我爷爷每天早上提着一把胡琴，和一些老头老太在街头公园相聚，他们一起拉琴、吊嗓子、唱京剧，个个都特别进入角色，唱得眉飞色舞。离开时，他们都互相夸奖，神采奕奕的。这也算一种传统艺术习惯吧？我觉得这种习惯带给老人们积极的心态、快乐的心情。

3. 我印象最深、最熟悉的地方传统是剪纸艺术，逢年过节家家户户都做剪纸，贴在窗户上，大家还互相交流自己设计的新图案，我奶奶就是这方面的技术专家，她的剪纸有很多复杂的细节。我觉得这是一种很美好的民间艺术，我从小就喜欢做剪纸雕刻，很锻炼耐心与专注。

二、学习要点 | Learning Points

追寻古老原始的艺术形式与人类情感表达融合的精神现象，为我们当今科学地理解和应用艺术作为表达工具，以及心理健康建设，提供历史性参考。

三、舞蹈的疗愈性渊源 | The Healing Roots of Dance

舞蹈作为疗愈的仪式从文明史开始就有了。著名的美籍德裔音乐学家科特·萨克斯（Curt Sachs，1881—1959）说过："舞蹈是艺术之母。音乐和诗歌存在于时间，绘画和建筑存在于空间。但是舞蹈同时在时间和空间里存在。创作者和被创造的东西，艺术家和作品是一回事。节奏的运动模式、空间的可塑感、所看到和想象的世界的生动再现——这些都是人类通过舞蹈在自己的身体中创造的，然后他才用物质、石头和文字来表达自己的内心体验。"[①]

舞蹈家、艺术表达治疗师杰米·玛利奇（Jamie Marich）博士说："在几乎每一种文化的开端，舞蹈都是集体精神生活的基础。就像将神和女神从日常活动中分离出来一样不可思议，舞蹈是土著群体的宗教信仰所固有的。无法解脱。那是甘露，是每天的面包。不仅仅是表达，舞蹈是了解和创造世界的主要手段。它携带着治疗、娱乐和祈祷的技术。"[②]

据维基百科（Wikipedia）的"舞蹈历史"（history of dance）词条记载："在进化成人类之前，早期灵长类动物可能已经存在跳舞的自然冲动。在人类最早的文明诞生之前，舞蹈一直是祭司、仪式、庆典和娱乐的重要组成部分。考古学提供了史前时代的舞蹈痕迹，例如印度具有10000年历史的宾贝特卡岩石庇护所（Bhimbetka Rock Shelters）的绘画和公元前3300年埃及墓葬的绘画，都展示了这类舞蹈仪式。许多当代舞蹈形式可以追溯到古代的历史、传统、礼

---

① SACHS C. World history of dance [M]. New York：W. W. Norton & Company，1963：3.
② MARICH J. Dancing mindfulness: a creative path to healing and transformation [M]. Woodstock：Skylight Publishing, 2015：90.

仪和民族舞蹈。"① 旧石器时代的模仿舞蹈（imitative dance），人披着野牛皮舞蹈的形象，代表了对动物崇拜，对物理力量的向往，多以生存为主题。再进一步的象形舞蹈是生育舞蹈（fertility dance），表现了妇女与农耕的生存关系，人类的繁衍与土地播种结果的关系。这些模仿性舞蹈仪式展示了青春、婚姻、生育、死亡的过程。中国古代文献中提到了萨满为雨而舞。舞蹈是古埃及一些宗教仪式的重要内容，同样，舞蹈也是非洲人民许多仪式或仪式的组成部分。仪式舞蹈也可以在寺庙和宗教节日期间进行。

把疗愈意义带进舞蹈的是非象形舞蹈（imageless dance）。这种舞蹈让人进入欣喜若狂的恍惚状态。从巴西热带雨林到卡拉哈里沙漠，许多文化都使用舞蹈来实现这个效果。这些抽象舞蹈的重要目的之一是获得情感的转换和超脱。在这里，舞蹈者的注意力是内向的，以至最终得以向外彻底自我发泄。这类舞蹈常以围圈为宇宙之象征，重复的节奏性运动让人进入催眠状态。例如：巴厘岛、非洲的恍惚舞蹈（trance dance）把人带入忘我的境界；东亚伊斯兰教苦行僧的舞蹈仪式，给人以宗教的神驰和升华；墨西哥印第安人的群体舞蹈，是一种单纯为发泄情感而进行的舞动仪式。中世纪的欧洲恐怖舞蹈被认为可以保护参与者免受疾病侵害。根据僧伽罗人的传说，康提舞起源于2500年前的一种魔法舞蹈仪式，该仪式打破了对着魔的国王的魔咒，以治愈国王的神秘疾病。

更深入地把舞蹈仪式明确作为个体治病手段的是药师和萨满的舞蹈。荷兰/美国医生和心理分析家乔斯特·米尔鲁（Joost Meerloo）说："我们可以说，在文明的曙光阶段，舞蹈、宗教、音乐和医学是分不开的。医生、牧师或者巫神的舞蹈属于最古老的医学和心理治疗，在那里共同大喜和紧张释放缓解了人的生理和心理的痛苦，使之得以进入一个新的健康状态。"② "跳舞释放我们沸腾的能量"③，哈佛大学的理查德·卡茨（Richard Katz）教授在他的著作《沸

---

① WIKIPEDIA. History of dance [EB/OL]. https://en.wikipedia.org/wiki/Hist-ory_of_dance.

② MEERLOO J. Creativity and eternization: essays on the creative instinct [M]. The Netherlands: Royal Van Gorcum & Comp., 1967: 27.

③ KATZ R. Boiling energy: community healing among the Kalahari Kung [M]. Cambridge: Harvard University Press, 1984: 56.

腾的能量：卡拉哈里孔人的社区疗愈》(Boiling Energy: Community Healing among the Kalahari Kung)中记载了来自非洲沙漠的布须曼人如何把整夜跳舞作为社区疗愈和凝聚的仪式：疗愈大师（healer）引领快节律高强度的舞蹈使每人身上都存有的"num"融化达到"沸点"（boiling point），从而去除病魔。在舞蹈中，方言"num"是指在火中发现的一种原始能量，起源于女性/男性的身体重心和旋转的底部。通过骨盆运动，舞蹈激活了"num"，将其从躯干推向颅底，在那里发生了"kia"的超越。方言"kia"是指能量沸腾的境界。当今，在美国的印第安人区域还保持着跳太阳舞（Sun Dance）的传统，大家围着篝火跳几天几夜，驱除身心的毒素。这些都是传统的疗愈性舞蹈。

疗愈性舞蹈在中国具有悠久的历史，并一直在民间流传，积极地影响着百姓的生活。譬如，汉朝华佗创造的五禽戏，以模仿老虎、鹿、熊、猴、鸟的动作使身体回归自然，能量流动；起源于佛教禅宗的禅舞，以呼吸贯穿、内心的宁静、精神的升华为导向；少数民族的葬礼群舞，以庆祝生命的形式驱走对死亡的恐惧，迎来对生活的希望；舞狮是中国传统文化中的一种舞蹈形式，起源于古代祭祀仪式和宗教活动。这种舞蹈可以象征着带来好运、辟邪，是武术水平的绝佳展示；还有中国传统的红绸舞，以红作为太阳的象征，舞起来表现了阳光向上的积极能量的激发；伞舞、扇舞等都带有与大自然中的雨、风交流的和谐意义。

四、戏剧的疗愈性渊源 | The Healing Roots of Drama

戏剧起源也要追溯到原始宗教部落的宗教仪式表演，在文字、音乐和绘图产生之前，原始部落的人们已开始用动作模仿创造哑剧和舞蹈仪式，如5000年前古埃及人祭祀尼罗河神俄赛里斯神的盛大装扮表演。在远古时期，戏剧是没有舞台的，那时的戏剧中，观众、演员合为一体。西方戏剧史从古希腊时期（公元前560年前后）正式起步，开始是表现生育和狂欢之酒神狄俄尼索斯的宗教节日、早春雅典举行的伟大酒神祭奠等，戏剧把赋有生命的神话带到民众社区，成为他们不可缺少的生活部分。在这个过程中，狄斯比（Thespis）——第一个个性角色演员诞生了，接着古希腊剧院的产生让表演的演员与欣赏的观众开始分离。

戏剧的教育性和疗愈性不断延伸和发展：公元前440年，索福克勒斯（Sophocles）的戏剧作品提到戏剧的愈合性；公元前335年前后，戏剧理论家亚里士多德（Aristotle）对戏剧中的情感宣泄进行了描述；文艺复兴时期（14—16世纪），以英国的威廉·莎士比亚（William Shakespear）为代表的作家和戏剧同人们创作并演出了大量的悲剧和喜剧，打开了从皇公贵族到民间百姓的情感大门，唤起了强烈共情的眼泪和笑声。像悲剧《李尔王》(King Lear)、《哈姆莱特》(Hamlet)、《奥赛罗》(Othello)、《罗密欧与朱丽叶》(Romeo and Juliet)，喜剧《暴风雨》(The Tempest)、《第十二夜》(Twelfth Night)、《威尼斯商人》(The Merchant of Venice)、《温莎的风流娘儿们》(The Merry Wives of Windsor)等，至今还敲打着人们的心灵。莎剧中富有美妙音律的台词被当代人用来疗愈患有自闭症的青少年。

关于戏剧的疗愈性功能的第一个书面理论叙述可以在亚里士多德的诗学著作中对希腊戏剧的谈论里找到，亚里士多德谈道，悲剧的功能是诱导宣泄，释放深刻的感情（特别是怜悯和恐惧）来清理观众的感官和灵魂。这些通过戏剧中的角色观看演出的人，与观众中的其他人一起体验分享戏剧，经历一种宣泄的感情，这种互相刺激的共同宣泄放大释放，使得民众的社区得到积极的整体性态度的调整。根据亚里士多德的说法，戏剧的目的不是主要用于教育或娱乐，而是发泄出有害情绪，从而促成社区的和谐与治愈。

其实早在远古时期，人类就发现戏剧艺术有疗愈作用。弗雷泽（Frazer）在《金枝》(The Golden Bough)里提到的很多原始巫术，就是戏剧表演的雏形，也是人类最早的戏剧治疗经验。心理学家弗洛伊德（Freud）提出的"恋母情结"（Oedipus complex）也来自古希腊的经典悲剧《俄狄浦斯王》(Oedipus the King)。按照著名心理学家、分析学家创始人卡尔·荣格（Karl Jung）的观点，艺术是人类潜意识的呈现方式，如《浮士德》(Faust)等名作，显现的不只是艺术家的个体心灵，更可追溯到人类起源的集体无意识。

中国戏剧和西方戏剧的萌芽一样起源于宗教仪式，中国正式的戏剧诞生在元朝，比希腊戏剧晚 1700 年。中国传统戏剧的疗愈性和舞蹈一样具有文化的独特性，其疗愈性通过天人合一、忠义道德、英雄精神、爱情忠贞的表达来实现。譬如，四大著名的神话——盘古开天地、女娲造人、女娲补天、大禹治水，四大著名的传统爱情剧——天仙配、孟姜女哭长城、白蛇传、梁山伯与祝英台。许多以请神敬祖、驱邪纳福为目的地方戏（流行于佛教圣地九华山下的安徽傩戏），东北地区的二人转，福建土家族傩堂戏，以及中国传统戏剧中的脸谱、服饰、仪式的使用，也具有特别的象征性疗愈意义。

五、美术的疗愈性渊源 | The Healing Roots of Art

在整个人类历史发展中，宗教和美术的关系极深。从某种意义上说，原始美术又是与原始宗教混杂在一起发展的。原始宗教的自然崇拜、精灵崇拜、图腾崇拜、祖先崇拜、神灵崇拜，往往产生朴素的符号和简单的图像，这些也就是原始的美术。在原始美术的根底上，有对所谓超自然、超人间的神秘境界和力量的敬畏、恐惧和崇拜。驱魔、护灵等巫术活动都成为原始美术产生和发展的动因。

旧石器时代的狩猎居民将大量野兽画在洞窟的岩壁上，也是出自祈祷神兽保佑并捕获大量猎物的心愿，与原始宗教密切相关。进入历史时代后，原始宗教自觉确立宗教形式，由部落宗教发展为世界宗教（如佛教、基督教、伊斯兰教）、地区宗教（如印度教）和民族宗教（如道教）。在宗教强烈支配人间生活的古代至中世纪，美术作品几乎全部由宗教中产生，美术成为宗教的贡物，以至形成宗教美术。佛教中的曼陀罗（梵语 Mandala）便是相传至今的心灵疗愈性美术。曼陀罗观想的目标是将佛内化，透过观想自己即是佛，舍离自我所执的狭小自我幻境，回归"本尊即我，我即本尊"的与自性佛合一的境界。

心理学先驱荣格与曼陀罗有不解之缘。他研究过多种神秘的艺术现象，发现在某些印度教和西藏佛教神秘仪式中，信徒使用一个内置复杂象征图案的圆圈以帮助冥想。这种"魔术圈"通常都是用十字结构分成四个部分的圆形符号，也就是后来的曼陀罗。曼陀罗是"自身（self）"的象征，自身的特点就是统一、完整、自足、和谐。荣格在圆的象征里也提及"不论圆的象征出现在原始人的太阳崇拜还是现代宗教里，在神话还是在梦里，在西藏僧侣绘制的曼陀罗还是在城市的平面图里，或者是在早期天文学家绘制的天体概念里，圆的象征都指向生命最重要的一个向度——生命的终极圆满"。在受到抑郁和精神病折磨的时候，荣格便开始绘制曼陀罗。他的《红书》（Liber Novus）是他用美术自身疗愈的实证。如今曼陀罗绘画成为美术治疗的手法。

中国传统美术的疗愈性往往通过天人合一的主题意念表现出来，譬如，山水画、石雕、壁画、剪纸、蜡染、刺绣、服饰等，从中都可以看到人与大自然和谐相融的精神追求。书法是中国独具的传统艺术。用书法修身养性已成中国人的一大喜好。

六、音乐的疗愈性渊源 | The Healing Roots of Music

关于音乐用于疗愈在西方的起源和发展，哈佛大学医学院研究员克劳狄斯·康拉德（Claudius Conrad）的文章《音乐疗愈：从魔法到医学》[①]做出了清晰的概述。该文介绍了以下四点：

1. 音乐从史前时代就存在了，与克罗马格农（Cro-Magnon）和尼安德特人（Neanderthal）遗骸一起出土的简单的长笛状乐器便是证明。最早的宗教形式是古老的音乐仪式——击鼓、吟唱、摇摆身体，它"有助于唤起一种除去个体化的感觉"。

2. 音乐用于疗愈的最古老的例子可能是在公元前4000年的壁画中所描绘的弹琴的牧师和音乐家。在这个时代，一本《哈布拉米法典》（Codex Haburami）让音乐疗愈作为对音乐师所提供医疗服务的明确赞赏而被执行。公元前2000年，亚述人（Assyrian）的楔形文字描述了"利用音乐绕过邪恶灵魂的道路"。在后来的几个世纪里，"音乐作为疗愈手段的首次具体应用在古希腊发展起来，埃斯库拉皮乌斯（Asklepios）建议使用音乐来征服激情"。

---

① CONRAD C. Music for healing: from magic to medicine [J]. The Lancet, 2010, 376 (9757): 1980-1981.

3. 古希腊哲学家柏拉图（Plato）和亚里士多德分别就音乐对人类的影响做出了论述。柏拉图相信对音乐的研究可以解决灵魂固有的二分法。他在《理想国》(The Republic) 中声称："音乐是至高无上的，因为如果一个人受到了正确的训练，节奏和和谐会进入灵魂的最深处，并牢牢抓住它，传递优雅。"亚里士多德也深入了解音乐的效果，但不同于柏拉图式的用音乐来提炼审美的理念，而是专注于宣泄的特性。他认为音乐可以让人克服"怜悯、恐惧或热情等情绪"，而神秘的音乐可以让人"治愈和净化灵魂"。尽管他们对音乐如何影响人类持有不同的看法——柏拉图认为音乐是一种慢慢建立个人心灵的力量，而亚里士多德则称赞音乐可以摧毁这种幻觉——两位哲学家都相信音乐有治愈的能力。

4. 音乐表达中的宗教色彩在中世纪仍然很重要，当时音乐因其对于恢复和维持健康的必要性被高度重视，以至于法律要求那些有志学习医学的人也欣赏音乐。人们认为，音乐可以治愈心灵，也可以治愈身体，并且针对特定疾病有特定的音乐应用。例如，长笛和竖琴的交替声音可以治疗痛风。尽管将音乐纳入了更有条理的医学治疗，但音乐疗愈源于不受自然过程束缚的神奇动作的信念在中世纪时期之后仍然存在。

在中国，音乐用于疗愈具有更悠久、更深入的渊源。首先，把音乐作为医药在远古就开始了。古文字"乐"和"药"很相近。元朝的朱震亨说："乐者，亦为药也。"《黄帝内经》里就写道："天有五音，人有五脏，人与天地相应……自然之道养自然之身。"人的五脏与大自然中的五音对应，身心的健康来自大自然的虫吟、鸟鸣、风啸、水潺潺。五音——商（re）、角（mi）、羽（la）、徵（sol）、宫（duo）与人体的五脏——肺、肝、肾、心、脾相对应，与人内心的五情——悲、怒、恐、喜、忧相对应，与人表达的五声——泣、叫、呻、笑、唱相对应。历代的音乐家们纷纷按这个原理创造出特别疗愈五脏六腑的音乐。再者，音乐渗透于中国的哲学、政治、风尚、道德的形成和发展。学者平啸在文章《音乐的起源及其政治作用和审美功能》中谈道："古代思想家认为音乐起源于风。音乐在中国古代政治中占有特殊的地位，其政治的推明与礼乐息息相关。礼的初义是指祭祀，其中音乐承担着娱神和敬神的职能。周人以礼乐治国，音乐依附于'德'而存在。老子赞成音乐接近道的品质。音乐与道的有机结合，使音乐进一步承担起了诠释自然的任务。认识到音乐独立的审美功能是在东汉后期，魏晋时人们面向自然又获得了对音乐的新认识。"①

中国社会科学院大学人文学院副教授赵玉敏的文章《孔子与音乐》②专门论述了古代思想家孔子与音乐的关系。该文提出：①"作为春秋文化的代表，孔子是哲人也是诗人和歌者"。根据《论语·述而》《论语·卫灵公》《论语·宪问》《礼记·儒行》的记载，孔子常常借音乐表达他内心的情怀，歌唱是孔子日常生活的常态。即使困厄如在陈绝粮，孔子也依然"弦歌不绝"。对孔子来说，音乐不仅是情感的宣泄，它还意味着一种信念和坚守。自信时他自命"天生德于予"，失意时，他寄情于笙磬。"歌乐者，仁之和也"，音乐使孔子这位哲人，用感性的方式认知世界，用审美的方式思考人生，用艺术的方式表达思想。他的智慧，他的人生，他对"道"的追求，他对"艺"的欣赏，饱含着执着的经世精神和浓郁的诗性韵味。②孔子主张通过"正乐"而"复礼"的治国理念和措施。在孔子眼里，"礼崩"与"乐坏"是互为存在的。"正乐"是孔子为纠正礼乐秩序倾颓采取的重要措施。③孔子强调"礼乐"的精神实质不是强加于人的外在规定，而是主体在践习礼乐的过程中所得到的人格提升和审美愉悦。《孔子家语》中提道："言而履之，礼也；行而乐之，乐也。""礼"是知行合一的个人践履，"乐"是行有所得的内在愉悦。由此而来，"乐"不再仅仅是礼之用，而是发展成为礼的内在精神。因而，孔子"复礼"必重"正乐"，两者同样不可或缺。可见，从某种意义上来说，发展音乐，以音乐修身养性乃是孔子思想的重要组成部分。

在先秦时期，与儒家礼乐思想持对立观点的主要有道家思想，代表人物是老子和庄子。学者唐伯牛的文章《古人论音乐》对此做出了清晰的阐述：老子、庄子的理想是回到人类的最初状态，即"至德"之世。他们认为，在那至德之世，民性素朴，既无礼乐，也没有君子、小人之分。等到有了礼乐，世界

---

① 平啸.音乐的起源及其政治作用和审美功能[J].学海，2001，5：153-158.
② 赵玉敏.孙子与音乐[N].光明日报，2018-11-12（13）.

便产生了对立，人们也就有了争斗心，人世间原有的纯朴之美便遭到破坏。老子、庄子的思想是反对人为，因而否定礼乐。另一方面，老子、庄子又是懂得音乐艺术规律的人。老子讲"大音希声"，又说："有无相生，难易相成，长短相形，高下相倾，音声相和，前后相随。"庄子讲"至乐无乐"，把整个宇宙自然、天体运行看成一首最完美、最和谐的无声乐曲。庄子认为，音乐的规律与宇宙自然的规律之间是相通的、一致的。自然界本身含有音乐中所具有的许多因子，如节奏、韵律、合规律、和谐等。所以在庄子看来，"音乐也是以大自然为蓝本而被创造出来的，而蓝本必定胜于模本，自然美必定胜过人为美，因此无声之乐必定高于有声之乐。大约这就是'至乐无乐'的含义所在"。[①]

可见，我们的古代思想家已从作为社会人和自然人的角度对音乐的疗愈意义做了淋漓尽致的描绘。

七、结语 | Conclusion

艺术创造是人类与生俱来的天性，艺术的疗愈性根源与人类追求精神世界的宗教历史并蒂。古代的疗愈性艺术乃是艺术本身的自然生发，还不等同于科学的艺术治疗，但为艺术在现代成为一种科学的治疗体系奠定了深厚的根基，也提供了许多可以借鉴的治疗性手段。

八、体验实践 | Experiential Practice

1. 准备一张白纸，白纸上画一个大圆圈（可以用盘子等圆形物件作模板），可以用各种颜色的彩笔。

2. 找到让自己舒适的位置和姿态，闭眼，均匀呼吸；音乐启动，放慢呼吸，放松肢体的每个部位，可以轻轻地动作，帮助放松，从头到脚……双手合十，向上伸展，感受内心，然后，睁开眼睛。

3. 在白纸上的圆圈中自由绘画……音乐结束，绘画结束，看着自己的曼陀

[①] 唐伯牛. 古人论音乐 // 中国大百科全书·音乐舞蹈卷 [M]. 北京：中国大百科全书出版社，1988.

罗画，起一个标题。

4.与大家分享并相互给予反馈。

作品插图和创作者的分享：

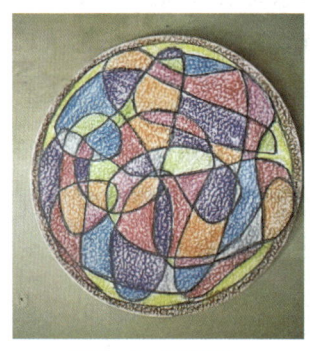

图1-1 自我整合

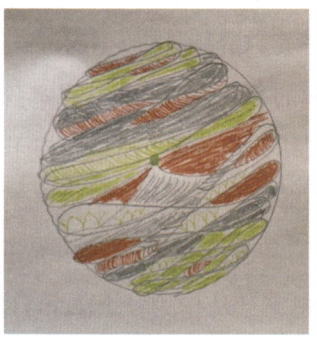

图1-2 不完美的美

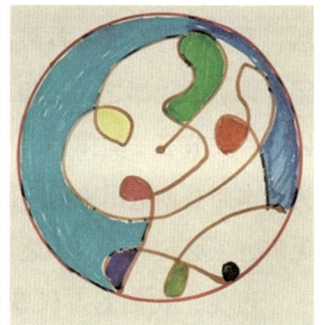

图1-3 留空间

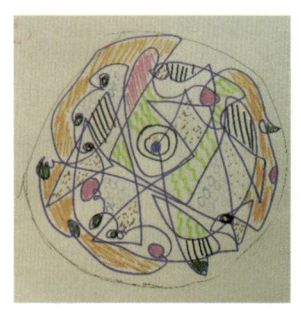

图1-4 彩杂

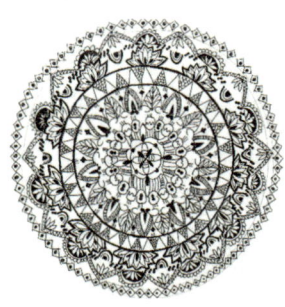

图1-5 当下

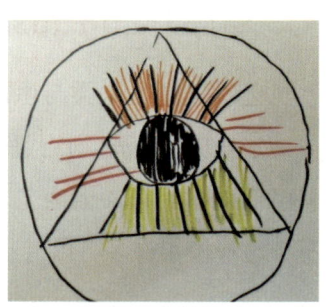

图1-6 啥——

插图补充说明：

图1-1作者说："不同色彩，不同形状，组成丰富的我。"图1-2作者说："接受不完美也是一种美。接受自己的风格，独一无二，太好看了吧！！！"图1-3作者说："它告诉我，慢慢来，不着急，有时候不需要那么完美。"图1-4作者说："既凌乱纷杂，又井然有序；丰富的精神世界，对生活永远热爱。哪怕世界有黑暗，但依然有值得我们去爱的东西，不是吗？"图1-5作者说："当下即兴发挥的图案的叠加。是一种任由思绪乱飞、灵感流淌的时刻，很自在。"图1-6作者说："我总在好奇地看世界。"

| 第一章 | 艺术、心理与科学

第二节
艺术作为心理治疗
Section 2　Arts as Psychotherapy

一、问题引入 | Checking in Questions

（一）问题（Questions）

谈谈艺术与你的关系，艺术在你的生活中起着什么作用？

（二）回答范例（Answer Examples）

1. 我尤其喜欢听音乐。我跑步时听，听节奏强烈的歌曲，带给我跑步的动力和积极向上的精神；我写作业时也听歌，听古典音乐，帮助我集中精力，赋予我想象力和创造力。

2. 我特别爱跳舞，每周都去跳街舞。跳舞时，我能释放内心的压力，又把那些焦躁、愤怒转化为动力，使自己充满活力；同时，跳舞让我不用顾及别人怎么想，可以成为我自己。

3. 绘画是我的爱好，周末或放假我喜欢到野外写生。在绘画的时候，我仿佛进入了一个超然的世界，杂念都不存在了。我的绘画本好像是我的灵魂伴侣，我会常常与她/他交流。

二、学习要点 | Learning Points

艺术的疗愈性不等于艺术治疗。本节的学习要点是从艺术治疗的创建历史和理论基石了解艺术治疗的科学内涵与意义，从本质上认知艺术与心理健康的关系及其治疗的性能。

三、舞蹈作为心理治疗 | Dance as Psychotherapy

（一）创建历史（Founding History）

美国的玛丽安·查斯（Marian Chace，1896—1970）被看作舞动治疗的主要创始人。20世纪30年代末40年代初，舞蹈教师查斯在教授舞蹈时发现了一个现象：来学习舞蹈的人并无意成为舞蹈表演者。随着她更仔细地观察这些人，她的课程开始转变方向，以动作创造能够更好地满足学员的身心需求为目标。焦点转移到跳舞的人而不是舞蹈技巧上。她作为特殊教师的名声大振，以至于儿科医生和精神科医生都推荐他们的病人去上查斯的舞蹈课。

1942年，查斯被邀请在华盛顿特区的圣伊丽莎白医院（Saint Elizabeth Hospital，SEH）工作。这是一家联邦精神病医院，这里的病房曾经充斥着二战的精神和心理创伤病员。这是精神病药物被发明之前的时期，正是在那里，查斯首次提供了"交流之舞"（dance of communication），通过团体的形式，以优美的华尔兹音乐和舞蹈，把因战火患上精神分裂的伤员带回安全的当下，使他们感到放松、愉悦。积极的临床效果使舞蹈被正式纳入精神疾病治疗的领域。1947年，查斯成为第一位全职舞蹈治疗师。50年代初，查斯全身心投入舞蹈治疗的基本理论和实践程序的建设，并开设了美国第一期舞蹈治疗师培训班。

与此同时，50年代，舞蹈家、荣格学派心理学家玛丽·怀特豪斯（Mary Whitehouse）从另一个层面发展了舞动治疗。她把精神分析法分析融入动作探索，创立了深度动作（movement in depth）[后来发展为本真动作（authentic movement）]。这是舞动治疗创建的一个重要分支。深度动作涉及深层的内在倾听和肢体表达。其主要服务对象是有正常思维、工作和生活能力，有精神压力、心理矛盾或情绪干扰的人群。

舞蹈治疗的另外一支创建流派是以肢体动作的观察、分析为诊断工具建立和发展起来的。其代表人物是伊姆加德·芭田妮芙（Irmgard Bartenieff）、朱迪思·凯斯腾伯格（Judith Kestenberg）。她们分别于20世纪的50年代、60年代，以拉班动作分析系统为基础，发展了肢体的基本模式和与心理对应的动作发展系统，为舞蹈治疗的诊断提供了完整的工具，并进一步完善了舞蹈治疗的理论体系、运作机制和干预方法。

1966年美国舞蹈治疗协会（American Dance Therapy Association，ADTA）成立，玛丽安·查斯为第一任主席。由于大量的临床数据和科学验证，舞蹈治疗正式成为医学界和心理学界法律认可的专业和职业。在舞蹈治疗的发展过程中，专家们在"舞蹈治疗"一词中加进了"动作"一词，成为"舞蹈/动作治疗"（dance movement therapy）以完善其治疗的本质内涵。ADTA成为法定的舞动治疗专业权威学术机构，设置学科标准，审核授予注册舞动治疗师和高级舞动治疗师的资格。

20世纪七八十年代，先驱们先后在东部、西部、中部的高等学府建立了舞动治疗的硕士研究生学科，确定了舞动治疗师的必备专业程度。美国先后有七所大学设有此专业：位于新罕布什尔州基恩的安提俄克大学（Antioch University），位于费城的德雷塞尔大学（Drexel University），位于马萨诸塞州剑桥的莱斯利大学（Lesley University），位于科罗拉多州博尔德的纳罗帕大学（Naropa University），位于纽约州布鲁克林的普拉特学院（Pratt Institute），位于纽约州布朗克斯维尔的莎拉·劳伦斯学院（Sarah Lawrence College），位于伊利诺伊州芝加哥的芝加哥哥伦比亚学院（Columbia College Chicago，此专业在该校于1981年建立，于2018年关闭，改编为艺术与健康公共课目）。

21世纪，舞动治疗已经遍布世界20多个国家。舞动治疗毕业生供不应求。他们工作在医院、学校、社区、机关、卫生保健院、老人院等健康服务机构。2023年，北京师范大学艺术与传媒学院开设了中国第一个舞蹈治疗方向的专业硕士学位。

（二）定义与内涵（Definition and Connotation）

首先我们需要明确疗愈性舞蹈和舞动治疗在理念上的区别。舞动治疗教授苏珊·伊姆斯（Susan Imus）在2022年8月北师大艺术与传媒学院主持的全球美育研讨会上的发言《创意艺术治疗——舞动治疗变化的一般标准和基本机制》（Creative Arts Therapy —— General Standards and Basic Mechanisms of Dance Therapy Changes）中明确了二者的区别范围：①前者，由舞蹈艺术工作者引领；后者，由专业舞动治疗师引领。②前者，舞蹈是目标，提高健康是结果；后者，健康是目标，通过心理治疗关系而实现。③前者是舞蹈服务，通过社会支持建立人际关系，以及在健康环境中的福祉；后者是"舞蹈/动作"和咨询的综合融合。④前者没有心理治疗内容，没有动作评估；后者是具有意向的言语和非言语干预、整合和进化的生物-心理-社会和动作评估。⑤前者没有通过动态评估和干预建立互惠的动作关系，后者通过动态评估和干预建立互惠的动作关系是关键。⑥前者聚焦于肢体，后者是相互双向的身心关系。⑦前者，健康状况改变不是必需的，如果真的发生了，那是情境性的；后者，目标是改变健康状况。

ADTA将"舞蹈/动作治疗"定义为："应用舞蹈、动作、肢体意识和具身化交流的心理治疗，以促进所有个人、家庭和社区的疗愈和健康。"①

ADTA进一步从不同角度明确了"舞蹈/动作治疗"的内涵：

第一，舞动治疗是一种整体性治疗方法，它基于思想、身体和精神是不可分割且相互关联的实证——身体的变化反映了思想的变化，反之亦然。

第二，动作可以是功能性、交流性、发展性和表达性的；当动作出现在治疗关系的过程中时，舞动治疗师通过这些视角观察、评估和干预。在舞动治疗中，动作既是一种评估工具，也是一种主要的干预方式。

第三，舞动治疗对具有发育、医疗、社会、身体和心理障碍的人有治疗效益。舞动治疗普及应用于心理健康、康复、医疗、教育和法医等领域。

第四，舞动治疗以个人、伴侣、家庭和团体治疗的形式为所有年龄、性别、能力、信仰、地位、种族和民族背景的人服务。

---

① American Dance Therapy Association. What is dance/movement therapy？［EB/OL］. https://www.adta.org/become-a-dance-movement-therapist.

英国舞动心理治疗学会（Association of Dance Movement Psychotherapy UK, ADMPUK）这样定义："舞蹈动作心理治疗（DMP）是一个关系过程，其中客户和治疗师在治疗过程中使用身体动作和舞蹈作为交流工具。DMP 是一种共情的创造过程，在临床、社区和教育环境以及私人诊所中作为个人和团体的治疗实践。"①

ADMPUK 进一步解释舞动心理治疗的内涵：

第一，舞蹈动作心理治疗（DMP）将身体动作视为一种隐含的沟通和表达工具。DMP 是一种关系过程，在此过程中，来访者和治疗师通过身体动作和舞蹈以及口头和非口头反思进行创造性互动。

第二，舞动心理治疗师考虑患者在其所处社会体系背景下的生活体验、他们如何感受生活体验和与身体的关系、他们如何看待自己和它们的关系，以及可能难以用语言表达的情绪反应，依此而提供具体干预。

第三，每位舞动心理治疗师的方法都是个性化的，并以他们自己的教育和哲学立场为基础，但其核心是对心理、躯体和精神之间相互关系的内在信念。

第四，在作为心理治疗时，舞蹈动作可用于解决一系列神经、心理、关系和社会问题。它还为希望发展自己创造潜力的人提供机会。

第五，DMP 可使个人、配偶、家庭、团体和组织受益。舞动心理治疗师与所有年龄和能力的儿童和成人以及遇到各种困难的人一起工作，包括：精神或情绪困扰或冲突、沟通或信息处理问题、身体形象困难、身体不适或行动受限；应对生活中的损失、变化或人际关系的困难；患有焦虑、抑郁、饮食失调、精神病、丧亲、创伤后应激、虐待、成瘾、学习障碍、感官困难、身体残疾、情绪/行为困难和自闭症等。

美国著名舞动治疗师苏珊·洛曼（Susan Loman）强调，舞动治疗"是一个以行动为基调的，创造性的，自发性的治疗。它引导个体成长，改变，通过身

---

① The Association for Dance Movement Psychotherapy UK. What is dance movement psychotherapy？[EB/OL]. https://admp.org.uk/what-is-dance-movement-psyc-hotherapy/.

体激发人们更充分地表达自己并与他人交流的自然能力"。"当用于心理治疗时,舞蹈动作被用于解决一系列神经、心理、关系和社会问题。它还为希望发展自己的创造潜力的人们提供了机会。"[1] 总而言之,舞动治疗是心理治疗性地使用动作和舞蹈,以支持身体的智力、情感和运动功能。作为一种表达性和创造性的艺术疗法,舞动治疗关注动作和情绪之间的关系。舞动帮助各种年龄的个体与自己的全部整体相联结,躯体、意识和精神。当人们与自己的躯体表达失去联系,难以发泄感觉、压力和紧张,舞动治疗师通过短期或长期的治疗介入,帮助他们蓄积自己的力量,获得联结的感知和生活的快感。

(三)理念基石(Conceptual Cornerstone)

舞动治疗作为一个专业学科和职业而建立是基于这样的理念:

第一,肢体是心灵的镜子,身体从来不撒谎。如果一个人嘴上说"我挺好的",但他眉头紧锁,双臂紧抱,或者一条腿不停抖动,你会知道他并不太好。如果一个孩子回答妈妈"学校没发生什么",但眼睛没有对视,东张西望,你会知道他可能在学校有问题。

第二,身、心、灵为一体,它们互相影响。一个人心情悲哀时可能会步履沉重,甚至起不来床;一个人如果认为自己在众人面前讲话会出丑,可能勾背含胸,可能会在演讲场合两腿发抖,嘴唇发颤。同时,如果让身子活动起来,走出去,把胸部挺起,腿脚给力度,深呼吸,放松肢体,你可能就会情绪阳光一些,自信一些,表情、心态从容一些。

第三,动作是大脑的建筑师。大脑活动就像设计师绘制建筑蓝图,想得再多也是一张纸,只有付诸行动才能使之成为可见的楼房。动作就是把思想蓝图转为建筑工程实施的建筑师。而且,在建筑过程中,建筑师可以按实际需要对蓝图进行修正。

第四,动作表达是心理的象征性符号。用笔者的舞动治疗启蒙人、恩师

---

[1] LOMAN S T. Dance/movement therapy, expressive therapies [M]. New York:The Guilford Press,2005:68.

简·西格尔（Jane Sigel）的话做总结："舞动治疗是一种心理治疗的体制。这种体制集中于采用动作来作为心理转变的媒介。通过作用于肌肉模式，着眼于心理逻辑和身体逻辑发展的相互作用关系，病人被引导上经历、确定、表达感觉及内心冲突的治疗过程。舞动治疗包括心理发泄、揭示及重新建筑的步骤。在这种动觉和视觉的形式里，个人与群体都可以释放出积存在体内的情感与生理障碍。常常从解除压力、紧张、忧虑开始，然后通过由生活经历而产生的具有象征性符号的展示、形象、记忆、幻想及个人此刻状态来揭示情感问题，最后带着对自我认识的清楚领悟去探索可变的行动模式，并重新建立新的行为结构，从而造就出身心机能健康的个体存在。"[1]

四、戏剧作为心理治疗｜Drama as Psychotherapy

（一）创建历史（Founding History）

把戏剧作为心理治疗媒介始于18世纪的欧洲精神病院，它们将剧院纳入其设施。许多医院的病人被留在监狱和工作场所。蒂切赫斯特精神病院（Ticehurst Asylum）每晚都有表演，多达36名患者参加。奢华的布景是为了"让病态的心灵恢复健康"[2]而建造的。

美国的精神病医生雅各布·理崴·莫雷诺（Jacob Levy Moreno）博士在20世纪初创造了即兴剧场，一战期间用心理剧场医治伤员，收到良好的效果；他把这种形式融入心理团体治疗，并建立了系统的理论和操作结构，形成了心理剧。20世纪20年代莫雷诺移居美国，也把心理剧带到美国。心理剧是戏剧治疗的起源，但还不是戏剧治疗。（后面章节会专门介绍心理剧。）

在英国，戏剧正式作为心理治疗的第一次使用是在20世纪30年代，由戏剧教育学家彼得·斯莱德（Peter Slade）实施。他一直对儿童游戏剧很感兴

---

[1] SIGEL J. Theory & practice of dance movement therapy, speech for Beijing Normal University, 1993-04-10.

[2] JACOBSON S. A brief history of drama therapy［EB/OL］.(2015-10-08). https://stacijacobson.wordpress.com/2015/10/08/a-brief-history-of-drama-therapy/.

趣，并将其用于提交给英国医学协会的论文中。在此之后，他与儿童一起从事教育工作，并发展了他与成年心理健康患者一起工作的方法。斯莱德用60年的职业生涯证明了戏剧对康复和成长过程的重要性。斯莱德被称为英国的第一位戏剧治疗师。1959年，斯莱德发表《戏剧治疗作为个人成长的帮助》（*Dramatherapy as an Aid to Becoming A Person*），首次把戏剧治疗作为一个词汇使用。他把心理治疗融入了戏剧艺术，使用角色表演、讲故事、诗歌朗诵、游戏、绘画、舞蹈等手法。（后面章节会专门介绍他的理论。）

戏剧技术应用于心理治疗在20世纪70年代后期从医院和社区项目中脱颖而出，最初用于与患者一起创作戏剧，后来与即兴创作和过程戏剧方法相结合。大量的实践展示了戏剧治疗的治疗性效益：它帮助个人通过承担和练习新角色得到成长和治愈。

1977年英国戏剧治疗学会成立，1979年北美戏剧治疗学会成立，它们分别是本国戏剧治疗学科的标准设置，是戏剧治疗师认证授予的权威机构。与此同时，戏剧治疗作为硕士专业学科进入了高等学府。如今在英国有四所大学建立了戏剧治疗硕士专业：位于英国伦敦的罗汉普顿大学（University of Roehampton），位于英国伦敦的中央演讲与戏剧学院（Central School of Speech and Drama），位于英国德比的德比大学（University of Derby），位于英国剑桥的安格利亚鲁斯金大学（Anglia Ruskin University）。北美有六所大学设有戏剧治疗硕士研究生专业：位于美国新罕布什尔州的安提俄克大学（Antioch University），位于美国加利福尼亚州的加州整合学院（California institute of Integral Studies），位于加拿大蒙特利尔的康考迪亚大学（Concordia University），位于美国马萨诸塞州的莱斯利大学（Lesley University），位于美国纽约的纽约大学（New York University），位于美国堪萨斯州的堪萨斯州立大学（Kansas State University）。

戏剧治疗的理论结构的建设不像舞动治疗那么完整、系统，有从各种角度发展的治疗流派。目前最有代表性和概括性的理论，笔者认为是罗伯特·兰迪（Robert Landy）的角色理论和角色方法，菲尔·琼斯（Phil Jones）的九个核心治疗过程，大卫·约翰逊（David Johnson）和苏珊娜·彭齐克（Susan Pendzik）的戏剧治疗评估工具。

（二）定义与内涵（Definition and Connotation）

有必要澄清一些与戏剧治疗有关但完全不同体系的概念：

戏剧教育（Drama Education）：这是以培养戏剧专业人员为目的的教育，包括培养编剧、导演、演员、舞台服装、舞台设计等。戏剧教育大多在戏剧院校或专业学科进行。

教育戏剧（Educational Drama）：是将戏剧方法与戏剧元素应用在教学或社会文化活动中，让学习对象在戏剧实践中得到个人潜力的挖掘和发展。教育戏剧的重点不在于戏剧技能，而在于通过参与戏剧的学习与活动提高学习、人际、性格等各方面的能力。

心理剧（Psychodrama）：心理剧是一种以行动为主导的用于心理治疗的方法，它通过让患者使用自发的戏剧化角色扮演和戏剧性的自我表现来调查和深入了解他们的生活和内心状态。心理剧不是团体治疗的一种形式，而是在团体环境中执行的个人心理治疗。有人把心理剧纳入口头心理治疗的范围，但越来越多的人把它列为创造性艺术治疗的一支，但戏剧治疗包含使用心理剧的许多手法。

回播剧院（Playback Theatre）：也有人翻译为"个人剧场"。回播剧是一种即兴剧场的互动形式，观众可以在其中讲述他们生活中的故事并观看演员即兴制作的故事表演，然后互动分享观看和表演的心理经历。这是提高人们精神建设的生动形式。

北美戏剧治疗学会（NADTA）制定了戏剧治疗的权威性标准定义："戏剧治疗是有意向地使用戏剧和剧场过程，以达到治疗的目的。戏剧治疗是活跃和体验性的。这种治疗方式可以给参与者提供环境，让他们讲述自己的故事，设定目标和解决问题，表达情感，或达到发泄。通过戏剧，内心体验的深度和广度可以得到积极探索，人际关系的技能可以得到提高。参与者可以扩张戏剧性角色的多面性，从而发现自己的人生角色也得到了加强。"①

英国戏剧治疗师协会（BADTH）给出了这样的定义："有意使用戏剧和戏剧的治疗方面作为治疗过程。它是一种工作和娱乐的方法，利用行动方法来促进创造力、想象力、学习、洞察力和成长。"②

从定义扩展到内容，加州整合学院的戏剧治疗专业主任蕾妮·埃姆纳（Renee Emunah）这样阐述戏剧治疗："戏剧治疗是一种积极而创造性的心理治疗形式，它吸收力量和潜力，揭示情感创伤，并促进新生活姿态的排练……在玩耍和假装的幌子下，我们可以采取一次新的行为途径。戏剧提供的与现实生活的一点距离，使我们能够获得对现实生活中的角色、模式和行动的透视，并积极尝试多重可能性……戏剧把我们从禁闭中解放出来，无论是在社会上还是在心理上。戏剧性的时刻是解放的时刻。"③

戏剧治疗大师菲尔·琼斯（Phil Jones）认为："戏剧治疗是带着治愈的目的参与戏剧。戏剧治疗通过戏剧过程促进改变。它利用戏剧的潜力来反映和改变生活经历，使来访者能够表达和解决他们遇到的问题或维持来访者的福祉和健康。来访者利用戏剧活动的内容、创造表演的过程，以及在治疗框架内参与工作的人之间形成的关系，使来访者的内心世界、问题情境或生活经历与戏剧治疗活动之间建立了联系。来访者寻求与他们带来的问题或生活经历建立一种新的关系……目的是在这种新的关系中找到解决方案、解脱、新的理解或改变的运作方式。"④

正如心理治疗治疗思想、情绪和行为有困难的人一样，戏剧治疗也使用戏剧过程（游戏、即兴创作、讲故事、角色扮演）和产品（木偶、面具、戏剧和表演）来帮助人们理解他们的想法和情绪以更好地改善他们的行为。然而，

---

① North American Drama Therapy Association. What is drama therapy［EB/OL］.https://www.nadta.org/.
② The British Association of Dramatherapists. What is dramatherapy［EB/OL］. https://www.badth.org.uk/dramatherapy/what-is-dramatherapy.
③ EMUNAH R. Acting for real: drama therapy process, technique, and performance［M］. 2nd Edition, New York & London: Routledge Taylor and Francis, 2020: 17, 56.
④ JONES P. Drama as psychotherapy: theory, practice and research［M］. 2nd Edition, London & New York: Routledge Taylor & Francis Group, 2007: 38.

与大多数类型的治疗完全依赖于谈话精神分析（毕竟被称为"谈话治疗"）不同，戏剧治疗依赖于采取行动做事。戏剧治疗与其他艺术表达治疗的目标一样：解决内在的与外在的矛盾和问题，表达和宣泄压抑的情感，深入了解自我内在的真实（真实情感、意愿、追求），理解个人展示的各种形象的含义，探索、超越、改变不健康的个人行为和人际互动模式。

（三）理念基石（the Conceptual Cornerstone）

第一，健康的依恋模式和心理智慧的发展与戏剧性能力的成长相对应。一个人从出生就进入戏剧性活动，"首先是物理的、具身化的形式，然后是探索物体及其周围物质的世界，最后进入角色和人际互动的形式……孩子的戏剧性发展是与身体、认知、情感和社会发展并行的"[1]。戏剧性的游戏玩耍为参与者提供了一个再成长——重新建造依恋模式、发展思维认知能力和养育心理性格的机会。

第二，所有人从根本上来说都是"角色扮演者"，"自我是从我们扮演的角色中显现出来的"。"人类本质上是角色接受者和角色扮演者。也就是说，将自己想象成另一个人并像另一个人一样行动的能力本质上是不可学习的和基因编程的。此外，人类行为是高度复杂和矛盾的，世界上任何思想或行动都可以在其对应物的背景下得到最好的理解。人类努力追求平衡与和谐，尽管他们从未完全实现，但他们有能力接受矛盾和悖论生活的后果。"[2] 因此，在戏剧治疗中，进入角色的工作可以为人们提供一条通往开阔心灵的大道，从而使行为动机变得更加透明和确定。

第三，"用行动表达感受和想法是一种自然的倾向"，"因为体现角色的身体体验更加充实，是更强烈的意志表达，更彻底地肯定自我意识"。而当这种倾向因某些障碍而使人懊恼时，人就会产生缺乏理智的"向外发泄"（acting

---

[1] JENNINGS S. Embodiment-projection-role (EPR) [EB/OL].https://www.suejenn-ings.com/epr.html.
[2] LANDY R. Role theory and the role method of drama therapy, current approaches in drama therapy [M]. 2nd Edition, Springfield：Charles C. Thomas Publish-er, 2009：67.

out）行为，戏剧舞台是一个安全的、过渡的、转化的空间。"心理剧最显著的优势之一是，它将参与者'向外发泄'的冲动转化为更具建设性的'表演出来'的渠道。"①

第四，"戏剧是生活的必需品"。"参与戏剧和剧院可以与无意识和情感过程建立联系。参与被视为满足人类玩耍和创造的需要。"戏剧"不仅仅是为了娱乐或教学"，它是"与空气、食物和性交一样对人类必不可少的东西"②。"现实被理解为通过人们彼此的互动共同创造（发明）"，戏剧提供场景让参与者"以与他人一起工作来再创现实"③。从这个意义上说，戏剧可以是最好的生活排练，戏剧的排练可以是最好的生命成长。

五、美术作为心理治疗 | Art as Psychotherapy

（一）创建历史（Founding History）

美国著名艺术治疗师、《表达性治疗》（Expressive Therapies）的作者凯西·马奇欧迪（Cathy Maldiochi）指出："早在 1912 年，德国精神病学家埃米尔·克雷佩林（Emil Kraepelin）和卡尔·雅斯贝尔斯（Karl Jaspers）就观察到，患者的绘画可以用来帮助理解精神病理学。弗洛伊德和荣格的理论支持了艺术表达和图像在精神病评估和治疗中具有重要地位的观点。弗洛伊德提出了无意识心灵的存在状态，以及有意义的幻想和梦境的内心世界，而荣格则相信普遍的原型和符号，并通过艺术表达探索自己和患者的心灵。"她进一步明确道："美术治疗作为一种可定义的实践方法，自 20 世纪 20 年代中期才出现。"④

---

① BLATNER A. Acting-in: practical applications of psychodramatic methods [M]. 3rd Edition, New York：Springer Publishing, 1996：13–14.
② JONES P. Drama as psychotherapy: theory, practice and research [M]. 2nd E-dition, London & New York：Routledge Taylor & Francis Group, 2007：32.
③ WINER D. Rehearsals for growth: drama therapy with couples, current approaches in drama therapy[M]. Springfield：Charles C Thomas Publisher, 2009：357.
④ MALDIOCHI C. Expressive therapies [M]. New York：Guilford Press, 2005：16.

20世纪40年代，英国艺术家阿德里安·希尔（Adrian Hill）作为一名肺结核患者在疗养院期间观察到了艺术创作的价值。希尔认为艺术创作是一种治疗方式，据他自己说，他是第一位美术治疗师。

美国精神病医生玛格丽特·南姆伯格（Margaret Naumburg）则普遍被认为是最早将美术治疗描述为一种独特的心理治疗形式的从业者之一，从某种意义上说是美术治疗的主要创始人。她在1915年创立了沃尔登（Walden）学校，将艺术融入心理治疗中，为认识潜意识提供了途径。20世纪30年代，南姆伯格明确提出了"艺术治疗"（Arttherapy）这一概念，并强调艺术表达是一种表现无意识意象的方式，这种观察与当时占主导地位的精神分析观点相共鸣。

20世纪50年代，美国的埃莉诺·乌尔曼（Elinor Ulman）在开展对残疾儿童的绘画教育时，发展出美术治疗的有关特色。同时代的伊迪丝·克莱默（Edith Kramer）也提出了美术治疗是一种辅助性的心理治疗。

1966年，美国成立了专业的艺术治疗组织——艺术治疗协会（American Art Therapy Association，AATA）。艺术治疗作为一种心理治疗机制的地位得到法律性确认。该组织是设立美术治疗师标准和审核认证注册美术治疗师和高级美术治疗师的权威机构。先后有30所高等学府建立了以硕士学位为水准的美术治疗专业。与舞动治疗一样，职业的美术治疗师分为注册美术治疗师（Art Therapist Registered，ATR）和高级美术治疗师（Borad Certified Art Therapist，BCAT）。到20世纪70年代，美术治疗已经成为一个具有专业化评估和临床实践方法的领域。美术治疗如今被认为是一种专业不仅在美国逐渐发展起来，并且迅速延伸到世界各大洲的许多国家。

（二）定义与内涵（Definition and Connotation）

需要澄清的是，美术治疗过程不同于美术教学过程。"在大多数艺术治疗程序中，重点是个人的内心体验、感受、感知和想象。虽然艺术治疗可能会涉及学习技能或艺术技巧，但着重的总是首先开发并表达了来自个人内心的形象，而不是那些他或她看到的外在的世界……虽然一些传统的美术课可能要求你按你的想象来作画，但在艺术治疗中，图像、感受、想法和创意你的内心世界始终是头等重要的经历。"①

美国美术治疗协会这样给美术治疗定义："美术治疗是使用艺术的创作过程，以改善和提高所有年龄的个人的身体、精神和情感福祉的职业。它是基于这样的信念：创意参与的艺术的自我表达过程可以帮助人们解决矛盾和问题，发展人际交往能力，管理行为，减轻压力，提高自尊和自我意识，实现洞察力。"②

从美术治疗的内涵来看，美术治疗是将心理治疗技术与美术创作过程相结合，以改善心理健康，增加幸福的存在感。美术治疗中使用的技术可以包括素描、绘画、着色、雕刻或拼贴等。当患者创作艺术品时，他们可能会分析自己的作品，以及创作经历的感受，通过对作品中的主题、矛盾、情感的认知获得心理调节和精神提高。美术治疗的对象可以是从幼儿到老年人的所有人群。那些经历过感情创伤、身体暴力、家庭虐待、焦虑、抑郁等心理问题的个体可以受益于创造性地表达自己。美术治疗是心理健康的一个专门领域，它使用艺术材料和创作过程来探索情绪，减少焦虑，提高自尊心并解决其他心理冲突。美术治疗可以为患有抑郁、创伤、精神障碍、内科疾病和社会交往困难的个人提供有效的心理健康服务。美术治疗的目的是利用创造艺术作品的过程来帮助人们探索自我表达，并以此寻找新方法获取个人洞察认知，并发展新的应对技能。

马奇欧迪这样总结美术治疗的意义："艺术表达有助于克服情绪困扰、解决冲突、获得洞察力、减少问题行为和增加幸福感。例如，画一个人的感受可能会增强个人的自我意识。对于焦虑的人来说，创作泥塑可能是一种放松和减压的方式。组装照片拼贴画可能对患有癌症或其他严重疾病的青少年有帮助。

---

① MALDIOCHI C. Art therapy sourcebook [M]. New York：McGraw-Hill Professio-nal, 2007：5.
② American Art Therapy Association. About art therapy [EB/OL]. https://artthera-py.org/about-art-therapy/.

或者通过特定的绘画任务重新学习运动和感知技能可能对中风的老年人有帮助。虽然艺术表达可以作为治疗中的另一种语言形式，但制作艺术的实际行为挖掘了人类具有创造性的普遍潜力，这是一种与人类健康相关的能力。"①

（三）理念基石（Conceptual Cornerstone）

美术治疗基于这样的理念：

第一，人类天生具有创造力，释放内在创造力是一种本能需要，当这种本能受到压制时会形成种种心理障碍；而美术表达被认为是一种视觉语言，是超越文字、声音、种族、文化、国界、历史的交流沟通语言。美术天然就是表达自我的工具，人们可以通过它表达他们无法用口头语汇表达的思想和感受。绘画、雕塑、手工等美术创作给人提供了释放内在创造力冲动的理想途径。

第二，艺术是只有人类才能实践的象征性交流系统，色彩、线条、形象都是象征性符号。人们可用非语言的象征性工具表达潜意识的内容。患者创造的图像是一种象征性的言语形式，这是一种交流难以用口头言语表达的经历方式，如身体或性虐待、创伤、悲伤和其他复杂的情感经历。美术治疗过程的一个重要部分包括促进个人发现艺术表达的个人意义，绘制的图像或其他形式的美术创作可能揭示创造者的各个方面，我们的美术治疗师能够通过理解和诠释这些象征性符号来对患者的心理动态进行有效的干预。

第三，美术创作是一个安全的过渡性的媒介。儿童精神病学家唐纳德·温尼科特（Donald Winnicott）提倡艺术作为一种过渡对象的价值，提倡创造性活动作为思想、情感、幻想和冲突的反映。无论是作为创作者还是消费者，艺术都始终存于现代世界中，既是表达我们内心深处的思想和欲望的工具，又是一种可以使我们跳入新的现实和情感的媒介。通过这个媒介，个体把无形的东西有形化，把抽象的东西具体化，可以与自己的极端情绪建立一定的距离，从而进一步厘清自己的思路，调整自己的情感。

第四，美术创作可以作为心理投射的一种技术，而投射是一种心理防御

---

① MALDIOCHI C. Expressive therapies [M]. New York：Guilford Press, 2005：18.

机制，作用是减轻焦虑的压力及保卫自我以维持内在的人格结构。绘画、拼贴、雕塑、手工等作为情感表达的工具，能够反映出人们潜意识层面的信息（心理意象），将潜意识的内容视觉化。人们对美术创作的防御心理较低，不知不觉中就会把内心深层次的动机、情绪、焦虑、冲突、价值观和愿望等投射在绘画作品中，有时也可以将早期记忆中被隐藏或被压抑的内容更快地释放出来，并且开始重建过去。

六、音乐作为身心治疗 | Music as Bodymind Therapy

（一）创建历史（Founding History）

音乐治疗与其他艺术治疗有所不同的是，它更多地涉及生理功能和脑神经系统方面的治疗。在20世纪初，美国的医生、音乐家和精神科医生指出，音乐在各种环境中可能是一种有效的治疗辅助手段。音乐家有时担任无薪兼职工作人员，他们在医院工作人员的监督下工作。二战时期，用音乐来缓解士兵的"战壕休克"和减轻伤员痛苦的积极临床效果，使战后医院对训练有素的音乐家的需求增加，尤其是在弗吉尼亚州的医院和州立机构，用音乐来治疗二战老兵的精神和生理创伤。

塞尔·格斯顿（Thayer Gaston）被称为"音乐治疗之父"，他早年有音乐、医学、心理学、教育学的背景。20世纪40年代，一些人发现音乐治疗在治病方面有很大的潜力，但系统的结论性研究体系仍然缺失，格斯顿花了近30年时间，从组织和教育的角度把音乐治疗作为正式的专业和职业来推进和发展。作为堪萨斯大学音乐教育系主任，他开启了第一个音乐治疗专业项目，并在美国建立了第一所实习医生培训站，堪萨斯大学授予了第一个音乐治疗学位。格斯顿还在专业期刊上发表了大量关于音乐治疗的文章，对音乐教育和音乐治疗的观点及理念进行了拓展和完善。随后其他大学纷纷效仿，包括堪萨斯大学、芝加哥音乐学院、太平洋学院和阿尔维诺学院等，都建立起音乐治疗课程。

1950年，国家音乐治疗协会（the National Association of Music Therapy）

在美国诞生。1971年，美国音乐治疗协会（the American Association of Music Therapy）成立，音乐治疗专业继续成长，它们在教育、临床培训和实践上都建立了高标准。1983年，美国的音乐治疗师认证委员会成立，确保了音乐治疗专业的信誉。1998年，两大机构合并，统称为美国音乐治疗协会（the American Music Therapy Association）。与其他分支的不同：因起步早，设有音乐治疗的学院很多。但大多以本科生专业为主。美国有100多所大学设有音乐治疗本科专业，设有硕士学位专业学科的大学也在不断增多。音乐治疗师不仅能在心理精神健康领域就职，还可在妇产科、脑创伤科、肿瘤科等医疗机构从事专业工作。

在中国国内，音乐治疗专业已经开始逐渐发展。一些医院和康复中心已经开始引入音乐治疗师，为患者提供音乐治疗服务。此外，中央音乐学院等一些高校也开始设置音乐治疗的本科和硕士专业。在世界各大洲的主要国家，音乐治疗已经被广泛应用于心理治疗、康复治疗、老年人护理等健康卫生领域。随着人们对综合性治疗的喜爱，对音乐治疗师的需求也会日益增强；随着神经科学的不断论证，音乐治疗将在更多的医疗领域得到应用。

（二）定义与内涵（Definition and Connotation）

需要澄清音乐治疗与其他具有疗愈性的音乐活动。音乐治疗不等于音乐欣赏，不等于音乐创作，也不等于音乐娱乐。美国音乐治疗学会做出了具体说明。

"音乐治疗不是：
- 阿尔茨海默病患者戴上耳机听他/她最喜欢的歌曲。
- 音乐从业者，随叫随到，在医院的床头给患者演奏。
- 一个钢琴演奏家在医院的大厅演奏钢琴曲。
- 护士为患者播放音乐。
- 艺术家为住院部病人演唱。
- 高中生为养老院的老人弹吉他。

艺术表达 与心理健康

- 合唱团为一所医院的儿科楼做表演，等等。

音乐治疗是：

有专业执照的音乐治疗师——

- 与大脑受枪伤的众议员吉福兹工作，帮助她重新恢复讲话功能。
- 与老年人工作，以减轻阿尔茨海默病的影响。
- 与儿童和成人工作，以减少哮喘的发作。
- 与住院的患者工作，以减轻疾病或手术造成的疼痛。
- 与患有自闭症的儿童工作，以增强他们的沟通能力。
- 与早产儿工作，以改善睡眠模式，增加体重。
- 与帕金森病患者工作，以改善其运动功能，等等。"

由此得出，音乐治疗的标准定义是："音乐治疗是在与具有音乐治疗专业资格的专业人员的治疗性关系中，获得个人目标的，临床的，基于实证的音乐干预措施的使用。音乐治疗是一个成就了的健康领域的专家职业，这个职业把音乐应用于一个治疗性关系中，以解决个人的身体、情感、认知和社会需要。音乐治疗干预可以解决各种医疗保健和教育目标：促进健康、管理压力、缓解疼痛、表达情感、增强内存、改善沟通、促进身体康复，以及更多。"

美国音乐治疗学会的网站摘录了许多典型的名人语录，这些语录把音乐治疗的内涵和意义展示得淋漓尽致：

"音乐治疗有助于言语，但也有助于运动技能、记忆和平衡，还有助于情绪振奋。"——桑杰·古普塔（Sanjay Gupta）博士

"对我来说，音乐治疗是没有自我的音乐表演。它不是娱乐，而是共情。如果你能用音乐来摆脱痛苦，深入了解别人的思维方式，你就能开始解决问题。"——朱迪·皮科特（Jodi Picoult）[《唱你回家》（*Sing You Home*）的作者]

"当我们看到艺术为我们的社会做出贡献的大量证据时，这绝对令人震惊。音乐治疗师正在打破沉默之墙，打破自闭症、阿尔茨海默病和帕金森病的痛苦。"——NARAS总裁兼首席执行官迈克尔·格林（Michael Greene）

| 第一章 | 艺术、心理与科学

"我认为音乐治疗是治疗许多神经疾病（帕金森病和阿尔茨海默病）的一种强大工具，因为它在大脑功能受损时具有组织或重组大脑功能的独特能力。"——医学博士、神经科学家和《觉醒》（Awakening）一书的作者奥利弗·萨克斯（Oliver Sacks）

"几乎所有的孩子都对音乐有反应。音乐是一种开放的艺术，如果你能仔细、恰当地使用它，你就能发掘孩子的发展潜力。……诺道夫·罗宾斯（Nordoff Robbins）用音乐治疗帮助100名残疾儿童学习，并与他人建立联系和交流。"——诺道夫·罗宾斯音乐治疗诊所医生克莱夫·罗宾斯（Clive Robbins）

"（音乐治疗）可以变消沉为认知，变隔离为互动，变慢性疼痛为舒适，变情绪低落为尊严。"——美国音乐治疗协会前主席芭芭拉·克劳（Barbara Crowe）

"音乐治疗对我们的许多康复患者来说是一种宝贵的工具。毫无疑问，音乐和医学的关系将蓬勃发展，因为以前无法获得的技术现在可以显示音乐的效果。"——纽约拉斯克研究所（Rusk Institute）表演主任马修·李（Mathew Lee）

音乐治疗师安妮·海德肖特（Annie Heidersheit）博士这样概述音乐治疗的过程："在治疗过程中，治疗师在权衡了来访者的身体健康、沟通能力、认知能力、情绪健康和兴趣这些因素和治疗目标后，治疗师决定采用创造性或接受性过程……在创作过程中，音乐治疗师与患者一起积极创作或制作音乐。这可能包括创作歌曲，从事音乐或即兴演奏或击鼓。在接受过程中，治疗师会提供音乐聆听体验，例如使用音乐促进服务对象或团体的放松。然后，个体或团体患者可以讨论该音乐引起的感觉或想法。音乐治疗触及思想、身体、大脑和行为的各个方面。音乐可以使人分心，可以减慢身体的节奏，并可以改变我们的情绪，进而影响行为。"[1]

美国音乐治疗学会这样总结音乐治疗的内涵："在评估每一个患者的优势

---

[1] HEIDERSHEIT A. Introduction to music therapy practice[J]. Journal of Music Therapy, 2019, 56(1): 117-121.

和需要后，合格的音乐治疗师提供的治疗指示包括创作、唱歌、演奏/听音乐。通过富于治疗内容的音乐介入，患者的能力得到加强从而转移到他们生活的其他领域。音乐治疗还为交流沟通提供了渠道，这对那些觉得很难以用语言表达自己的人很有帮助。研究证明了音乐治疗在许多领域的功效，譬如全面的身体康复和促进运动，提高人的参与治疗的积极性，为患者及其家庭提供情感支持，并为感情的表达提供了一个出口。"①

总而言之，音乐治疗是使用音乐来满足群体或个人的身体、情感、认知和社会需求。它采用各种活动，例如听旋律、弹奏乐器、击鼓、写歌和引导想象等。音乐治疗适合所有年龄段的人，无论他们是演奏家还是音盲，患病或完全健康的人。经过培训和认证的音乐治疗师在各种医疗保健和教育环境中工作，他们与患有情绪健康问题（例如悲伤、焦虑和沮丧）的人们一起工作，还帮助人们在中风，颅脑外伤或患有帕金森病或阿尔茨海默病等慢性疾病后满足康复需求。

（三）理念基石（Conceptual Cornerstone）

音乐治疗建立在这些理念的基础上：

第一，音乐是激发人类情感的最佳催化剂。美国音乐治疗师安妮·海德肖特博士生动地描写道："17世纪的英国戏剧家威廉·康格里夫（William Congreve）曾写道，'音乐具有吸引人的魅力，可以抚慰野蛮的乳房，软化岩石或弯曲打结的橡树。'也许他正是第一位音乐治疗师……如果气味是具有记忆的热线（hot line），那么音乐就是具有情感的热线……音乐唤起了人类的全部情感：从悲伤、怀旧和紧张，到快乐、轻松、平静。音乐具有激发我们内心强烈情感的力量，在某种程度上说，很少有情感不受到音乐的影响的。"②

第二，音乐是通向灵魂的通道。哈佛医学院干细胞研究所克劳迪斯·康拉德（Claudius Conrad）博士说道："哲学家柏拉图是一位对音乐如何影响人类

---

① American Music Therapy Association. What is music therapy [EB/OL]. https://www.musictherapy.org.
② AHTISAAR M, KARANAM K. Music and emotion, sync project [EB/OL]. (2015-07-21). https://syncproject.co/blog/2015/7/21/music-and-emotion.

非常感兴趣的重要人物。他认为对音乐的研究可以解决灵魂固有的二分法,他在《理想国》中声称:'音乐是最重要的,因为节奏与和谐找到了通往灵魂深处的道路,并最有力地抓住了它,如果一个人受到了正确的音乐训练,就会变得优雅'……柏拉图认为音乐是一种慢慢建立个人心理的力量。"①

第三,音乐创造平和地影响性情和心境的积极环境氛围。"亚里士多德也深入理解音乐的效果,但他不同于柏拉图式的用音乐来重塑美学的方法,而是专注于宣泄的特性。他认为,音乐可以让人克服'怜悯、恐惧或热情等情绪',神秘音乐可以'治愈和净化灵魂'……亚里士多德称赞音乐具有摧毁(心理)幻觉的力量。"

第四,音乐可以最充分地激活大脑的所有区域。莫扎特效应展示了音乐对儿童的提高注意力和学习功能的积极作用。"音乐可以在物理上增加脑物质,帮助大脑自我修复……研究证明,音乐以独特的方式在大脑中形成新连接。听音乐比其他活动——如听有声读物——更能改善神经元的修复,这可能意味着大脑功能更好,并建立新的连接。"②

七、艺术表达作为心理治疗 | Expressive Arts as Psychotherapy

(一)创建历史(Founding History)

艺术表达治疗(Expressive Arts Therapy)是一种相对较新的心理治疗形式。基于临床实践中常常需要多种艺术形式交叉干预的现实,19世纪70年代初期,美术治疗师肖恩·麦克尼夫(Shaun McNiff)、保罗·尼尔(Paolo Knill)等人在马萨诸塞州剑桥的莱斯利大学研究生院创立了艺术表达治疗硕士研究生专业。该专业与其他在表现形式上严格细分的艺术治疗专业不同,它提倡在建立的心理框架的基础上,采用"跨学科"或"跨模式"的多种艺术形式整合,

---

① CONRAD C. Music for healing: from magic to medicine [J]. Perspe-ctives, 2010, 376 (9757): 1980-1981.

② 昵称535749. 神经学音乐疗法:听音乐可以在物理层面增加大脑质量,帮助神经修复,个人图书馆 [EB/OL]. (2021-12-10). http://www.360doc.com/content/21/1210/21/535749_1008143182.shtml.

包括写作、美术、音乐、戏剧、舞蹈等疗法进行康复和治疗。19世纪80年代后期，保罗·尼尔开始在欧洲和北美发展这一培训项目；1996年，瑞士欧洲大学开始提供表达性艺术治疗的硕士学位。在发展表达性艺术治疗理论的基础上，1984年，保罗·尼尔在瑞士创办了国际跨学科研究学院（the International School for Interdisciplinary Studies），发展了艺术表达治疗培训中心的国际网络，相继在加拿大、丹麦、德国和美国设有培训中心。加拿大分校现更名为CREATE 学院（CREATE Institute）。1994年，尼尔在瑞士萨斯费（Saas-Fee）创办了欧洲研究生院，同年，带领该领域的同人成立了国际表达艺术治疗学会（International Expressive Arts Therapy Association）。

艺术表达治疗作为一种独特的实践形式，利用了所有表达方式，包括写作、戏剧、舞蹈、运动、绘画和音乐。使用表达性艺术治疗的人通过图片、声音、探索和艺术过程来探索他们的反应和见解。一个人不需要具有艺术能力也可以使用或受益于艺术表达治疗。教授艺术表达治疗的教师很多是具有舞动、美术、戏剧、音乐治疗师专业认证的治疗师，但还有一些教师不是某类艺术形式的专业治疗师，但他们通常是具有多种身心合一知识艺术敏感性和掌握联运方法能力的专家。

1994年国际艺术表达治疗学会（International Expressive Arts Therapy Association, IEATA）成立，这是该专业的权威认证机构。专业认证为注册艺术表达治疗师（Registered Expressive Arts Therapist, REAT）。美国目前有七所设有艺术表达治疗硕士学位的大学：位于加利福尼亚州（California）的加利福尼亚综合学院（California Institute for Integral Studies）、肯尼迪大学（Johne F. Kennedy University）、索菲亚大学（Sofia University），位于佛蒙特州（Vermont）的戈达德学院（Goddard College），位于马萨诸塞州的莱斯礼大学（Lesley University），位于亚利桑那州的渥太华大学（Ottawa University）、普雷斯科特学院（Prescott College）。

该学科发展得很快，美国已有好几所大学设有了艺术表达治疗博士学位。

艺术表达治疗在国际层面的普及十分迅速。1996年，瑞士欧洲大学开始

第一章 艺术、心理与科学

提供表达性艺术治疗的硕士学位，继后，香港大学也设立了表达性艺术治疗的硕士学位。我们期待它在中国高等艺术院校或心理学部的建立。

（二）定义与内涵（Definition and Connotation）

这里需要澄清一些概念。由于英文的美术治疗（art therapy）和艺术治疗（art therapy）是一个词，所以为了不混淆，莱斯利大学把所有艺术类的治疗专业归纳为表达性治疗（expressive therapies）学科之下，这里包括美术治疗（art therapy）专业、舞动治疗（dance movement therapy）专业、戏剧治疗（drama therapy）专业、音乐治疗（music therapy）专业和表达性艺术治疗（expressive arts therapy）专业。许多心理机构和行为健康医院也依此把艺术类的治疗模式归于"表达性治疗"。1979年，美国成立了全国创造性艺术治疗学会联盟（National Coalition of Creative Art Therapies Association，NCCATA），该联盟明确使用"创造性艺术治疗"（creative art therapies）来概括舞动治疗、美术治疗、音乐治疗、心理剧、戏剧治疗、诗歌治疗（poetry therapy）这些单一的艺术治疗形式，以此区分"艺术表达治疗"。但是，在现实中，许多临床机构和学术组织的舞动、美术、戏剧、音乐治疗依然延续使用"表达性治疗师"作为职业名称。很幸运，中国的语言丰富，把所有艺术类的治疗模式纳入艺术治疗（art therapies）大伞之下。

下面要谈的是作为独立学科的表达性艺术治疗的定义和内涵。

"艺术表达治疗——艺术、音乐、舞蹈/动作、戏剧表演、创造性写作和想象游戏的有目的的应用和整合——是一种以行动为导向、以感官为基础的心理治疗形式。"[①]

"相比之下，艺术表达治疗（EAT）被定义为在治疗实践中整合或使用所有艺术，有时按顺序与艺术合作，有时同时使用艺术，有时在治疗过程中小心地从一种艺术形式过渡到另一种。在艺术表达治疗的实践中，经常考虑许多因素，如游戏原则、创造力、即兴创作、美学、空间、时间、节奏、共鸣和身

---

① MALCHIODI C A. Handbook of expressive arts therapy [M]. New York: The Guilford Press, 2023: 3.

心联系。主要目的是促进表达和想象力。与六种不同的创造性艺术治疗专业的区别在于，艺术表达治疗从业者被训练在临床实践中结合两种或多种艺术形式。"①

"艺术表达治疗起源于艺术治疗却有别于艺术治疗，因此，需要将两者进行阐释和区分。两者都是用艺术创作作为治疗的一种形式，音乐治疗、舞动治疗、诗歌治疗等都是艺术治疗的范畴，但这些治疗形式都是基于单一的艺术形式，而艺术表达治疗则整合了各种不同艺术形式的治疗技术和方法。治疗师依赖于他们的创造力和培训，决定哪一种艺术形式可以用在特定的时间中。表达性艺术治疗师在自己某一个治疗单元里会借鉴和使用多种艺术治疗的技术。因此，表达性艺术治疗的关键特征就是在心理治疗中将各种艺术形式进行整合。"②

"艺术表达治疗是一种多模式的治疗方法，它结合视觉艺术、动作、戏剧、音乐、写作和其他创作过程，以促进个人的深层成长和社区发展。合格的艺术表达治疗师鼓励在心理学、组织发展、社区艺术和教育领域采用不断发展的多模式艺术方法。通过整合艺术流程并允许一个流程融入另一个流程，人们可以获得疗愈、清晰、图解和创造力的内在资源。"

"艺术表达治疗是一种将影像、故事、舞蹈、音乐、戏剧、诗歌、运动、园艺、手工和视觉艺术结合在一起的方法，以促进人类的成长、发展和康复。艺术表达治疗是独特的治疗学科，是一门多学科的专业，治疗师和服务对象在绘画、舞蹈、音乐、戏剧和诗歌之间自由移动。"

"艺术表达治疗是一种多模式疗法，艺术表达治疗可以结合写作、戏剧、舞蹈、运动、绘画/音乐。治疗师会促进来访者通过图片、声音、动作的探索，以及与艺术过程的相遇来探索他们的呼应、反响和见解。一个人不需要具

---

① LAMBERT P D, BETTS D, ROLLINS J, et al. Evolution of the creative arts therapies and arts in health [J]. Arts, Health, and Well-Being in America, 2017.

② 心灵正能量加油站.表达性艺术治疗和艺术治疗有什么区别？[EB/OL].（2022-02-25）. https://baijiahao.baidu.com/s?id=1725565560803690847&wfr=spider&for=pc.

有艺术能力而从使用艺术表达治疗中受益。"① 艺术表达治疗将动作、声音、艺术、戏剧、意象和其他多感官实践融入心理治疗，采用各种表达方法相结合的方法，以帮助来访者探索通常难以口头表达的感受和想法。

艺术表达治疗的领军人物凯西·玛考尔蒂（Cathy A. Malchiodi）博士在最新出版的《艺术表达治疗手册》（*Handbook of Expressive Arts Therapy*）中从神经科学的深度概述了艺术表达治疗的本质内涵和意义："艺术表达治疗是心理治疗的一种限定形式，它将基于艺术的方法集中为交流、转化和恢复的形式。它利用了动作、音乐和声音、视觉艺术、戏剧表演和其他艺术表达形式的感官导向和基于大脑的品质的融合。当与治疗师已经用来成功支持变革的有效方法相结合时，这也是一种"增值"的心理治疗方法。这些方法包括所有形式的言语心理治疗、躯体治疗、正念练习，甚至包括基于大脑的再处理和神经反馈方法。"②

（三）理念基石（Conceptual Cornerstone）

艺术表达治疗建立在这样的理论概念之上：

第一，表达是人类与生俱来的能力，透过自发、创作可以展现最原始且直接的情感与意念。原始人在没有文字甚至语言之前，就懂得在山洞的岩壁上用图画来描绘所看到的事物或表达对自然及宇宙的看法，在绘画的想象中寻找生命的意义。而人类通过艺术的形式去发现自身与大自然的密切关系，同时在艺术创作或表现的过程中获得心灵的寄托、肯定自我存在的价值。

第二，生活即表达，人活着每时每刻都在表达，心理疾病的根源其实也是因为无法很好地表达所造成的。表达是每个生命的渴望，每个人都有表达的权利。治疗师应个案的需要，不受限制地、灵活地采用艺术形式，融合许多不同艺术形式的治疗工具和技术，让每个人都可以找到适合自己的表达方式，充

---

① EDITOR. Expressive arts therapy［EB/OL］.(2007-07-27). https://www.goodtherapy.org/learn-about-therapy/types/expressive-arts-therapy.
② MALCHIODI C A. Handbook of expressive arts therapy［M］. New York：The Guilford Press, 2023：10.

分地表达自己，从而使心理创伤得以修复和愈合。

第三，表达基于感官的品质。"多维度、多模式和多感官的品质使人们有可能以各种方式支持自我的修复、疗愈和重建。艺术表达治疗的重点是创造性体验的治疗效果，它强调了人类将思想、情感和体验转化为有形的形状和形式的能力。当不同的艺术技术被有意与传统药物结合使用以促进健康改善时，这种方法被描述为'综合'。艺术表达治疗强调了创造性表达如何将我们与自己和他人联系起来，以及'身体如何保持记录'（Van der Kolk，2014），这一前提强调了转换和恢复表达方法基于感官的品质。"[1]

第四，综合性的艺术力量是最强大的。"艺术是立竿见影的。音乐可以渗透到一个环境中，渗透到听众中；一件视觉艺术可以让人们停下脚步，让他们看到不同的东西；一出戏可以唤起一系列的情感，让观众哭笑不得。显然，并不是所有的艺术，甚至大多数艺术都以这种方式影响着人们，但所有艺术的综合有能力做到这一点。"[2]

总结：艺术治疗不等于心理治疗加艺术干预手段，艺术治疗是以艺术为主载体的心理治疗体系。从学术上看，艺术治疗是一门现代的交叉性学科，包括艺术学——舞蹈、美术、戏剧、音乐等，心理学——精神分析、行为认知、应用心理、心理咨询等，医学——运动生理解剖学、大脑神经科学、精神障碍诊断等。从临床功能看，所有创造性和表达性艺术治疗都具有五个治疗性机制：①娱乐性——娱乐本身就带有疗愈性；②审美功能——在美感中得以升华转变；③非语言的表达性——肢体、色彩、造型、音乐等无所不用；④过渡空间——治疗过程中的假设性、象征性体验；⑤创造性——艺术的延伸性和生产力。另外，与此相应而产生四个机制的治疗性效益：①生理机制的治疗效益；②心理机制的治疗效益；③社会互动机制的治疗效益；④具体技能机制的治疗效益。

---

[1] MALCHIODI C A. Handbook of expressive arts therapy[M]. New York: The Guilford Press, 2023: 6.
[2] 同①63.

八、体验实践 | Experiential Practice

1. 自由舞动——在音乐中进行肢体热身，活动每一个部位，感受不适的部位，放松，从外向内感受自己的情绪，用动作释放表达。

2. 情感风景图——用马克笔或画笔在画纸上，用自然风景做象征，绘画出自己此时此刻或最近的内心情感经历。

3. 配图小诗——为自己的"情感风景图"配一首小诗，分享你的创作。

第三节
行为健康概念及大学生心理障碍

Section 3　Concepts of behavioral health and psychological disorders of college students

一、问题引入 | Checking in Questions

（一）问题（Questions）

你近来最苦恼的问题是什么？在情绪、生理、思维、行为上有什么表现？

（二）回答范例（Answer Examples）

1. 刚入大学，既兴奋又紧张，什么都想抓，却又抓不住头绪，情绪上感觉发慌发急。脸上不断出痘，对自己的形象、学业都没有自信。晚上老是吃甜食来消愁，结果越吃越糟，越糟越想吃，恶性循环。

2. 我硕研快毕业了，一直内心很纠结很郁闷，我想继续考博，可父母、女朋友、女朋友的父母都要我回老家工作、结婚。我感到沉重的负罪、自我否定，甚至绝望。我晚上失眠。平时同学聚会我都没兴趣参加。

3. 我最大的压力来自与导师的矛盾，导师让我选择的研究课题我不喜欢，可是导师又不赞同我喜欢的研究课题。有人劝我为了毕业顺利要听导师的，我觉得有道理，但心里不痛快，学习工作都没有什么动力，觉得人生似乎总要被别人摆布，会出现偏头痛，并且做事习惯拖延。

二、学习要点 | Learning Points

理解当代行为医学和行为健康概念的科学性，并能自觉地观察和评估大学生的主要行为障碍或心理问题及其形成这些障碍和问题的环境因素。

三、行为健康概念 | Concept of Behavioral Health

最新几十年内，在精神病学和临床心理学领域开始强调并普及"行为健康"（behavioral health）的概念。这个概念启用的标志有：精神病学（psychiatry），亦被称为"行为医学"（behavioral medicine）；精神疾病（mental illness），多被称为"行为障碍"（behavioral disorder）；心理问题（psychological problem），多被称为"行为问题"（behavioral problem）。许多原来的精神病医院、心理咨询机构也围绕"行为健康"更名或起名。譬如亚历克斯行为健康医院（Alexian Brothers Behavioral Health Hospital）、帕洛斯行为健康专业团队（Palos Behavioral Health Professionals）、行为心理合伙人（Behavioral Psychology Associates）、行为健康护理合伙人（Behavioral Health Care Associates）等。

如何定义"行为健康"？行为健康描述行为与身体，思想和精神的健康和福祉之间的联系。这将包括饮食习惯、饮酒或锻炼等行为如何影响身体或精神健康。作为一门学科，行为健康指的是精神健康，精神病、婚姻和家庭咨询，以及成瘾治疗，其中包括由社会工作者、辅导员、精神病医生、神经病学家和医生提供的服务。根据美国公共人类服务协会的资源，行为健康包括精神健康和药物使用，包括一系列预防、干预、治疗和康复支持服务。

为什么强调"行为健康"概念？当区分行为健康和心理健康时，重要的是要记住，行为健康是一个涵盖了心理健康的术语。行为健康研究行为如何影响某人的健康——身体和精神。"行为健康""行为医学"已成为美国健康医疗领域里正式使用的术语。"行为健康"和"精神健康"通常可互换使用。这是一种包容性的方式。行为健康不仅包括通过预防或干预精神疾病（例如抑郁症或焦虑）来促进健康的方法，而且还包括预防或干预药物滥用或其他成瘾。

从患者或来访者的角度来看,"行为健康"这一术语比"精神"或"心理健康"更不受歧视,它以一个更温和的名字打开治疗大门,否则可能会把许多人关闭在外。笔者认为,行为健康的概念一个很重要的意义在于:把健康的责任交给患者本人。行为是身份的一个方面,可以改变,所以"行为健康"是一个更有希望的概念,那些经历精神疾病或成瘾症的人,可能认为这些疾病是永远跟随他们生活的部分,那么"行为障碍"和"行为健康"的用语会给他们一个选择的权利感和改变现状的可行意识。

从专业人员的治疗方法角度来看,"行为健康"的概念把认知行为治疗法推到领军的地位,取代精神分析疗法强调从对童年经历的回顾解析和情感宣泄,到对思维模式和行为习惯的关注和重构。而艺术治疗正是一个以行动参与为定向的治疗方法,从某种意义上说治疗的过程就是一个不断转变行为的具身化体验过程。

四、埃里克森社会心理发展阶段理论 | Erikson's Social Psychological Development Stage Theory

作为大学生,应该熟悉埃里克·埃里克森(Erik Erikson,1902—1994)的社会心理发展阶段理论。埃里克森提出了个体社会心理发展八大阶段,每个阶段都要经历特别的心理冲突挑战,并具备度过危机的积极力量优势:

1. 婴儿期:年龄——出生至18个月;自我发展心理冲突——信任与不信任;基本力量——驱动和希望。

2. 幼儿期:年龄——18个月至3岁;自我发展心理冲突——自主与羞耻;基本力量——自我控制能力、勇气、意志。

3. 游戏儿童期:年龄——3至5岁;自我发展心理冲突——主动与内疚;基本力量——目的性。

4. 学龄儿童期:年龄——6至12岁;自我发展心理冲突——制造与自卑;基本力量——方法和能力。

5. 青春期:年龄——12至18岁;自我发展心理冲突——身份确认与角色

混乱；基本力量——奉献和忠诚。

6. 青年成人期：年龄——18 至 35 岁；自我发展心理冲突——亲密结合与独自隔离；基本力量——所属和爱情。

7. 中年成人期：年龄——35 至 55 岁或 65 岁；自我发展心理冲突——完成与自我吸收或停滞；基础优势——生产及护理。

8. 老年成人期：年龄——55 或 65 岁至死亡；自我发展心理冲突——完整性与绝望；基础优势——智慧。

埃里克森的理论使我们理解到在成长中经历的心理矛盾冲突是人类发展的必然过程，从而有一个面对和解决冲突的自觉意识和行动选择。但是，埃里克森的理论是他在 20 世纪中期对人类社会个性发展的总体概括，随着 21 世纪的到来，时代的飞速变迁，除了身体年龄的阶段性划分有所改变，人类的心理经历也变得更为复杂，尤其是青年成人期。

五、新兴成年人理论 | Emerging Adulthood Theory

英国作者杰弗里·詹森·阿内特（Jeffery Jensen Arnett）的著作《新兴成年期：从青少年晚期到二十几岁的曲折道路》（*Emerging Adulthood: The Winding Road from the Late Teens Through the Twenties*），在解析 21 世纪后工业城市迅速发展的现象的同时提出了"新兴成年人"的概念。该理论总结了这一在后工业城市生活的"新兴成年"人群的五大特征：①身份探索；②不稳定性；③以自我为聚焦；④感觉介于两者之间；⑤可能性。[1]

大学生（包括研究生）时期一般在 18 至 27 岁，生活在大城市，是典型的"新兴成年人"。学生期间，既不是青少年了，又没有完全成长为成熟的成年人；他们经历着生理变化，从抽条到健壮，青春活力最旺盛，性意识的成熟和性欲望的压抑；他们经历了环境的变化，从父母呵护的暖窝到沸腾的校园生活，与大量的同辈人并肩前行；他们独立生活，但又没有摆脱对父母的经济依

---

[1] ARNETT J J. Emerging adulthood: the winding road from the late teens through the twenties [M]. New York：Oxford University Press, 2015：45.

靠；他们经历着心理上的冲击；他们比任何时候都强烈地寻找"我是谁""我要成为谁"，从外在探索人生的自我身份确认和职业的自我身份确认。

从社会视角，大学生是高高在上的佼佼者，但他们承受着常人想象不到的多方压力——父母的期望、同辈的竞争、学业的艰辛、前途的未知、事业的思考、责任成就的紧迫、强压力下的失落感。在思维上他们处于最活跃也是最混乱的阶段，面临多种选择与可能性，爱情和事业，理想很多，又举棋不定，常出现"数不清，理还乱"的状态。科技的腾飞、经济的突进，把他们推到激烈竞争的旋涡。饮食结构的改变、审美意识的媒体力量，使他们的身体能量更高，对美的追求更加强烈，同时，造成心理行为障碍的可能性因素会更多。

六、大学生的常见行为障碍 | Common Behavioral Disorders among College Students

为了让大学生能够自觉地预防和疗愈心理疾病，很有必要具备对一些常见的精神或行为障碍的症状诊断的知识。

（一）严重性抑郁症（Major Depressive Disorder）

该障碍的患者具有持续至少两周的以下的大多症状：①几乎每天情绪抑郁，感到悲伤或空虚，含泪；②明显对任何活动（包括自己以前喜爱的）都无兴趣；③严重消瘦，体重下降；④失眠或过于贪睡；⑤常常心绪烦躁不安或者反应迟钝；⑥几乎每天感到疲劳；⑦感觉无自我价值或极度负疚；⑧无思考能力或无法集中精力；⑨常常想到死或有自杀的念头，或有自杀计划，或采取自杀行动。

（二）一般性焦虑症（General Anxiety Disorder）

该障碍的患者会连续六个月频繁出现担忧和紧张的情绪，并难以控制自己的担忧，出现以下的症状：①焦躁不安，感觉被拴在笼子里；②睡眠干扰；③常常无力无神；④难以集中精力或者思维空白；⑤肌肉紧张；⑥焦虑和担忧导致无法进行正常的社交，无法参与工作和重要场合的活动。

（三）惊恐症（Panic Disorder）

该障碍的患者会常被突然性的、无预警的恐慌袭击。可以发生在任何时间，即使在睡眠中。一个人经历了惊恐发作可能会认为自己心脏病发作，死亡迫在眉睫，产生极端恐惧的感受。大多数患者会出现以下症状：①心悸，心脏重击，心跳急速；②出汗；③身体发抖或颤抖；④感觉呼吸不畅或窒息；⑤感觉喉腔阻塞；⑥胸部疼痛或不适；⑦恶心及腹部窘迫；⑧感觉晕眩，头重脚轻，站立不稳或者昏倒；⑨发冷或发热的感觉；⑩麻木或刺痛的感觉；⑪超出现实和脱离自身的感觉；⑫对自己会失去控制或发疯的恐惧感；⑬濒临死亡的恐惧感。一般情况下，惊恐发作总是短暂的，虽然一些症状可能会持续一段较长的时间，但高峰期持续时间一般不超过 10 分钟。当这种无预料的恐慌袭击重复出现，出现时有至少四种上述症状，并且在恐慌袭击后至少持续一个月不停担忧会再有恐慌袭击以致引起变态的躲避行为，这就是患有惊恐症了。

（四）进食障碍（Eating Disorders）

有三类进食障碍：

1. 神经性厌食症（Anorexia Nervosa）。其症状表现为：①极度节食；②扭曲的自我形象（对肥胖极端恐惧）；③过激锻炼；④体重下降以致病态，严重威胁到生命。

2. 神经性呕吐症（Bulimia Nervosa）。其症状表现为：①暴饮后自引呕吐；②使用泻药；③在禁食和暴饮后抠吐两种病症间轮换表现。

3. 暴食症（Binge Eating Disorder）。其症状表现为：①无休止强迫性的暴饮，有时可以长达两小时；②独自狼吞虎咽，饱食后仍然狂饮暴食；③常不注意自己吃的什么，饮食病患者多伴有抑郁症、焦虑症，有的患有自我伤害症。

（五）强迫症（Obsessive-Compulsive Disorder）

强迫症的症状包括痴迷观念和强迫行为两方面。痴迷观念主要表现为不由自主地重复，持续不必要的、几乎没有任何意义的想法、图像记忆或冲动。当你试图想或做其他事情时，这些走火入魔的念头通常侵入干扰。强迫行为表现为强迫性重复行为，感觉驱动执行。譬如，返回到某场地查看，这类行为重复一遍又一遍。当觉得有强迫痴迷思想时，要遵循一定的规则或仪式帮助控制焦虑。强迫观念往往有它们的主题，例如：担心污染、秩序和对称，极端的或可怕的冲动，重复的色情图片或想法。

痴迷的症状和体征有：①恐惧通过握手或通过触摸物体染上别人的污浊或病毒；②质疑已经锁上了门或关掉了炉火；③在一宗交通意外中伤害了某人的思想；④当事物以不规则、无序的方式排列，或呈现不一致的方向，便会产生巨大压力；⑤止不住有自己伤害自己的孩子的想象；⑥在不适当的情况下说脏话的冲动；⑦避免可以触发走火入魔的处境，如握手；⑧在脑海重播色情图片。

常见的病态强迫行为有：①不停地洗涤和清洁；②苛刻地计数、检查、确认；③重复执行相同的动作，一板一眼；④反复检查门，以确保它们锁定；⑤反复检查炉子，以确保已关闭；⑥按某种模式计数；⑦用同样的方式摆放罐头、毛巾等。

严重强迫症引发的体征有：①洗手，直到皮肤变得光亮、发红甚至干裂，有些患者因经常洗手产生皮炎；②掐剥皮肤，有些患者的皮肤因不停掐剥而受到损害；③拔头发，有些患者因不停拔头发而导致局部秃顶。强迫症状的严重程度通常是逐渐发展起来的，当遇到更多压力时，症状会恶化。强迫症被认为是一种终身疾病。

（六）互联网成瘾综合征（Internet Addiction Disorder）

互联网成瘾综合征是一种现代的新形式的心理疾病，简称IAD。与赌博等任何其他强迫行为一样，长时间上网购物、浏览或玩游戏会产生多巴胺，这是一种与快乐相关的大脑化学物质。这创造了一种类似于药物引起的高潮的体验，这可能是发展网络成瘾症状的催化剂。这种情况会导致个人建立容忍度，这意味着需要花费更多时间在线上才能达到相同的效果。过度使用社交媒体、游戏，甚至网上购物通常表明存在滥用互联网的问题，并且很难打破过度使用互联网的负面循环，这最终会影响个人生活的其他方面。

网络成瘾的常见行为症状有：①大部分醒着的时间都在网上；②不再从事曾经喜欢的活动；③与他人隔离也缺乏共同语言；④被要求离开所选择的设备会感到愤怒或激动；⑤对上网的举动撒谎或者隐瞒。

网络成瘾的常见身体症状有：①疲劳；②失眠；③缺乏运动引起的疼痛；④消化问题；⑤外貌改变或不再注意打扮或卫生；⑥意外体重减轻或体重增加。

网络成瘾的常见心理症状有：①注意力不集中；②将网络世界当作现实生活，难以区分现实和幻想；③思维迟钝和记忆障碍；④孤独不安、性情烦躁；⑤情绪低落，自我评价降低；⑥严重的甚至有自杀意念和行为。

（七）拖延症（Procrastination）

准确地说，拖延症不是一个医学病理上的诊断词汇，而是人们对拖延行为的共识称呼。"拖延症是指自我调节失败，在能够预料后果有害的情况下，仍然把计划要做的事情往后推迟的一种行为。拖延是一种普遍存在的现象，一项调查显示大约75%的大学生认为自己有时拖延，50%认为自己一直拖延。严重的拖延症会对个体的身心健康带来消极影响，如出现强烈的自责情绪、负罪感，不断地自我否定、贬低，并伴有焦虑症、抑郁症等心理疾病，一旦出现这种状态，需要引起重视。"[1] 北京安定门医院的精神卫生科副主任医师黄建军概括了与拖延行为相关的心理因素："①没有自信心：认为自己没能力做好自己的任务，认为自己本就只能一事无成；②压力大：认为每天压力都太大，导致任务拖延；③动力不足：筋疲力尽，倦怠感明显；④目标不明确：对于做事的意义不清晰，目标模糊或者缺少信心；⑤重要的事情被闲散琐事代替：这样以至于该做急要事情一拖再拖。"[2]

---

① 王建宁，李虹君.拖延症［EB/OL］. https://baike.baidu.com/item/%E6%8B%96%E5%BB%B6%E7%97%87/7445911?fr=ge_ala.

② 黄建军.拖延症会有哪些症状表现［EB/OL］. https://m.baidu.com/bh/m/detail/qr_16663480433978747395.

七、情感障碍的身心预兆｜Signs of Bodymind for Emotional Disorders

21世纪初，波士顿大学（Boston University）的心理学专家戴维·H. 巴洛（David H. Barlow）博士提出了"跨诊断性的情感障碍统一治疗方案"（Unified Protocol：Cross Diagnostic Emotional Disorders）。他这样对患者说："很多心理障碍有共同的特征，那就是对强烈情绪的负面反应，对于一些人来说，强烈的情绪几乎影响他们生活的方方面面，而对于另一些人来说，情绪困难只发生在一两种情况下（如公开演讲、恋爱关系）。对这种共同特征有一些共通的治疗方法。本方案专注帮助你更好地理解你的情绪，并且识别你对情绪的回应可能怎样使其恶化。你会了解如何监测你的感受、想法和行为，面对不舒服的情绪，学会更有效地处理你的感受。……事实上，我们认为每个人都可以从学习健康的方式来应对情绪中受益。无论如何，学会在情绪出现时能接受它们，便可以帮助它们随着时间的推移变得更容易控制。"[①] 按照这个统一治疗方案的理论，情感处理的障碍是许多心理行为病症的共同要害。以下是从身体、情绪、认知和行为四个方面列出的心理障碍的征兆：

身体上：僵硬、酸痛、发抖、气短、脸上起疱、心跳快、头疼、胃不适、肠道失调、发热或发冷、饥饿或无食欲、失眠、眩晕……

情绪上：抑郁、焦虑、紧张、烦躁、沮丧、愤怒、焦躁、恐惧、无助、不知所措、麻木、情绪摇摆、与精神断开……

认知上：自我否定、受害者思维、强迫性、冲动、不良判断、非理性、妄想、猜疑、注意力不集中、记忆闪回……

行为上：哭泣、独处、滥用药物、自残、睡过头、不睡觉、不停做事、不说话、不停地说话、乱七八糟、不停打扫、企图自杀、工作或学习效率低……

因此，作为大学生，如果我们能够自觉地、及时地从身心上觉察导致这

---

① BARLOW D H and 6 more authors. Unified protocol for transdiagnostic treatment of emotional disorders: workbook［M］. New York: Oxford University Press, 2018：9–10.

些障碍的征兆和信号，将可为预防心理疾病建立一条必要的通道。艺术表达便是可以随时使用的最佳工具。

八、体验实践 | Experiential Practice

1. 自我诊断——检查你当前的压力，以及压力在身体、情绪、思维、行为上的体现，以及你习惯的处理压力的行为方式。例如，目前最大的压力是毕业前途未知，常出现胃痉挛，怀疑自己的能力，夜不能寐，我的处理方式是吃甜食。

2. 节奏性呼吸练习——首先，从鼻腔呼吸进，用口腔呼吸出，呼吸均匀后，呼吸进时数1、2、3、4、5，呼吸出时数1、2、3、4、5、6、7。重复进行。

3. 腹腔及三维空间呼吸练习——把双手附在你的腹部，吸气时，腹部鼓起，呼气时，腹部瘪进；感觉顺畅后，想象呼吸从头顶进，从脚底出，呼吸气流在身体里通过垂直空间；然后把双手分别放在身体的肋骨两侧，吸气时，感觉气流朝横向两侧鼓起，呼气时，感觉两侧向内缩进；最后把一手放在腹前，一手放在腰后，吸气时，感觉身体往前后鼓胀，呼气时，感觉身体的腰腹部前后瘪缩。重复几次。

4. 肢体部位及动作伸展呼吸——把注意力放在肢体的紧张、僵硬、疼痛部位，让呼吸穿流过去，不断重复，直到那个部位感觉轻松了；然后，做伸展动作，吸气时，肢体展开，呼气时，肢体收回，像一个大气球，吸气，球胀大，呼气，球缩小。重复几次。

5. 发出声音呼吸——每一次做伸展呼吸动作，在呼气时发出自然的声音，可以是"啊——""嘘——"等。

6. 思维编程呼吸与舞动——启动一个由呼吸贯穿的动作，在动作的同时输入一句自己需要的导语，比如"我相信我自己""我可以放手给自己的压力""我锚定当下，一天一次"，等等。

第四节
创意表达与神经科学
Section 4　Creative Expression and Neuroscience

一、问题引入 | Checking in Questions

（一）问题（Questions）

你在哪个方面具有创造性？举例说明。

（二）回答范例（Answer Examples）

1. 我对烹饪很有兴趣，常常喜欢在色、香、味和菜肴的摆设上创造新意，我会把自己做出的菜当作艺术品来欣赏和品尝，尤其有别人欣赏和享受时，我会很有成就感。

2. 我在文字表达上比较有创造性，我喜欢写诗歌，常常触景生情，即兴发挥。有时和朋友登山，到了山顶，看到无限风光时，就会即兴作诗，并大声朗诵。

3. 我没什么文艺细胞，我觉得我的创造性表现在数字上，我喜欢做数字游戏，也喜欢用不同的方式解答数学题，我可以在数字的海洋里游出个美丽的浪花来。

二、学习要点 | Learning Points

这里的重点不是教授神经科学的知识，而是启示你学会用一个科学的视角来看待富于创造性的艺术表达和心理行为健康的关系。只有站在科学的高度才能看得清、看得透、看得远；才能把被动化为主动，把感性升为理性，把消极转为积极。

三、创造性大脑在 21 世纪的意义 | The Significance of Creative Brain in the 21st Century

"为什么创造性那么重要?最新的神经科学的研究表明,我们的发展创造潜力将在我们的个人生活和职业生涯中导致更大的成功和满足。而且,研究表明,21世纪以后我们具有的对付加速变化气候的最重要的资产,是我们的创造性头脑。"[1] 这是雪莱·卡森(Shelly Carson)博士在介绍自己的著作《你的创意大脑:七步走向最大程度的想象力、生产力和生活创新》(*Your Creative Brain: Seven Steps to Maximize Imagination, Productivity, and Innovation in Your Life*)时做的开场白。这段话为我们的美育教学标出了新的层面和高度——培养发展创造性的脑机制。

2014年哈佛大学的报刊上登载了一篇题为"心灵动作思维:哈佛舞蹈项目激活智能"(*Mind in Motion: Harvard Dance Project Animates the Intellect*)的文章,该文章介绍了哈佛大学的舞蹈指导兼高级讲师洁尔·约翰森(Jill Johnson)在大学生中实践的一个舞蹈项目。文章谈道,在这个项目里,"舞蹈的作用是帮助学生在任何特定时刻交接应对非常复杂和尖锐的情况。那是伟大的智力、生命和内在技能,我认为真的很令人兴奋。在视觉艺术、音乐和戏剧中都是如此。艺术在学术研究中的整合只会扩大教育在21世纪的形象"[2]。所以,来自各个学科的学生在这里学习艺术表达,不仅是学到一些情感抒发的新语汇、新渠道,更是在艺术表达的实践体验过程中挖掘本能性的智慧和技能。

卡森博士提出:"通过对高度创造性大脑的研究,我们发现我们所有人都有创造性的大脑。除了严重的脑损伤,我们都有基本相同的大脑结构。正是我们激活这些结构(我们的大脑激活模式)的方式,以及我们在这些结构之间形成联系的方式,似乎影响了我们创造性思维的能力。新发现表明,我们可以通

---

[1] CARSON S. Your creative brain [EB/OL].(2012-2-2).https://www.youtube.com/watch?v= VrfNOg-sTKo.

[2] WALSH C. Mind in motion: harvard dance project animates the intellect [EB/OL].(2014-12-04). https://news.harvard.edu/gazette/story/2014/12/minds-in-motion.

过训练来操纵这些大脑激活模式，并在大脑中形成新的联系；简言之，我们可以学习与高度有创造力的人相似的模式激活我们的大脑。"她总结出七种"激活大脑思维机制模型"（The CREATES Brainsets Model）。她说："它是建立在神经激活的基础上的，我认为这是人类创造力最显著的思维的层面。"[1]

卡森博士总结的七种创造性思维激活机制是：

1. 连接性大脑机制（The connection brainset）：多方关注，查看并发现在本质上完全不同的对象或概念之间的联系。

2. 推理大脑机制（The reason brainset）：善于寻根源以解决问题，进入有计划的状态。

3. 想象性大脑机制（The envision brainset）：能够在视觉上而不是口头上思考，可以看到和操纵脑海中的物体。

4. 吸收性大脑机制（The absorb brainset）：对新的体验和想法敞开胸怀，着迷收集新知识。

5. 转化性大脑机制（The transform brainset）：不满足现状，不断将负能量转化为新的创造。

6. 评估性大脑机制（The evaluate brainset）：对自己的创作品具有审视评价以改进的自觉意识。

7. 溪流性大脑机制（The stream brainset）：思想和动作一致性地稳定地和谐顺序流动。

了解和努力掌握这七种大脑思维机制对我们自觉构建健康认知行为是很有必要的。

创造性大脑机制的提出给发展中的创造性艺术治疗增添了新价值、新视角和新干预意识。笔者在2021年《艺术教育》发表的文章《从创造性大脑设置谈抑郁症的舞动治疗》中专门讨论了创造性脑机制与心理健康的连接，尤其是对预防或走出抑郁情绪的意义。德国汉堡大学（University of Hamburg）心理

---

[1] CARSON S. Your creative brain: seven steps to maximize imagination, productivity, and innovation in your life [M]. San Francisco: Harvard Health Publications, 2010: 12.

学教授阿瑟·J. 克罗普利（Arthur J. Cropley）博士的早期文章《日常生活中的创造性和心理健康》（*Creativity and Mental Health in Everyday Life*）就总结了各类心理学派对创造性的解释：心理分析学派认为，"因为创造性与自我自主有关，而自我自主促进了处理生活情境的能力，因此创造性有助于发展对精神病理学的抵抗力"；人本主义心理学派提出，"培养创造性可以促进人的自我实现的心理健康"；行为认知心理学派则强调，"创造性的认知风格，包括对各种环境刺激的开放性，对从环境中获得的信息进行灵活的编码，以及当信息从记忆中被调用时，各种类别的可访问性"[1]。创造性被看作精神健康的福音，所以，以创造性为标志的艺术表达不只是业余生活的理想调节、高雅休闲，而更是自我认知、自我开发、自我实现、自我更新的理想途径。

四、神经科学的四点启示 | Four Insights from Neuroscience

当代神经生物科学研究成果中有四个值得注意的概念：

（一）自主神经系统的模式进化（Evolution of the Autonomic Nervous System）

史蒂芬·波格斯（Stephen Porges）创立的最新神经科学"多元迷走神经理论"（The Polyvagal Theory）揭示了情感、依恋、交流和自我调节的生理现象，从根本上解释了严重精神创伤及心理行为障碍的神经生物致因。神经感受是对我们周围世界的扫描。神经感受使我们可以物理地把握自己的身体和神经系统，根据其自主状态，我们的身体会发生变化并激活不同的系统。自主神经状态是人体验世界的过滤器，是瞬间的、非自愿的。

他概括了人的三种自主神经系统模式。第一种是以社会参与为特征的安全系统即绿灯区：社会参与系统依赖起源于脑干调节中心的神经，主要是迷走神经（也称为第十颅神经），以及与之相连的神经，这些神经激活脸部、喉

---

[1] CROPLEY A J. Creativity and mental health in everyday life [J]. Creativity Research Journal，1990，13（3）：167-178.

咙、中耳和声带的肌肉。当"腹迷走神经复合体"（ventral vagal complex）主持节目时，激活面部肌肉，增加声调和眼神交流，中耳肌肉打开，能更好地听到人的声音，能够对他人的表达自然地做出同情的反应。当该系统激活时，它还会向我们的心脏和肺部发送信号，从而减慢我们的心律并增加呼吸深度，并且刺激唾液和消化，让我们感到平静和放松、适宜或愉悦。第二种是以战斗或逃跑为特征的动员系统即黄灯警告区，这便是交感神经激活系统（sympathetic nervous system）。当它主操身心时，心脏加速，忍耐力增强，板脸表情，中耳肌肉关闭，往往比较能听到的是极低频和高频声音。第三种是生命威胁的崩溃或冻结系统即紧急危险红灯区，这时激活的是背迷走神经复合体（dorsal vagal complex）。该系统向下到达胃、肾和肠的膈膜下方，并大大降低了整个身体的新陈代谢。心率骤降，呼吸停止，肠胃停止工作或排空，这是我们脱离接触、崩溃和冻结的地方，往往出现如假死、血管迷走性晕厥和行为停止的冻结现象。由于人的经历形成的肢体记忆偏见差异，其神经感受对外部事件的过滤结果不同，有的人在没有真正危险时也感到危险，譬如坐电梯或去商场时表现出来的社交恐惧症状。

波格斯强调第一安全神经系统模式是哺乳动物特有的。对人类来说，也就是与他人的交流，建立投入的、同情的、参与的连接。这一系统是进化的结果。神经科学的新发现使早期的温尼科特和弦养育思想再度成为时髦，不是作为精神分析而是作为自觉的行为治疗干预技能被应用到临床中，尤其是对严重心理情感创伤。通过与他人的情感互动交流，治疗师帮助患者重建神经感受和被创伤经历破坏了的社会参与安全神经系统。科克医生尤其提倡直接进行肢体互动的舞动治疗和戏剧治疗。

（二）情绪不对称的稳态神经解剖模型（Homeostatic Neuroanatomical Model of Emotional Asymmetry）

莎朗·贝格利（Sharon Begley）博士2008年的著作《训练你的思维 改变你的大脑——看一个新科学如何从揭示我们的非凡潜力到改变我们自己》

(*Train Your Mind Change Your Brain —— How A New Science Reveals Our Extraordinary Potential To Transform Ourselves*)介绍了 2006 年发表的科学证据：在左前额区表现出更大的激活确实反映了与积极关联的情绪，如幸福满足感。但因果链需要一个漫长而曲折的道路。具有这种大脑激活模式的人往往感到自己掌握控制自己生活的主动权。他们经历着个人成长且感觉他们的生活有目的，并持有良好的个人关系，他们接受自己，有自己是谁的明确认知。相反，具有在右前侧额叶皮质的更大活化的大脑活动的人常常处于阴沉、不满情绪状态，他们常常觉得好像对自己的生活失控，对事情的结果总是感到失望。他们往往不对个人关系及工作满意，很少感到情绪的亮点或高点。

巴德·克雷格（Bud Craig）教授在 2008 年意识中心学术年会上展示了他亲自做的大脑前左右额叶对温度的反应实验。当温度适宜，躯体舒适时，其大脑左前额叶显出激活。当温度过低或过高，躯体不舒适时，其大脑右前额叶显出激活。其大脑前左右额叶对物理反应与情感反应完全相同。他提出"情感—躯体的标志"（Emotion-Somatic Marker）。他进一步解释，当有效地管理身体使精神放松情感平和时，主要是与副交感神经活动关联；而当让身体难受使情绪焦虑、冲动、愤怒或抑郁时，主要与交感神经活动关联。

按照这个发现，激烈的负面情绪反应在大脑右前额叶会呈现出强化激活，也就是对交感神经系统的刺激。这种刺激对身体机能引起负面影响：放大瞳孔，抑制唾液流动，加速心跳，扩张支气管，抑制胃肠道蠕动和各种消化酶的分泌，转化糖原为葡萄糖，分泌肾上腺素和去甲肾上腺素，收缩膀胱。积极的舒适的情绪反应在脑左前额叶的激活，导致副交感神经的活跃，其身体机能的对应反应是：良化延髓神经节，刺激唾液流量，减速心跳，收缩支气管，刺激胃肠道蠕动和各种消化酶的分泌，刺激胆汁释放，收缩膀胱。莎朗·贝格利博士特别谈道，大脑左前额叶的激活、副交感神经的启动要比大脑右前额叶、交感神经的启动慢得多，需要时间长得多。

艺术表达治疗是一个用音乐、动作、色彩、游戏转化消极身心状态，调节自主神经系统的实践体验过程，从某种意义上说，是一个减低大脑前右额叶活动、启动副交感神经的旅行，所以比口头咨询更快，更彻底。

（三）大脑的神经可塑性和行为模式脑线路图设置（Neuroplasticity and Behavioral Patterns in Brain Wiring Diagram Settings）

根据神经可塑性理论，思维、学习和实际行动从上至下改变大脑的物理结构（解剖）和功能组织（生理）。神经科学家目前的研究对过去提出的大脑经过关键性阶段的发展后不再变化的结论进行了再考虑。对神经可塑性的新发现揭示出人的大脑的结构和功能方面的可变性保持到人的死亡为止。艺术治疗正是使用大脑的神经可塑性机能，给个体提供发挥创意的机会，让新的创意刺激大脑的新区位，从而打破旧的肢体模式、动作模式、思维模式、行为模式，找到创建新线路、新模式的途径。

诺曼·道伊奇（Norman Doidge）博士在他的著作《改变自我的大脑：来自脑科学前沿的个人胜利故事》（The Brain That Changes Itself:Stories of Personal Triumph from the Frontiers of Brain Science）中探讨治疗强迫症时提出"神经可塑性的两个关键法则"。他说："第一个是神经元一起点燃，一起盘绕。通过做一些新的愉快的事来代替强迫执迷行为，患强迫症的病人逐渐地而不是强迫地组成一个新的大脑神经元线路。第二个法则是神经元的燃烧分裂，电线的断离。通过不采取冲动的行为，削弱患者的强制行为和理念之间的联系，这将缓解他们的焦虑。这个断裂连接线是至关重要的。如果只是在强迫的行为本身上下功夫，只能是短期缓解焦虑，而从长远来看会使强迫症恶化。"[1] 窦吉博士建议每天尝试不同的生理和心理活动。这样刺激大脑的新燃烧点，从而打断过去的线路网模式，形成新的神经元线路布局。

艺术表达，由于它的创造性灵魂，在某种意义上说，是大脑神经可塑性的使者。艺术表达治疗鼓励患者的即兴创作。创意舞蹈动作、创意绘画形象、创意角色表演、创意歌词乐曲，都在激活参与者的新大脑区域，打破参与者的旧脑图线路，为重建支持健康行为模式的脑图打下基础。

---

[1] DOIDGE N. The brain that changes itself: stories of personal triumph from the frontiers of brain science [M]. New York: Penguin Random House, 2007: 173.

（四）思维或情感分子与细胞编程（Thinking or Emotional Molecules and Cellular Programming）

新科学的论证突破了思维只是头脑的事之观念，神经科学家和药理学家坎蒂丝·特珀（Candice B. Pert）博士在《情感分子：身心医学背后的科学》（*Molecules of Emotion: The Science Behind Mind-Body Medicine*）一书中提出了"移动大脑"（Mobile Brian）的概念。她说："你的大脑在分子水平上与身体的其他部分结合得非常好，以至于'移动大脑'这个词是对身心网络的恰当描述，智能信息通过该网络从一个系统传输到另一个系统。该网络的每个区域或系统——神经、激素、胃肠道和免疫——都被设置为通过信号肽使特异性肽受体相互通信。每一秒，你的身体里都在发生大量的信息交换。"[1] 特珀博士的研究论证了头脑和身体实际上是一体的。大脑不只是在我们的头颅里，而是遍布我们的整个身体。移动和振动着的分子形成一个网络，连接所有身体组织——大脑和内脏、皮肤和心脏，形成一个美妙的人，具备我们所有的智慧的行动、认知和感觉之能力。

美国著名博士迪帕克·乔普拉（Deepak Chopra）医生在《永恒的身体，永恒的心灵：变老的量子替代方案》（*Ageless Body, Timeless Mind: The Quantum Alternative to Growing Old*）一书中提出："智力可以以思想或分子的形式表达自己。诸如恐惧之类的基本情绪可以被描述为一种抽象的感觉或肾上腺素激素的有形分子。"他认为，积极的思想产生健康的细胞，相反，消极的思想以病态的细胞出现。他说，如果抑郁了，那么抑郁的细胞分子不仅在你的大脑里，也在你的脚趾头上。"我们是地球上唯一可以通过我们的想法和感受改变我们的生物学特征的生物……我们的细胞不断地窃听我们的想法并被它们改变……我们称之为身心医学的革命是基于这个简单的发现：无论思想走到哪里，化学物质都会随之而来。"[2]

---

[1] PERT C B. Molecules of emotion: the science behind mind-body medicine [M]. New York: Simon & Scribner Publisher, 1999: 188.

[2] CHOPRA D. Ageless body, timeless mind: the quantum alternative to growing old [M]. New York: Three River Press, 1993: 16.

他还在著作《量子愈合》（Quantum Healing）中说道："智慧存在于我们身体的各个角落……生命体是有史以来最好的药店。它生产利尿药、止痛药、镇静剂、安眠药、抗生素，确实具有一切由制药公司生产的药物，而且生产得好很多。"[①] 他谈道，人的身体里有超越50万亿的细胞，像一个社区，健康的身心使这个细胞社区有序、和谐、融洽。生命的希望在于，这些细胞不断地更新，一年下来，人体的98%是新的。细胞的社区总是在从混乱到有序的调节之中，生病和情绪抑郁、紧张意味着细胞社区进入混乱状态，健康、积极、放松的精神则是细胞社区有序、和谐状态的体现。我们要有意识地不断为自己的身体创造和谐、有序的健康细胞。

艺术表达的过程也是重新整合身心、输入编写新的细胞信息的过程，是挖掘自我身体医药库，建设和谐、有序、融洽的细胞社区的过程。

五、体验实践 | Experiential Practice

1. 大脑舞动练习：①左手和右手分别进行8字舞动，然后一起舞动；②左肢体和右肢体分别舞动；③左右肢体交叉舞动；④做挑战性的划圈动作。

2. 左右手绘画：①随意拿一只彩笔，用左手无意识地乱画1~2分钟；②仔细观看自己的涂鸦画，从中看出什么形象；③有意识地选择彩笔，用右手勾勒出或添加绘画出这个形象；④给这幅画命名。

3. 自我确认舞动：①每人说出自己想被称呼的名字，同时做出相应的动作，其他同学重复其名字并模仿其动作，重复两遍，依次类推；②然后，每人定义自我，说出"我是一个……"，同时做出动作，其他同学重复其定义并模仿其动作，重复两遍，依次类推；③每人说出"我向往……"，同时做出动作，其他同学重复其声明并模仿其动作，重复两遍，依次类推；④结束于自己的理想造型。

[①] CHOPRA D. Quantum healing: exploring the frontiers of mind/body medicine [M]. New York: Bantam Books, 1990: 45.

第二章

肢体、情感与模式

Chapter Two
Body, Emotion & Pattern

导语：读懂肢体的述说
Prologue: Reading the Narratives of the Body

　　肢体是我们心灵的载体，93%的表达语汇是肢体语汇，我们接触他人，首先接触的是他们向外界展示的肢体动作，但有多少人了解他人乃至自己的肢体语汇？这一章的教学目标是让学生学会如何通过阅读一个人肢体展示的姿势、姿态、动作、节律来理解其内在的情感、矛盾和心理驱动。

　　每个人都是一个独立的世界，都有着不同的DNA、不同的成长环境和生活经历，这些都会在我们的肢体动作上烙下印记，这些印记便形成每个人独特的肢体动作模式。笔者认为，学会观察和评估不同的动作模式与心理情感，以及行为与性格的关系，对我们每个人成功地投入生活和事业，具有重要的意义。从某种意义上来说，这个本领是我们走向社会的敲门砖。

　　解读肢体语汇不仅是一个大脑认知的本领，更是肢体直觉感知的智慧。这一章在分节讲授三个不同角度解读肢体语汇的理论工具后，还会特别教授如何用肢体的和弦动作去感受和共情他人的动作表达的内涵。

第一节
戴奇沃迪身心合一论
Section 1　Dychtwald Bodymind Theory

一、问题引入 ｜ Checking in Questions

（一）问题（Questions）

当你情绪有压力时，身体的哪个部分会表现出紧张或僵硬？

（二）回答范例（Answer Examples）

1. 每当听到要考试了，我会不自主地胃痉挛、胃疼。

2. 我晚上睡觉做了噩梦时醒来常常会感到右边的下颚很紧，有时紧到甚至难以张开嘴。

3. 我在任务繁重有精神压力的时候，左肩常常会很酸疼，有时好像紧得粘到一起，打不开。

二、学习要点 ｜ Learning Points

认识肢体的情感功能，能够从感情层面解读自己的肢体使用肌肉的习惯，以及导致身心分裂的原因，从而有意识地关注和改善肢体的肌肉使用习惯。

三、情感的肌肉盔甲 ｜ Muscular Armor of Emotions

在奥地利出生的弗洛伊德后第二代心理学家，身心科学的先驱威廉·赖希（Wilhelm Reich，1897—1957）在20世纪中期进行的人的性格类型分析中提出了情感的肌肉盔甲（Muscular Armor）理念，这个理念明确强调了人体的七个肌肉盔甲领域（Seven Armor Segment）。

这七个特定的肌肉盔甲领域是：①眉眼部武装领域（ocular armor segment）；②口腔段武装领域（oral armor segment）；③颈部段武装领域（neck armor segment）；④胸腔段武装领域（chest armor segment）；⑤膈膜段武装领域（diaphragm armor segment）；⑥腹腔段武装领域（abdominal armor segment）；⑦盆腔段武装领域（pelvic armor segment）。

赖希定义这七个"肌肉盔甲"为"肌肉的态度或慢性肌肉痉挛的总和——人建造的障碍以阻止情绪发泄和器官感觉，尤其是焦虑、愤怒和性激动"，是一种"长期固定肌肉态度的形式"。赖希的同事亚历山大·洛文（Alexander Lowen）解释："在典型行为模式中所体现的个人性格，也通过身体的形式和动作在躯体层面上得到了描绘。身体表达是典型情感表达的躯体观点，在心理层面上被视为性格。防御在两个维度上都表现出来，在身体中表现为肌肉盔甲。"①

关于这种肌肉盔甲的致因，罗恩·库尔茨（Ron Kurts）和赫克托·普日思特纳（Hector Prestern）在他们的合著《身体揭示：你的身体如何表述你》（*The Body Reveals: What Your Body Says About You*）中做了解答："肢体中控制肌肉的模式是表现一个人在世上生存方式的中心。这些模式在对家庭和早期环境的反应中组成。一个孩子可受到父母很多不同的对待方式。如果其主要的态度造成他或她的痛苦感觉，譬如，遗弃态度'走开，我们不想要你！'，或者否定性评断'你从来就不会把一件事做对！'，那么这个孩子便发展了一种特有的反应和情绪。它可能是一种'我不需要任何人'的苦涩的情绪调和或者'我要给你们看看'的内心抵抗。无论什么情绪，都要通过身体表达出来，成为一种自我控制的物理性方式，一种固定肌肉的模式和对待生活的基本态度。如果父母不做彻底的改变工作，模式和态度将会坚持延续下去。"他们还讲道："母亲对孩子的感觉，及她对孩子的身体和情感需要的反应是其固定肌肉模式

---

① LOWEN A. Biogenergetics: the revolutionary therapy that uses the language of the body to heal the problems of the mind[M]. New York: Penguin books, 1976: 99.

的最重要的决定因素。一个母亲以爱心和理解对待孩子的这些需要，便使孩子经历了安全、满足和快乐。这种美好的感觉助长健康、无阻碍的成长。这是像食物一样重要的另一种形式的营养。这种形式的营养缺乏便导致心理残疾。与其他方面一样，这种残疾也通过躯体展示出来。"[1]

四、肢体的心理功能 | Psychological Function of the Body

20世纪70年代末，美国心理学家肯·戴奇沃迪（Ken Dychtwald）博士的著作《身心合一》（Bodymind）进一步发展了身心理论，提出了七个躯体领域之外的每一个肢体部位都具有的心理情感功能，不同的使用方式反映不同的心理性格特征和情感表达的行为模式。

下面是具体到每个肢体部位的心理功能的简要描述：

1. 脚和腿：脚的使用反映心理的稳定性和脚踏实地的程度。比如，脚尖起步或走路蹑跄的人往往性格比较富于幻想或比较浮躁，做事不太脚踏实地；脚跟落地或走路稳重的人往往很接地气，注重实际，但可能缺乏想象力。腿的使用反映一个人的进取精神和适应变化的能力。比如，腿比较肥胖松弛的人往往面对挑战喜欢后撤，不喜欢改变，常迟到和拖延；具有肌肉发达有弹跳力的腿的人往往活跃爱动，面对环境的变化与挑战富有进取态度和适应改变的积极行动。

2. 手臂和肩膀：手是表达情感的助理，手势表达多的人，往往比较外向；手臂具有给予、接受、拒绝的功能。双臂交叉于前胸，给人以保守、防御或距离感；打开双臂，给人以开放、迎接或亲热感。肩膀则承担调节躯干情感与手臂表现的关系的功能，如耸肩、塌肩、方肩。

3. 骨盆和肛门：这是重要的身心单元，是手、臂、腿、脚乃至脊柱的连接，是上半身和下半身使用的调节器官。它的健康和灵活的功能是一个充满活力、自由流动的身心所必需的。肛门部位是一个人为生存而挣扎、奋斗的记录部位；生殖器部位，从某种意义上说，是为爱情而生，性压抑可导致心理变

---

[1] KURTS R, PRESTERN H. The body reveals: what your body says about you [M]. New York: Happer & Row Publishers, 1976: 3.

态，反之亦然。

4. 腹部与下腰部：腹部是感觉的中心、激情的起源。在受到压抑情感时，腹部肌肉的紧张会引起下腰疼痛；腹腔膈膜是从胃部到腹部之间，是情感流动或储存的主要区域；膈膜流畅时情感表达也是舒心的，膈膜堵塞时情感表达也会被阻碍，反之亦然。

5. 胸部与上背部：胸部是初级感觉的调焦镜、翻译机。收缩型胸部的人可能会有情感内敛、敏感、谦卑或压抑的性格特点。而具有扩张型胸部的人多有可能自信、开朗，有自我表现欲或者自负。上背部是脊柱的肌肉支撑部位，脊柱反映人的核心力度、自尊和自我确认的程度。

6. 颈部、喉咙和下腭：颈部是理性与情感的交接点、加工站。在这里，常常会有大脑逻辑和胸部激情的交战发生，使之酸痛。在口腔区域的喉肌负责哭笑说唱嚷的情感表达，下腭则用于控制眼泪或愤怒。如果控制太严，有时会出现下颚的封冻，难以张开。

7. 面部和头部：面部是展示给外部世界的面具，头部是理性与情绪争斗的区域。用面部表情遮盖内省情感，常常头脑里矛盾思维争斗，会导致面部的紧张和头疼等症状。

五、主要的身心分裂 | Major Bodymind Splits

戴奇沃迪博士在《身心合一》中提出与情感性格对应的肢体分裂理论。他认为，没有人的身心是十全十美的平衡与完整的，由于基因、生理活动、情感和心理经历、身心的营养，加之环境的影响，形成每个人使用肢体肌肉部位的特质。每个人都会在不同层次、不同方面在肢体上表现出不平衡，这种不平衡从肢体整体来看也就是一种分裂。其主要分裂有如下表现：

1. 左右分裂（Left/Right Split）：身体的右半边链接左半脑，一般代表男性或阳刚的特质，转达逻辑和推理性、主动和进攻性、果断和权威性的能量。身体的左半边链接右半脑，一般代表女性或阴柔的特质，转达情感和想象性、被动和接受性、直觉和表达性的能量。例如，一个人常常用理性压抑情感表达，习惯性用右腿压左腿，用右手主持行动，睡觉时缩起身子压着左侧，紧张时收缩左肩，长此以往，形成慢性的左边肢体无力和疼痛。

2. 上下分裂（Top/Bottom Split）：身体的下半部与地面连接，代表稳定、移动、平衡、支持、接地气的能量，下半部的强大可以让人建立舒适的根基，具有保护隐私、内省、性欲满足的能力，反映情感的稳定性或依赖性，决定行动与停滞。身体的上半部代理听、说、表达、推搡、击打、拿住、拥抱、交流的能量，它决定人际交流、自我确定及志愿激励的特质。具有上下分裂的人会出现下部缺乏稳定性或者上部缺乏外交能量。例如，一个人下部肢体受过创伤，可能会出现肢体下部的隐痛，行动的缓慢和拖延，下肢的沉重感，而把释放能量大多放到上肢的活跃动作上，如绘画、手工、做菜等。

3. 前后分裂（Front/Back Split）：身体的前部是社会的"我"，自觉意识的"我"，是日常的穿着、欢乐、渴望、关怀、爱、欲望、交流、情感和行动的能量领域，通过面部、胸部和前臂呈现。身体的后部是隐秘的"我"，潜意识的"我"，储藏不想面对，也不想让别人知道的东西，如创伤记忆、羞耻感、罪恶念头、仇恨等消极情感，由后颈、脊背到后大腿承担。具有前后分裂的人往往背负一些羞耻、愧疚、恐惧等伤痛情感记忆和负担。例如，一个人儿时常受父母、教师、同龄人的指责、羞辱或欺凌，又从没及时向外表达，渐渐会形成背部弯弓或发冷的现象，与自己向外人展示的阳光热烈的前部有一定的矛盾和裂痕。

4. 头躯分裂（Head/Body Split）：头部是智力、理性的能量区域，是分析、判断、社会性的决策指挥部，而躯体是情感、动物性、直觉感受、隐私性的能量区域。戴奇沃迪博士指出："在所有主要的身心分裂中，我相信头部和身体其他部分之间的分裂通常是最明显的，并且就其与整个人体有机体的关系而言最具破坏性。这是人类最普遍、最重要、最危险的分裂。"[1] 具有这种头与身分裂的人往往会表现出要么以理性扼杀感性，要么以情感冲动取代思考。

5. 躯干和四肢分裂（Torso/Limbs Split）：躯干是"我"的核心，这里自我服务，自我反省，自我理解，自我保护，集中于"我"的"存在"（being）。

---

[1] DYCHTWALD K. Bodymind [M]. New York: St. Martin Press, 1986: 44.

四肢是"我"的行头，承担活动、行动的功能，作为身心的探测器，让我们冲破自我包含的局限，向大千世界展开，集中于"我"的行动"实现"（doing）。例如，具有躯干和四肢分裂的人，有的会表现为"静存者"——常沉溺于内心自我，想得多，行动很少；有的则表现为"忙碌者"——常常忙着做这做那、跑东跑西，但与自我内心分离，很难静下来做内心感知的审视。

六、体验实践 | Experiential Practice

1. 肢体部位舞动感知：逐步活动肢体的每一个部位，觉察每个部位的生理感受、情感连接、心理驱动、行动特质，记录下来。

2. 身心分裂探索舞动：舞动肢体的左半部，舞动肢体的右半部；舞动肢体的上半部，舞动肢体的下半部；舞动肢体的前胸，舞动肢体的后背；舞动肢体的头部，舞动肢体的身子部位；舞动肢体的躯干，舞动肢体的四肢。记录对自我身心结构特点的认知。

3. 肢体扫描：倾听你的身体。用颜色和形状在图 2-1 中画出你的身体感觉。为每种颜色命名情绪。写下你的身体告诉你的任何信息，包括生理、情感、思维、行为等。

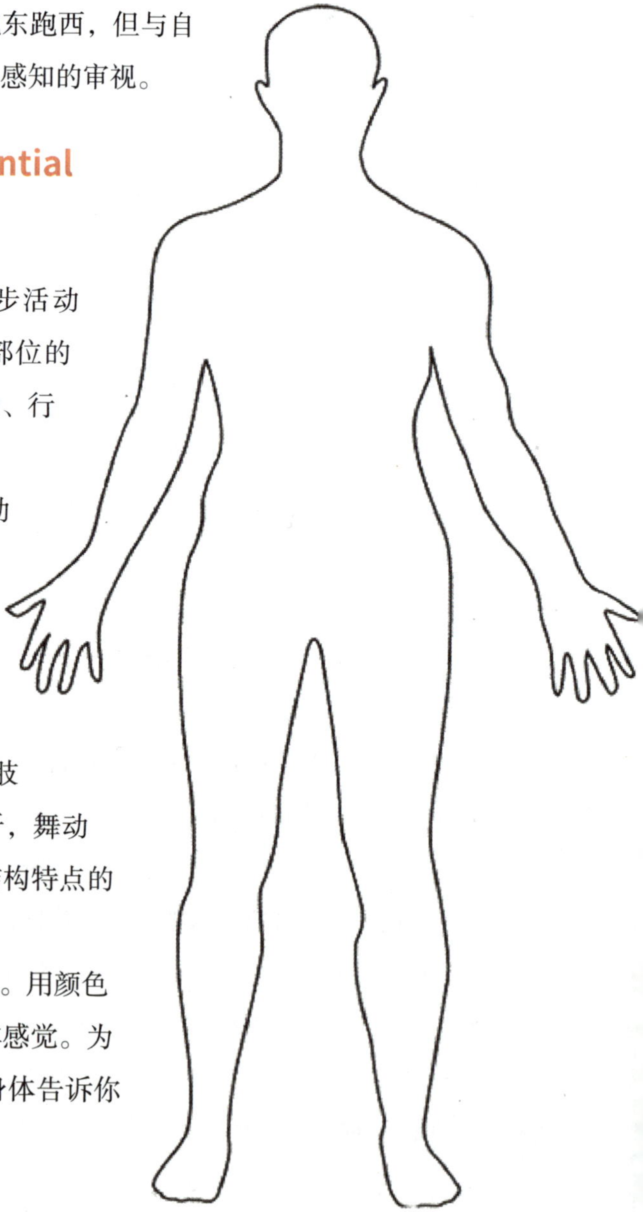

图 2-1 倾听你的身体

第二节
拉班动作解析体系
Section 2　Laban Movement Analysis System

一、问题引入 | Checking in Questions

（一）问题（Questions）

你最常见的习惯动作有什么特点？这些特点与什么心态关联着？

（二）回答范例（Answer Examples）

1. 我常表现出的动作是快速走路，我很难慢下来，总觉得慢慢走是在浪费时间和生命。

2. 我喜欢两手交叉在胸前，似乎这样能够比较安全地保护自己的内心，又能带有审视的态度看世界。

3. 我每天早晨起来都喜欢伸展双臂，然后向上跳跃几下。感觉这样能给自己一些正能量，开始积极的一天。

二、学习要点 | Learning Points

学会观察分析动作模式的技能，丰富肢体表达语汇，增强与环境健康互动的自觉意识。

三、鲁道夫·冯·拉班 | Rudolf von Laban

鲁道夫·冯·拉班（1879—1958）是一位奥地利和匈牙利的舞蹈艺术家、编舞家和舞蹈理论家。拉班是表现主义舞蹈的奠基人和现代舞的先驱，从20世纪90年代初期至今，一直被认作最重要的动作理论家。他的理论创新包括拉班动作分析（Laban Movement Analysis）类动作的方式和拉班记谱法（Laban Notation）。他的理论开创了舞蹈治疗的主要方法之一，在戏剧动作方面的工作也产生了重要影响。他的理念和实践还应用到其他的领域，包括建筑、教育、工业和管理。

拉班认为舞蹈动作不应该来自外在的音乐，而应该来自内在的旋律。拉班观察身体如何在其特定的身体状况、文化环境下运动，与其他机构进行沟通，并且观察宇宙大环境对躯体和情感的影响。拉班早期在法国学习建筑，干过工程建造。这使他能用建筑的眼光透视舞蹈和动作。在他眼里，人是一个不停振动的有生命的建筑。他通过这些观察，创造发展了描述解析这些运动的质量和数量的拉班动作分析理论框架体系；他制定了拉班符号，用符号系统来记录分解这些动作的变化。

拉班动作分析体系不只是用于有训练的舞蹈者，拉班把它扩大到所有人群的动作训练，这使他能够观察并使用符号记录平常人是如何使用肢体在现实世界中动作并完成具体任务的。通过使用拉班动作分析体系还可以探索和丰富表现性的动作语汇。当今，拉班体系被用于培训演员、舞蹈治疗、公司集团领导合作推动及潜力开发等。拉班动作分析体系为舞动治疗提供了基本诊断模式和治疗语汇。

四、拉班动作分析基本主题 | The Themes of Laban Movement Analysis

拉班动作分析是一个用来观察动作的理论性框架，具有以辩证理念为核心的四大主题：

主题一，流动性与稳定性（mobility/stability）：人的身体总是在动与静两者之间交换，如同大街十字路口上，绿灯亮，人们匆匆地过马路，红灯亮，人们停下静静地等待。一个优雅健康的肢体，就像有翅膀和根基，既能飞翔般地流动，充满活力，又能树根般地扎入大地，稳稳当当。

主题二，功能性与表达性（function/expression）：人的肢体通过两者一起创造着动作的意义。功能性与表达性有着共生共荣的关系，动作的功能性具有表达性的后果，动作的表达性亦具有功能性效益。一个人向目标跑去是功能性的，到达目标高兴得跳起来是表达性的。孩子一路唱着歌蹦蹦跳跳地回家去，既是功能性的又是表达性的。

主题三，挥发性和疗养性（exertion/recuperation）：这是用来表述动作的用力与休闲交替替换。就像海水涨潮后会自然退潮一样。人的身体具有让消耗挥发了能量的身体得以恢复动作的本能。也指身体具有的通过质量或类型的反向运动而自然寻求解脱的特性。

主题四，内在与外在（inner/outer）：这是指动作的动机或起因。内在冲动可以引起外在的动作表达形式，如内心的愤怒激发出向外的拳打脚踢动作；来自外部的刺激也会导致一个人的动作表达，如突如其来的打雷引起抱头下蹲的动作。内在与外在不是决然分开的，它们常常互为因果。

五、拉班动作分析体系 | Laban Movement Analysis System

拉班动作分析是一个完整的用于动作观察和评估的体系，它包含四个部分：肢体（body）、力效（effort）、形塑（shape）、空间（space）。每个部分又包括描绘不同动作特质的专业语汇。

（一）肢体（Body）

这部分包括身体的各个部位、各个关节，它给声音、语言、动作提供传达机制和表达方式。该部分使用的基本语汇有：呼吸（breath）、躯干–四肢（torso/limbs）、中央–周边（central/peripheral）、核心–末梢（core/distal）、头–尾（head/tail）、上–下（upper/lower）、整体–半部（body/body half）、交叉–外侧（cross/ lateral）。

该部分用于肢体观察评估的角度：

①动作的引发（movement initiation）：肢体的哪个部位开启动作，是核心（肚脐部）还是末梢（手/脚），是头部还是尾部（臀部），是中心的躯干还是周边的四肢等。

②肢体各部位的联系（connection between different body parts）：动作时不同

部位之间是紧密连接的还是隔离分裂的，如躯干与四肢、腿与臂、头与肩膀等。

③动作的序列：从肢体的哪个部位开始，经过哪些部位，到哪个部位停止。

④神经肌肉的模式：肢体习惯性地使哪些部位肌肉紧张僵硬，哪些部位灵活放松。

（二）力效（Effort）

可以被定义为在空间、力度和时间上使用动作能量的方式。它描绘的是与情感或情绪关联的时刻间的冲动表现。它揭示一个人的动机心态的肢体投入。这个投入通过力效的基本因素——空间（space）、时间（time）、力度（weight）、流动（flow）表现。而每一个因素都包含两种对立的元素，每一种元素都随着一个延续性的动作过程而展示出来。

力效的动作两极性内容：

①空间：有方向的直接相对无方向的间接。

②时间：突然的快速相对持续的慢速。

③力度：重力度的强相对轻力度的弱。

④流动：约束的张力流动相对自由的张力流动（见图2-2）。

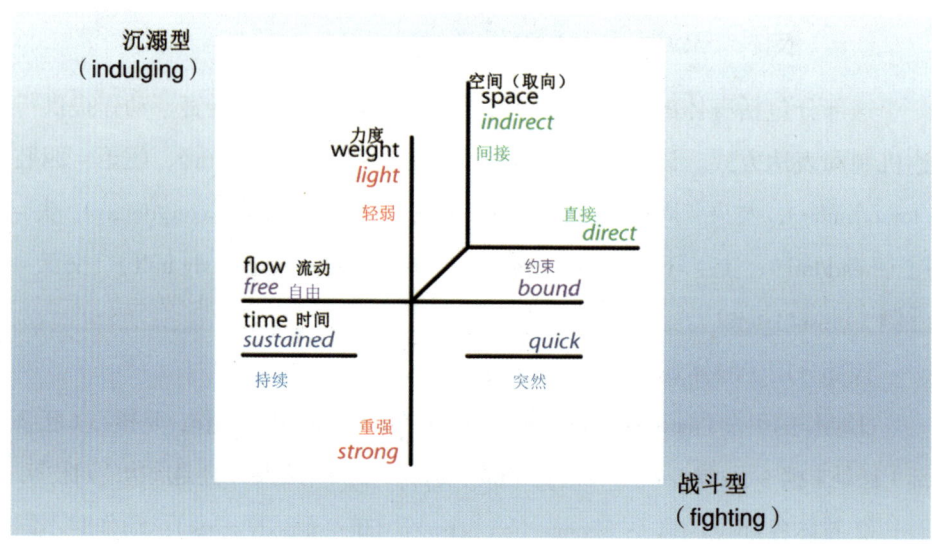

图2-2 力效两极属性坐标

第二章 肢体、情感与模式

力效的八大基本行动：①漂浮（float）；②击打（punch）；③滑动（slide）；④挥砍（slash）；⑤轻拍（dab）；⑥拧扭（wring）；⑦轻弹（flick）；⑧按压（press）。

力效的两极属性：分两个对立的极端属性，战斗（fighting）型和沉溺型（indulging）。战斗型属性的动作是直接的、重强的、突然的、约束流动的，沉溺型属性的动作是间接的、轻弱的、缓慢的、自由流动的。有些动作处于两者之间，但往往会有某个属性为主导。

八大力效驱动插图：

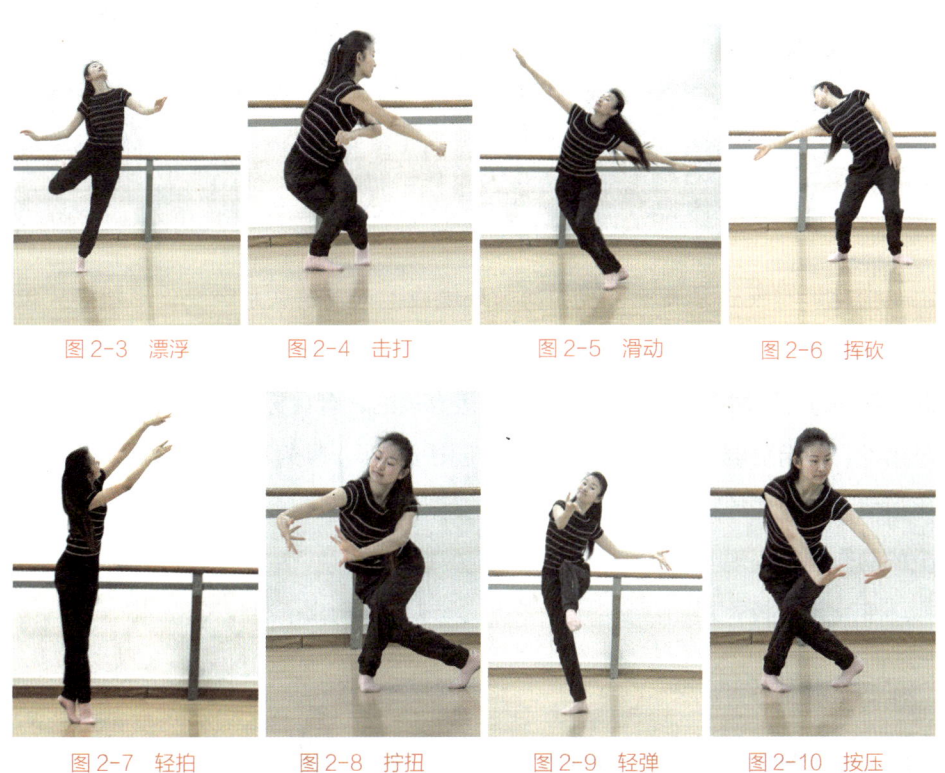

图 2-3 漂浮　　图 2-4 击打　　图 2-5 滑动　　图 2-6 挥砍

图 2-7 轻拍　　图 2-8 拧扭　　图 2-9 轻弹　　图 2-10 按压

（三）形塑（Shape）

形塑是动作的方式，即身体如何通过空间变化和动作而适应环境（包括人类和非人类对象）。形塑的内容包括：静止形塑模式（modes of shape forms），变化形塑模式（modes of shape change），变化形塑特质（qualities of shape change），形塑流动支持（shape flow support）。

静止形塑是指肢体静止时的姿势形态，包括四种基本类型：①针形（pin shape）；②墙形（wall shape）；③球形（ball shape）；④螺丝形（screw shape）。

静止形塑插图：

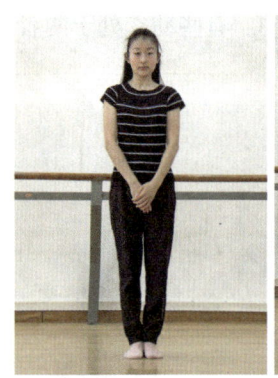 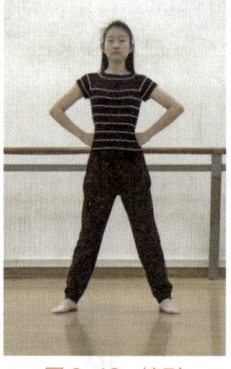 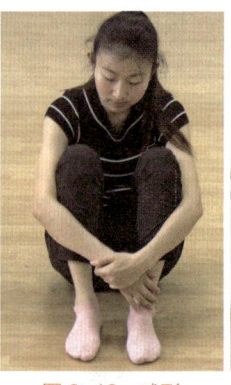 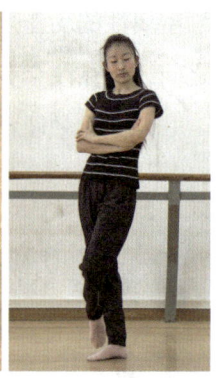

图 2-11　针形　　　　图 2-12　墙形　　　　图 2-13　球形　　　　图 2-14　螺丝形

变化形塑模式是展示自我如何与环境或他人发生联系。变化形塑模式包括：①弧形的定向式（arc-like directional）。②辐射形的定向式（spoke-like directional）。这两类造型变化动作模式是直接的，有目标方向的，是由主观意志出发，在自己与环境/交流对象中搭起桥梁。③雕刻形（carving）。这种变化形塑动作模式的特点是以迎合环境或交流对象出发，是一种合作、适应和成全的动作心态表现。

变化形塑模式插图：

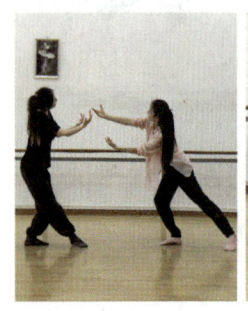 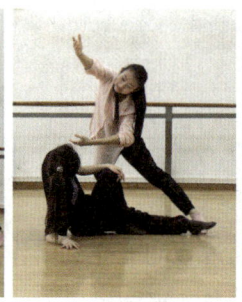 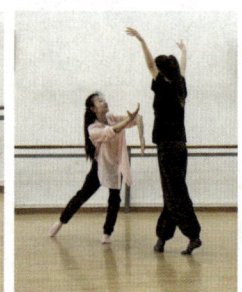 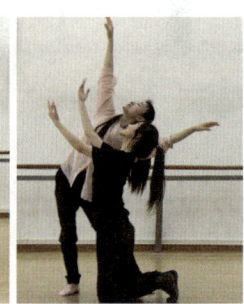

图 2-15～2-18　弧形

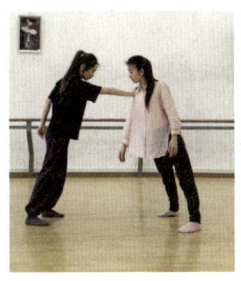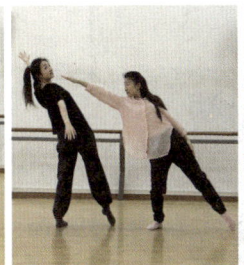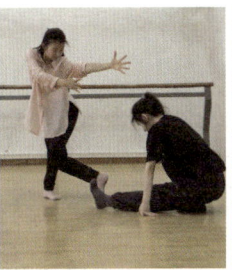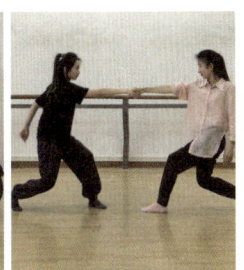

图 2-19~2-22　辐射形

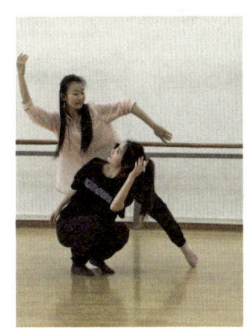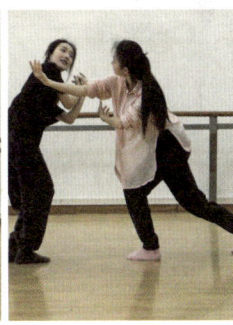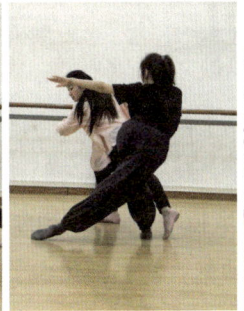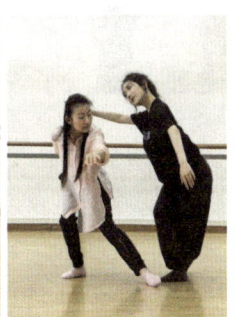

图 2-23~2-26　雕刻形

变化形塑特质是指动作展示的趋势走向。其内容包括：①下沉（sinking）；②关闭（enclosing）；③后退（retreating）；④上升（raising）；⑤扩展（spreading）；⑥向前（advancing）。

变化形塑特质插图：

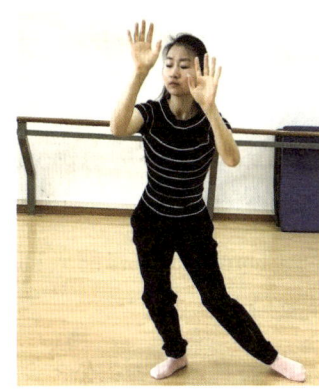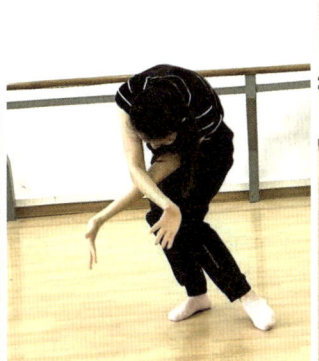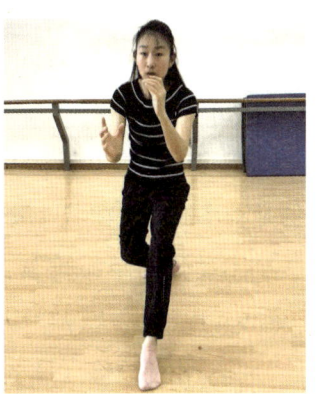

图 2-27　下沉　　　　　图 2-28　关闭　　　　　图 2-29　后退

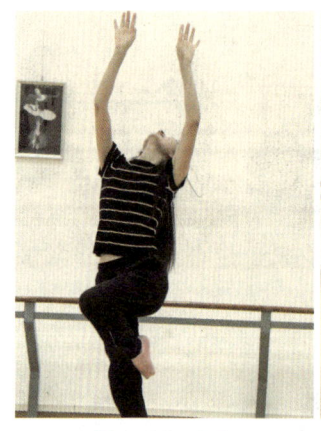 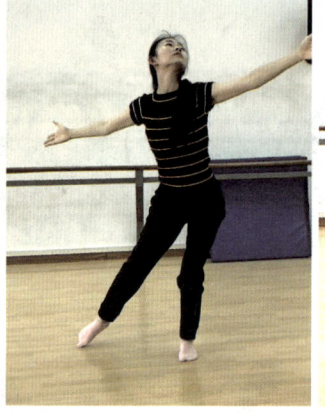 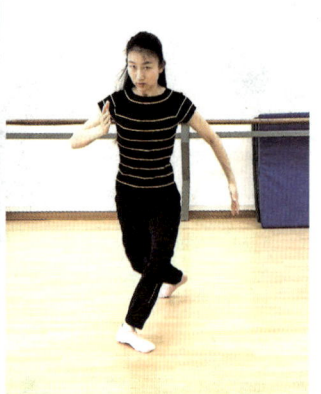

图 2-30 上升　　　　　图 2-31 扩展　　　　　图 2-32 向前

形塑流动支持是指呼吸与动作的关系，动作起始于呼吸，呼吸是所有动作的基础支撑。精神紧张、心理焦虑、情感抑郁时，呼吸会不流畅，乃至引起形塑变化过程的障碍。

（四）空间（Space）

空间描述与环境相关的肢体移动方位。这里的空间与身体能到达的空间（目标性）内涵不一样。这个空间的内涵包括：

1. 动作范围（kinesphere）——指身体周围的距离，一个人的私属动作范围是在不迈步的情况下四肢可够达的围绕躯体的距离。

2. 空间意向（spatial intention）——明确动作的目标，从而确立肢体意图与空间的关系。

3. 几何结构（geometry）——这里从建筑学的角度观察和评估动作，强调的是动作的空间和谐度量（space harmony scale）。主要概念：

①动作的单维度量：垂直向（vertical）、水平向（horizontal）和前矢向（sagittal）。

②动作的二维度量平面：门型平面（door plane），以垂直向为主，水平向为辅；车轮平面（wheel plane），以前矢向为主，垂直向为辅；桌子平面（table plane），以水平向为主，前矢向为辅。

③动作的三维度量，亦称拉班防御度量（Laban defense scale）：拉班防御度量是一个特定的动作序列，这个序列反映了在每一个柏拉图（想象的）式的固定点之间的最有效的表达途径。柏拉图固体有立方体、八面体、十二面体、二十面体。拉班防御度量是一个动作者在空间连接这些点的工具。其结果使得动作者得以实现内在及外在的与宇宙协调化之可能性。

立方体八个点动作插图（图解的定位点以动者的右手所指为准；实践时右手动作完成后练习左手）：

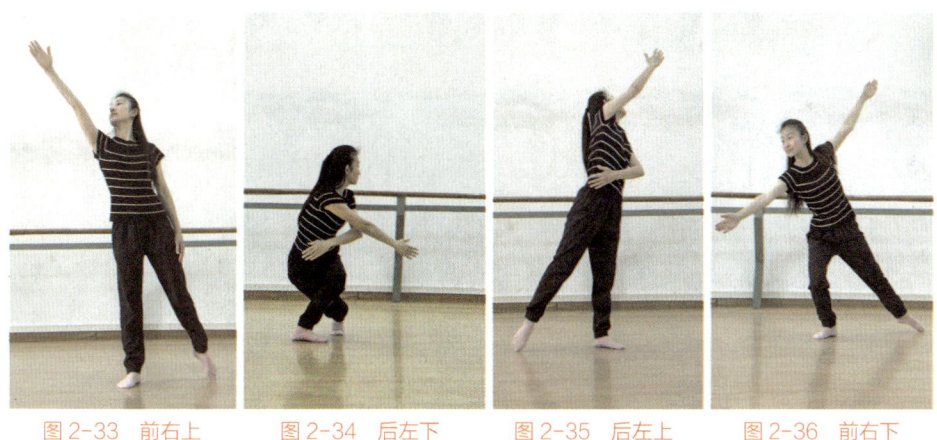

图 2-33　前右上　　图 2-34　后左下　　图 2-35　后左上　　图 2-36　前右下

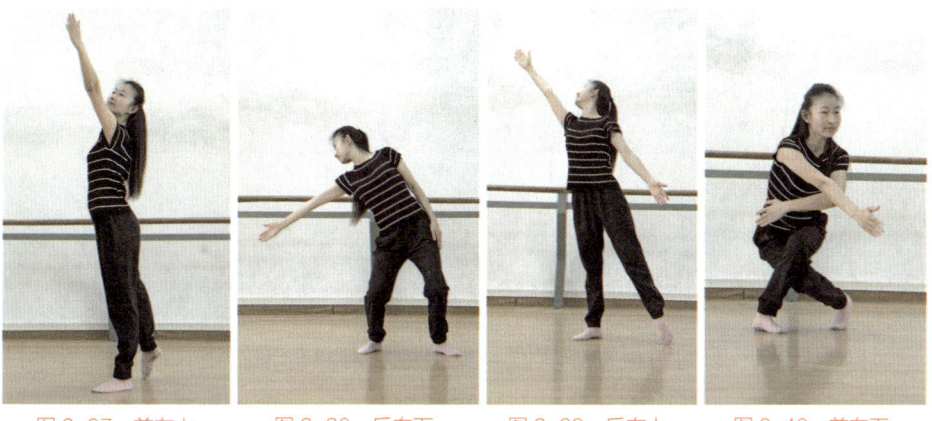

图 2-37　前左上　　图 2-38　后右下　　图 2-39　后右上　　图 2-40　前左下

动作的三维度量插图:

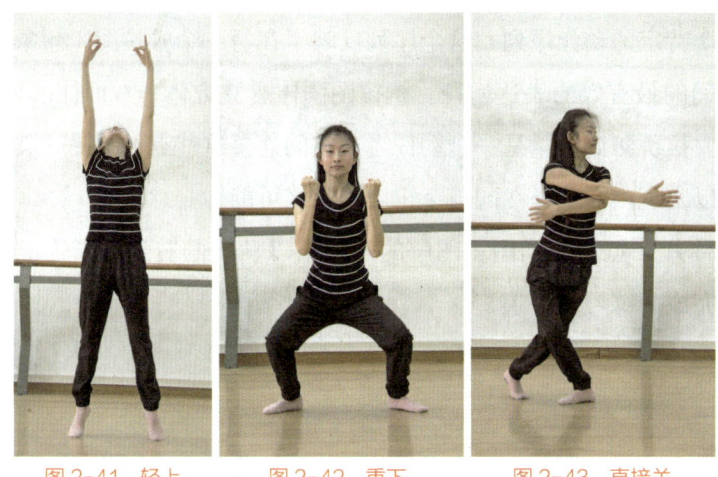

图 2-41　轻上　　　　图 2-42　重下　　　　图 2-43　直接关

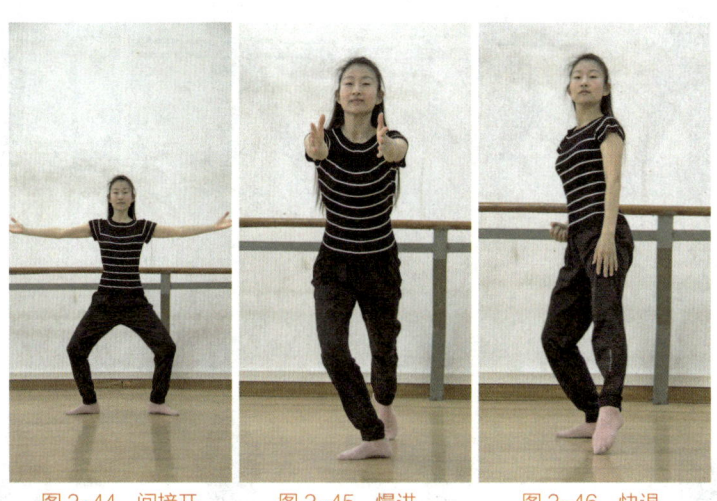

图 2-44　间接开　　　图 2-45　慢进　　　　图 2-46　快退

六、体验实践｜Experiential Practice

1. 力效和形塑的两极动作实践：直接地和有目标地行走，间接地和无目标地行走；沉重地和用力地行走，轻盈地和柔和地行走；快速地和突然地动作，慢速地和持续地动作；约束地和拘谨地动作，自由地和放松地动作；动作变化由下至上，再由上至下；动作变化由封闭到扩展，再由扩展到缩小；动作变化由后向前推进，再由前往后撤退。

2. 八个基本驱动动作的创意发挥：漂浮、击打、滑动、削砍、拧扭、轻拍、轻弹、按压。舞动时加上方向、力度、时间、张力流动的因素：直接和间接，重强和轻弱，突然和持续，约束和自由。

3. 想象四方体中的动作：左脚站立中间不动，伸展右手臂点击四方体的八个点——前右上、后左下、前左上、后右下、后右上、前左下、后左上、前右下；然后右脚站立中间，展开左手臂，做同样的八个点的点击动作。

4. 拉班防御度量系列动作：双脚踮起，双手向上伸——轻，上；脚跟站稳，马步蹲，双手胸部握拳——重，下。右腿跨过左腿交叉站立，右臂交叉划过胸前，眼光随右手聚焦左方——有目标、关闭；两腿张开站立，双臂打开无限扩展——无目标，扩展；左腿跨过右腿交叉站立，左臂交叉划过胸前，眼光随左手聚焦右方——有目标、关闭；两腿张开站立，双臂打开无限扩展——无目标，扩展。右腿向前迈步，双手慢慢前推——慢，向前；右腿快速撤到左腿后面，双手突然握拳收回——快，后退；用左腿前后重复同样的动作。动作体验后，填写以下文字：我想向上追拿____，我想往下按压____，我要关闭____，我要打开____，我需向前推出____，我需往后收回____。

第三节
凯斯腾伯格发展性节奏理论
Section 3　Kestenberg Theory of Developmental Rhythms

一、问题引入 ｜ Checking in Questions

（一）问题（Questions）

可以用节奏来描述最典型的一天从早到晚你的肢体感受过程吗？

（二）回答范例（Answer Examples）

1. 我习惯有目标按计划行事，总有时间紧迫感。感觉从早到晚除了午休和上床睡觉的时间段安静下来，肢体与环境的应对就像打乒乓球一样，乒乓乒乓，快速、激烈、用力、紧张。事实上，即使在睡觉时没有乒乓球动作的节奏了，可是内心也感觉紧绷的，会失眠，会做梦。身体的随意放松会给我浪费时间的负罪感。

2. 我感觉我的一天节奏很混乱，散漫，没有规则，爱睡懒觉，肢体动起来像自由流动漫延的河水；当任务下来，喜欢拖延，到最后临近限期，就会很紧张，噼里啪啦，忙乱一阵，甚至晚上不睡觉。

3. 我是个讲究张弛有度的人，在学习和工作时段，我的节奏很快，像持续性地击鼓；在属于我自己的吃饭、休息、业余时间段，我会时而松弛像流水，时而嬉戏像游鱼，时而跳跃像小兔。睡觉时就甜甜入梦，像一弯月亮，静止在天上。

二、学习要点 | Learning Points

了解十大基本发展性动作节奏以及从心理自我成长的深度理解动作节奏发展的意义，掌握通过肢体的和弦动作达到同情、同理的心灵沟通技能。

三、朱迪思·凯斯腾伯格 | Judith Kestenberg

20世纪中期，在维也纳医学院学习的年轻学生朱迪思·凯斯腾伯格专攻神经病学和精神病学，1934年获得博士学位后，她开始在维也纳精神分析协会接受培训，对神经损害影响认知和行为模式的课题产生极大兴趣。凯斯腾伯格于1937年移居纽约，在纽约精神分析研究所学习，在贝尔维尤医院（Bellevue Hospital）从事儿童精神病学工作。1943年，她成为纽约精神分析协会和研究所的会员和培训分析师。她担任过纽约大学医学院的临床精神病学教授，后来成为儿童心理分析学家，并转向如何通过身体更好地理解大脑的研究，并出版了7本著作，发表了150多篇期刊文章。

从1953年起，凯斯腾伯格开始对三个孩子进行纵向跟踪研究。她花费了20年的时间，观察他们的动作模式。她看到一个人从小到大保持不变的动作特质和发展中的模式。后来，凯斯腾伯格组织了金沙角运动研究小组（Sands Point Movement Study Group），进一步探索非言语行为在诊断和治疗中的角色和作用。

凯斯腾伯格学派的研究发现了主导的动作模式与特定发展阶段和心理功能之间的联系，这是把拉班动作分析体系发展到心理分析领域的桥梁。凯斯腾伯格动作轮廓体系已成为舞动治疗的必修课。之所以在这里介绍她的理论，是因为这个理论有助于我们了解动作的节奏与情感、心理、性格的关系，有助于我们增强在动作旋律的同频中与他人达到共情，以提高人际交流的能力。

四、十大发展性动作节奏 | Ten Developmental Movement Rhythms

凯斯腾伯格动作发展理论的主要贡献之一是：通过观察总结出6岁之

前孩子的健康肢体动作发育中的十种不同年龄阶段的主导性节奏，这些节奏的发展伴随着相应的心理性格和能力的成长。这十大发展性节奏是：吮吸（sucking），撕咬（biting），扭转（twisting），拉紧与释放（straining/releasing），畅跑与漂流（running/drifting），启动与停止（starting/stopping），摇曳（swaying），奔涌与分娩（surging/birthing），蹦跳（jumping），喷射与夯击（spurting/ramming）。

（一）0~1岁以口腔欲望为动力的动作主导节律（The Dominant Rhythm of Actions Driven by Oral Desire from 0 to 1 year old）

1. 吮吸节奏：该节奏是满足基本需求的自由流动和束缚流动的肌肉张力之间的周期性平滑重复交替。其心理效应为接受，合并，自我安慰，享受与他人在一起。这是婴儿吸奶、摇篮晃动的节奏。这个节奏的运动用于养育，可以舒缓婴儿的紧张，促进情绪调节。

2. 撕咬节奏：该节奏在约束性张力流和自由性张力流之间的尖锐或均匀级别重复交替。其心理效应为分离，区别，建立明显的身体边界。这是带进攻性的动作。该节奏的发展有助于婴儿在这个阶段建立必要独立性和侵略进取的心理基础。

（二）1岁~2岁以肛门欲望为动力的动作主导节律（The Dominant Rhythm of Movements Driven by Anal Desire from 1 to 2 years old）

3. 扭转节奏：蜿蜒弯曲的肌肉张力变化。其心理效应为灵活、嬉戏、多面、应变。这种节奏的运动表现是灵活性的，是用来促进富于表现性的、适应性的、全方位的动作。

4. 拉紧与释放节奏：突然释放高强度和突然保持均匀流动的节奏。其心理效应为稳定、坚持、任性、有序、释放。这种节奏表现于推和拉、攥和放的系列动作，能够促进幼儿的自我主张、有抓有放的心理能力。如果该节奏发展不平衡，只是紧收而难以释放，便可能导致紧张和强迫的特质。

（三）2岁~3岁以尿道欲望为动力的动作主导节律（Movement Dominant Rhythm Driven by Urethral Desire from 2 to 3 yeears old）

5. 畅跑与漂流节奏：低强度的肌肉张力逐渐增加或减少。其心理效应为放开，被动，边界松散，无止境。这个节奏的发展可以促进幼儿视野开阔、无拘无束、自由奔放的心理特质。

6. 启动与停止节奏：突然而剧烈的过渡性肌张力。其心理效应为不耐烦，紧急，从一件事到另一件事，对停止和启动的控制力。这种节奏的发展会促进幼儿启动及完成任务的心理意识的成长。

（四）3岁~4岁半以内生殖器欲望为动力的动作主导节律（The Dominant Rhythm of Movements Driven by Genital Desire from 3 to 4.5 years old）

7. 摇曳节奏：逐渐增加和减少低强度肌肉张力的波浪状收缩。其心理效应为整合，创造性，养育，内在关注，不满意，唠叨性，重新审视未解决的问题。这个节奏疏松、缓慢，活动量较少。该动作节奏如模仿神经的摇曳，一方面给孩子提供心理的舒适和放松；另一方面引导孩子关注内心的感受和想象力。

8. 奔涌与分娩节奏：逐渐增加和减少高强度肌肉张力的波浪状收缩。其心理效应为转型，承诺，深化过程，整合，组织。这种节奏的发展促进孩子思维感受的深化能力及爱和奉献的精神。

（五）4岁半~6岁以外生殖器欲望为动力的主导动作节律（The Dominant Movement Rhythm Driven by Genital Desire from 4.5 to 6 years old）

9. 蹦跳节奏：肌肉张力的突然高强度变化，从束缚流向自由流的平滑过渡。其心理效应为自我表现，情绪波动，炫耀，进攻性，事故倾向。以这种外生殖器节奏编排高强度的舞蹈，可以帮助孩子在一个安全环境里的放射能量；

反之，如果这个年龄段的儿童没有满足生理的跳跃需要，则可能会导致情绪洪水的破堤现象。

10. 喷射与夯击节奏：肌肉张力突然发生高强度变化，从束缚流向自由流急剧转变。其心理效应为注意力集中，勇猛，侵略性，有目的性，穿透性。这种外生殖器节奏的动作可以用来促进情感纽带与动作全方位的发展。

十大发展性动作节奏插图：

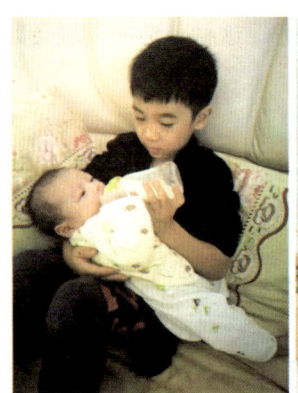
图 2-47　吮吸

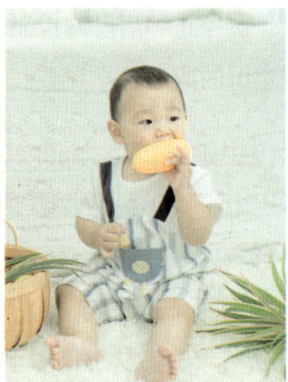
图 2-48　撕咬

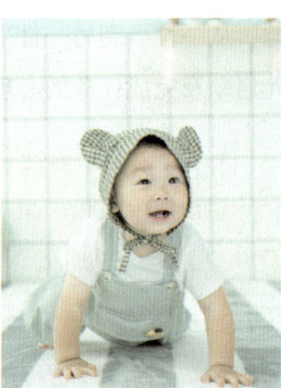
图 2-49　扭转

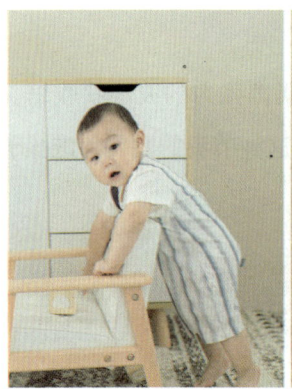
图 2-50　拉紧与释放

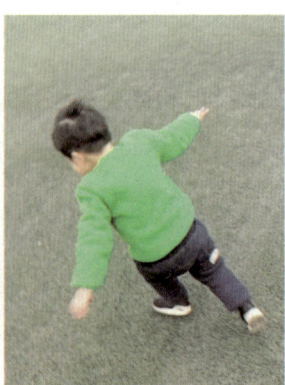
图 2-51　畅跑

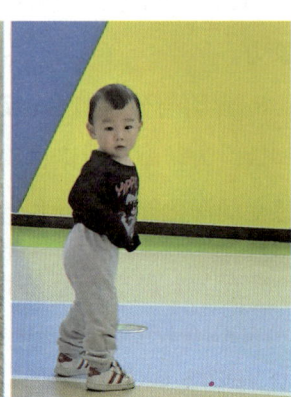
图 2-52　启动与停止

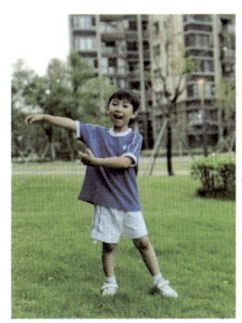
图 2-53 摇曳

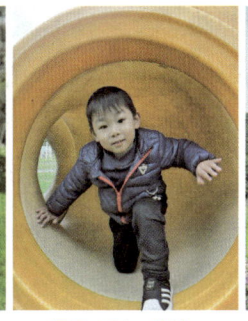
图 2-54 分娩

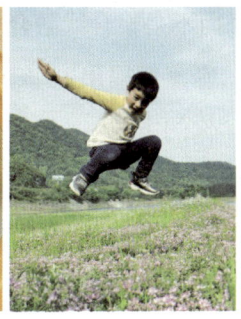
图 2-55 蹦跳

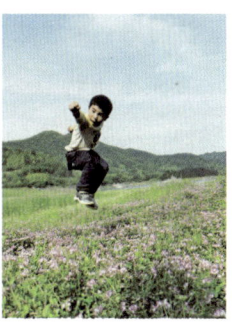
图 2-56 喷射

五、十大节奏与成人的性格特征 | Ten Rhythms and Adult Personality Traits

介绍这十大节奏的目的是让我们了解，可以有意识地通过节奏的使用来表达情感，改变心态，发展性格。凯斯腾伯格学派的代表著作《动作的意义：凯斯腾伯格动作轮廓的具体发展、临床和文化视角》（*The Meaning of Movement: Embodied Developmental, Clinical, and Cultural Perspectives of the Kestenberg Movement Profile*）提出这些节奏在成人身上明显地体现了和性格行为的关系。

关于吮吸节奏，专家们提出："拥有相对较高的吮吸节奏优势的个体，往往特别喜欢以初学者开放的心态，不仅吸收食物，而且吸收知识、新的视野、感觉和经验。他们往往对生活充满好奇和渴望。他们的口才还可以表现为与他人交流、交谈、唱歌以及其他口头上令人满意和自我安慰的行为。他们倾向于拥有'柔软'的身体边界，与其他人在一起感觉很舒服，而不是把自己分开。他们也可能倾向于与他人相互依赖而不是独立，有时喜欢倒退到发展的早期阶段，需要帮助，并尽可能与他人保持联系。"

关于撕咬节奏，专家们提出："表现出高频率咬人节律的成年人的可能特征是什么？快乐来自咬下去。这可能表现在对硬脆食物的口味、咬人的幽默、讽刺和批判的观点上。因此，拥有丰富咬人节奏的人可能渴望接受新的知识和经验，但往往以批判性的方式回应。在智力上，他们更倾向于区分和描绘一个想法与另一个想法，而不是整合或融合想法。"

关于扭转节奏，专家们提出："该节奏有利于调整和适应。扭转节奏支持妥协，接受不同的'你的方式'。扭转鼓励即兴发挥，改变和创造力。然而，使用大量扭曲节奏的人可能会看到太多的选择，以至于他们变得分心和犹豫不决。他们可能经常摇摆不定，经历矛盾情绪，难以下结论或坚持完成任务。"

关于拉紧与释放节奏，专家们提出："对拉紧与释放节奏有强烈倾向的人很可能会记恨或耿耿于怀过去的错误，并且很好地保守秘密（不像那些经常放弃秘密的扭曲人）。他们可能会寻找结构、常规、可预测性和序列与开始、中间和结束。一个典型的模式是深深地投入某件事中，无论是事业、活动还是项目，然后放手，继续做完全不同的事情。"

关于畅跑与漂流节奏，专家们提出："喜欢畅跑与漂流节奏的人倾向于按照自己的节奏无组织地移动或思考，而且可能心不在焉，似乎在自己的世界里。这种倾向可能导致消极的行为，比如拖延和让别人带头。他们可能会对迟到或在截止日期前完成任务很随意。漂泊、丢东西、放错地方、迷路是这些人的特点。有自我克制的困难，其他人可能会抱怨他们似乎缺乏良好的个人边界。拥有丰富这种节奏的人可能会在谈话中滔滔不绝，没完没了地说个不停，似乎没有与对方接触……在度假时，这些人可能更喜欢有一个'流动'的时间表，不做很多计划，是自发的和无计划的。"

关于启动与停止节奏，专家们提出："启动与停止节奏鼓励行动的开始，但是突然的停止和匆忙可能会因为紧迫感或易怒而打断自己和他人。那些有着丰富的启动与停止节奏的人往往是实干家，他们往往以目标为导向，习惯性地准时、雄心勃勃和有竞争力。他们冲着自己和其他人前进并到达终点。他们倾向于有强烈的'职业道德'，看重自己和他人的不是他们是谁，而是他们的成绩和成就。"

关于摇曳节奏，专家们提出："运用摇曳的节奏，一个人可以在创作艺术、音乐、舞蹈或诗歌的同时，坚持主题，发展富有想象力的思维方式。摇曳节奏也鼓励与作品建立亲密的关系。艺术家并不是被驱使去展示艺术作品（产生它），而是把它放在自己身边。内生殖器节奏不促进外在化或炫耀一个人的创造力，而是支持保持一个人的创作封闭。"

关于奔涌与分娩节奏，专家们提出："强烈的奔涌与分娩节奏也可能涉及情感表达，如逐渐、深深、激情地坠入爱河，精神信仰和情感，失去亲人和悲伤过程中深情但不断下沉的痛苦……奔涌与分娩的节奏也支持一种深层的承诺，这种承诺可能需要很长时间才能展开和进化，给予时间进行整合和妥协，尽管涉及到激情的深度，比如潜入未知的精神探索。"

关于蹦跳节奏，专家们提出："跳与蹦可能具有侵入性和破坏性，然而，由于蹦跳节奏是沉迷的（动作以圆形而不是尖锐的过渡结束），它的侵入性就不那么强烈了。在社交聚会上，人们常常被一个人的热情所吸引，他讲的有趣的故事让现场充满了笑声。一个幼稚的弱点（源于主动和被动角色的交替）往往标志着那些经常使用蹦跳节奏的人。"

关于喷射与夯击节奏，专家们提出："喷射与夯击节奏往往会产生爆炸性、攻击性、冲击性和穿透性的动作，这些动作往往伴随着自信的态度。倾向于使用喷射与夯击节奏的人可能会以一种高度积极的方式追求一个目标，不断地敲打一项任务，直到它完成为止（注意这不同于保持均匀的紧张节奏类型的坚持）。我们可以想象一个过度投入、非常有竞争力的体育教练，一个充满活力、但积极进取的演说家和领导者，或是一个不断地、侵入性地强迫孩子出类拔萃的看护者。"同时，也可能出现"性犯罪者、身体虐待者和言语虐待者，利用这种节奏的侵入性因素对受害者进行暴力攻击"。[1]

六、体验实践 | Experiential Practice

1. 十大节奏的肢体动作体验。

①吮吸节奏：模拟吮吸糖，与他人背靠背或手拉手摇晃，体验摇篮的舒

---

[1] AMIGHI J K, LOMAN S T, LEWIS P, et al. The meaning of movement: embodied developmental, clinical, and cultural perspectives of the kestenberg movement profile [M]. New York: Routledge Taylor & Francis Group, 2018: 24, 38, 45, 48, 52, 58, 60, 61, 67, 70.

适与和弦。

②撕咬节奏：模拟咬胡萝卜、坚果之类的硬食物，用手拍肚子、拍手掌、击桌子。

③扭转节奏：面朝地，用四肢爬行，感觉骨盆的扭动。坐在椅子上，微笑，身子转来转去，看不同的摆设，拿起小物件欣赏，俏皮发声。

④拉紧与释放节奏：从坐姿到站姿，拉紧再放松，感觉腿部的紧绷，双手抓住东西不放，像拔河一样，用劲，最后放弃。

⑤畅跑与漂流节奏：倒在椅子上轻松遐想，起来无目的游逛徘徊；跑来跑去，感觉自由快乐。

⑥启动与停止节奏：坐在椅子上，想象你在等待朋友，开始敲腿，然后手指击打桌子，感觉不耐烦；起身，做一件事，被另一件事打断，又开始另一件事，同时做几样事情。

⑦摇曳节奏：用起伏不定的摇曳的节奏行走，慵懒而优雅，抚摸洋娃娃或宠物，一边抚摸一边摇晃，哼歌。

⑧奔涌与分娩节奏：想象大海浪潮呼啸而来的涌动，分娩时的全身性使劲，从里向外的推动。

⑨蹦跳节奏：无拘无束地往上跳跃，充满快乐和荣耀，蹦跳时挥舞手臂，发出声音，感觉有活力还是疲劳？

⑩喷射与夯击节奏：尝试空手道的劈斩，或踢腿，具有侵略性和进攻性；敲钉子，头击球，锤木棒，目标集中，用力，有针对性。

2. 音乐中十大节奏的创造性舞动：让每一节奏贯穿全身，成为舞蹈动作，并且连贯起来，发展性地、创造性地用律动表达情感。

3. 笔记：身心律动的感受，记忆，思考，分享。

| 第二章 | 肢体、情感与模式

第四节
和弦舞蹈与动觉共情
Section four　Dance of Attunement & Kinesthetic Empathy

一、问题引入 | Checking in Questions

（一）问题（Questions）

在不说话的情况下，你怎么能感到对方是在意你、关怀你、理解你？相反，即使对方说很多好听的话，你怎么仍感到不被理解？

（二）回答范例（Answer Examples）

1. 去年，我失去了狗狗，万分悲痛，止不住哭泣。我的闺蜜坐在我身边，什么话也没说，静静地陪着我，我感到了她对我的深切关心、理解和同情。

2. 我向我的老板述说在工作上遇到的麻烦，需要他的帮助和支持。他虽然大声说"明白明白，理解理解。我会支持你的"，但他头也不抬，根本不与我眼神交流，手指不停地敲桌子。我感觉，他对我的话没有任何兴趣，他在赶我走。

3. 我在生病住院时，有两个护士轮流查房，一个护士看着我，面带微笑，身子微微前倾，询问我的状况。我感觉她真心关心我的病情。另一个护士，问的同样问题，但她身子挺得笔直，头也不低，完全不看我，声调平板生硬，我觉得和机器人没什么区别。

二、学习要点 | Learning Points

理解和弦舞蹈理念的意义，以及实现动觉共情的要领和应用的方法。

三、和弦舞蹈 | Dance of Attunement

这里的"舞蹈"不是指专业术语的跳舞，而是人与人之间的互动。"和弦舞蹈"起源于幼儿养育的概念。它描述父母根据孩子的情绪状态以适当的语言和行为回应。和弦养育是儿童心理积极成长、形成安全依恋模式和健康防御机制的根本途径。

母子和弦舞蹈起始于子宫。精神病学医生、心理创伤专家贝塞尔·范德科尔克（Bessel Van der Kolk，1943—）博士在论述"和弦舞蹈"时指出，孩子对母亲和谐关注的需要是与生俱来的天性："大脑协调有节奏的身体运动，并引导他们与他人的大脑发生同情。婴儿甚至在出生前都可以从母亲的讲话中听到和学习音乐。"[1]

和弦是培养孩子同情心和情商的基础，凯斯腾伯格理论专家雷克斯（Raikes）和爱德华（Edwards）说："在正当的条件下，学步期间，孩子感受的成熟成长为完全善良和同情的能力。"可见，在这个重要的成长阶段，照顾者、家长与孩子的情感和弦至关重要。

四、当代和弦研究之父温尼科特 | Father of the Modern Attunement Study Winnicott

唐纳德·温尼科特（Donald Winnicott）是20世纪中期英国的儿童医生、儿童心理分析学家，他是幼儿养育思想第一人。他被称为"当代和弦研究之父"[2]。其代表作有《婴儿与母亲》（Babies and Their Mothers）、《玩耍与现实》（Playing and Reality）、《成熟过程和促进环境》（The Maturational Processes and the Facilitating Environment）、二战后他的广播节目《够好的母亲》（Good Enough Mother）把他的和弦理论用真实、形象、生动的故事讲述出来，轰动了当时的全英国，影响了之后的全世界。他认为母子的和弦是相互的"直觉性

---

[1] KOLK B V D. The body keeps the score：brain, mind, and body in the healing of trauma [M]. New York：Penguin Publishing Group, 2014：173.

[2] 同[1] 175.

理解"。这是一种生理本能的情感共鸣。他指出："这些身体上的互动为婴儿的自我感觉奠定了基础，并因此获得了终身的认同感。……当看护包含了情感和弦时，就会形成安全依恋。"他强调了"抱"（holding）的理念："母亲抱孩子的方式意味着建造'能够将身体感觉作为心理生活场所的能力。'这种对身体方式的内在满足和动觉感受为我们体验'真实'奠定了基础。"① 他认为，人的一生都在这种被"抱"的环境中，包括家庭环境、社会环境，所以和弦地"抱"孩子是至关重要的。同时，他还强调必须要和孩子一起和弦地玩耍。他认为，这种玩耍是在他们的心理空间与外在空间建筑连接的桥梁——"想象空间"，这个空间是孩子学习应对外部世界的技能，做好走进真实生活环境准备的"过渡环境"。②

五、凯斯腾伯格动作和弦论 | Kestenberg Movement Attunement Theory

凯斯腾伯格的另一个重要贡献是把温尼科特的和弦养育理论用于舞动治疗，提出了促进儿童身心健康发展的关键方式，即通过动作的和弦（attunement）与调整（adjustment）实现与患者的动觉共情，这是凯斯腾伯格舞动治疗的核心理念。

在这里，和弦用于描绘父母和孩子通过肢体形式达到情感交流的过程与方式。治疗师、照顾者或家长用情感的和弦与孩子沟通，就像调琴弦一样，在身心上与孩子合拍、音调和谐、频率和谐。通过和弦，孩子的物理和情感需求得到了满足。凯斯腾伯格强调，在舞动治疗中，和弦建立在共享肌肉紧张的特质和造型流动调节的基础上，使用相似的呼吸模式和身体造型，非语言地向同感和信任齐步迈进。

调整是父母在和弦基础上给孩子的身心呼应、反馈、引导、发展。通过

---

① WINNICOTT D W. Babies and their mothers [M]. New York: Addison Wesley Company, Inc., 1987: 62.

② WINNICOTT D W. Playing and reality [M]. London: Tavistock Publications, 1971: 1, 53.

调整，建立可预测的和可靠的满足关系。治疗师、照顾者或家长使用相应和重复的表情、动作来与孩子发生联系，并进一步用鼓励、激发、创新来达到与孩子更高层次的和弦。调整是建立、发展信任的基础，一个婴儿所具有的强烈的信任感需要靠亲近关系的滋养，有了这种亲近关系，孩子可继续向前探索和接受新的挑战。重要的是，使可靠的照顾者或家长得到孩子的信任，这样孩子会通过探索而向前，并扩大他们的成长范围，加速他们的发展速度。没有信任感，孩子可能变得不安，不太可能取得心理进展。和弦与调整是相辅相成、互相促进的。

在舞动治疗中，以同样的原则，舞动治疗师通过肢体感觉对方的情绪，并通过动作传递同情与理解的信息，彼此在肢体的互动中建立信任和交流。镜像舞动、和弦舞动、调整舞动都以动觉共情为目的，也是通向动觉共情的途径。达到动觉共情是舞动治疗师必备的核心技能，也是我们人际交往的重要手段。动作和弦包括声调、姿态、回应和表达方式。学会理解来访者或患者的肢体在说什么，通过彼此肢体的和弦动作传达无条件接纳的信息，在动觉共情中建立信任关系，再通过动作的互动调整，共同建造新的动作模式，从而达到改变心理行为的目标。

六、动觉共情 | Kinesthetic Sympathy

动觉共情是指通过肢体感觉对方的情绪，并通过动作传递同情与理解的信息，彼此在肢体的互动中建立信任和交流。舞动治疗的所有干预手法以动觉共情为基础，为目标，为途径。达到动觉共情是舞动治疗师必备的核心技能。

凯斯腾伯格指出："完全的和弦包括相互共情，不仅是需求和响应的相同性，还有节奏的同步化。和弦的经历需要一个动觉识别过程。一个人感觉到的肌肉紧张也会使另一个人感觉到……和弦或共享相似的张力流节奏为共情和沟通打下基础。实现动觉共情的重要手段是镜像动作，这是舞动治疗师的必备技能和常用干预手段。"

譬如，在舞动治疗室里，患有分离焦虑症的 7 岁的艾米坐在角落里，紧紧搂着一个绒制小熊，前后摇摆，表现出重复的吮吸节奏，表情紧张而悲哀，两眼红红，显出哭过的痕迹。舞动治疗师从道具筐里拿出一个绒制小象，搂在怀里，坐到离艾米两米距离的地上，弯一点腰，与艾米的视线在一个水平线上，治疗师按照艾米的节律，也前后摇晃身子，脸上显出同样悲哀的表情，她用肢体在对艾米说："妈妈走了，很伤心，很害怕，我理解你，艾米。"

七、镜像舞动 | Mirroring Movement

镜像指什么？镜像是一个人往往在社会交往时重复另一个人举止的行为。它可能包括对方的口型、手势、动作、身体语言、肌肉紧张、表情、声调、眼球运动、呼吸、节奏、重点、态度、选择用词或隐喻，以及其他方面的沟通。往往可在母子、夫妻、亲密朋友交流之间观察到镜像现象。在谈话中很常见不自觉的镜像：听众通常会随着演讲人微笑或皱眉。由于人们通常轻松地接受他们的镜像，就像与其中一人说话一般，让他们感觉更轻松，并鼓励他们开拓。

在心理学领域里，镜像是指"所有母子关系的交流特征，不仅包括装腔作势的反射，而且还有持续的、养育的、普遍的同情和尊重"。家长的镜像反应影响开发和维护自尊和自信的雄心。他们的镜像反应给予孩子价值感，这反过来又创造孩子内部的自我尊重。

镜像动作在舞动治疗中是至关重要的，它是最常见的干预手法，是舞动治疗师必备的最基本素质。它让治疗师和患者之间增进感情的理解和同情的交流。镜像由治疗师模仿病人的动作、情绪，或动作意图暗示，治疗师普遍用它来增强对病人的换位思考。镜像动作的目的是让患者感到被接受、被认可、被理解。

镜像动作常作为具体的干预活动。个体治疗中可以在治疗师与患者间进行。小组治疗可以在患者之间进行，以增加彼此的沟通、了解、相互的激励影响，增加亲和力。镜像动作的要领表现：①眼光的正面接触；②面部表情的反射；③呼吸流动的合拍；④身体节律的同频；⑤手势和姿态的模仿；⑥肢体态度的相似。镜像干预需要注意的事项：不能一味地模仿动作，要注意时间、场合，随时感受对方被镜像的心理动态。如果镜像不得当，会引起适得其反的效果。

镜像动作的目的是共情。通过肢体感觉对方的情绪，并通过动作传递同情与理解的信息，彼此在肢体的互动中建立信任和交流。镜像舞动、和弦舞动、调整舞动都以动觉共情为目的，也是通向动觉共情的途径。达到动觉共情是舞动治疗师必备的核心技能。

八、体验实践 | Experiential Practice

1. 镜像和弦舞动：①找一个伙伴，决定谁做动者，谁做镜子；音乐启动后，动者开始自由舞动，镜子全力反射；然后交换角色；音乐停止，舞动结束，相互敬礼，致意再见。②换一个伙伴，决定动者与镜子；音乐起，动者以空间探索为主题进行舞动（大空间、小空间、垂直空间、横向空间、前后空间、旋转空间，等等）；然后交换角色，以同样的主题带领舞动；音乐停止，舞动结束，相互敬礼，致意再见。③再换一个伙伴，以力度探索为主题（重、轻、强、弱等），其他与前面一样。④再换一个伙伴，以时间探索为主题（快、慢、突然、持续、加速、减速等），其他与前面一样。

2. 领导与随从舞动：①分成4人一组的小分队，选出ABCD。②A首先做领队，其他人做随从，要注意保持队形。音乐起，A开始带队在场内走动，可以跑、跳、越，可以伴随手臂的动作，BCD紧紧跟随并模仿动作。音乐停止，每人定在自己的动作上。③A走到队伍的最后，B做领队。音乐开始，B开始带队前行并舞动，自由创造动作和节奏，CDA跟随。音乐停止，每人定在自己的动作上。④依次类推，完成C和D的领队创造性舞动。

3. 签名镜像游戏：①全班站成圆圈，每人轮流说出自己的名字（或爱称）同时做出一个动作，全组一起重复他或她的名字和动作两遍。完成一圈后，把同样的名字和动作再来一遍，每人争取记住他人的动作。②不发声只做动作，一个人开始做自己的动作，然后做一个能记住的他人的动作。③被做了动作的人，用自己的动作回应，然后再选做另外一个人的动作。④被做了动作的人，用自己的动作回应，然后再选做另外一个人的动作。⑤依次类推，直到把所有人的名字和动作都重现表达出来。这中间会有一些人的名字和动作因为容易记住被重复得多一些；也有些人会逗乐式地不断重复某一个学员的动作，创造娱乐趣味。

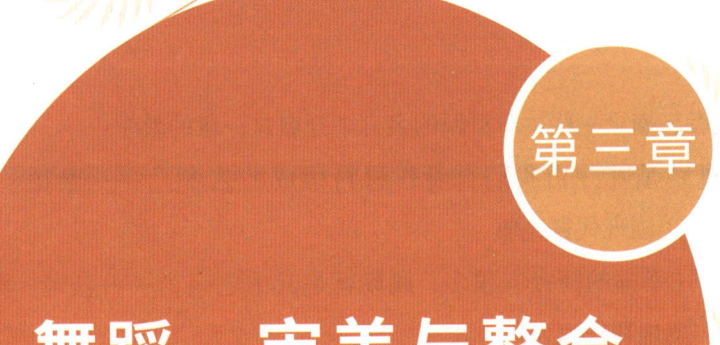

第三章

舞蹈、审美与整合

Chapter Three
Dance, Aesthetics and Integration

艺术表达 与心理健康

导语：舞蹈表达——美与健康的结合之途
Prologue: Dance Expression-the Path Combining Beauty and Health

笔者想摘录一些关于舞蹈的名言来开启这一章的教学：

"舞蹈是唯一由我们自身作材料构成的艺术。"——泰德·肖恩（Ted Shawn），美国现代舞先驱

"通往幸福的捷径有很多，跳舞就是其中之一。"——薇姬·鲍姆（Vicki Baum），奥地利作家

"跳舞就像用脚做梦！"——康斯坦泽·莫扎特（Constanze Mozart），18—19世纪奥地利歌手

"舞蹈是最崇高、最动人、最美丽的艺术，因为它不仅仅是对生活的翻译或抽象，而是生活本身。"——哈夫洛克·埃利斯（Havelock Ellis），英法医生、心理学家、作家

"舞蹈是灵魂隐藏的语言……跳舞就是发现，发现，发现……舞蹈是身体的歌声。无论是快乐还是痛苦。"——玛莎·格雷厄姆（Martha Graham），美国现代舞蹈家、编舞家

"舞蹈是脚的诗。"——约翰·德莱顿（John Dryden），17世纪英国诗人、作家

"舞蹈是艺术，画出你的梦想并让你追随它。"——史蒂文·汤普森（Stephen Thompson），美国职业武术家

"跳舞就是摆脱自我。更大、更漂亮、更强大。这就是力量，这是地球上的荣耀，它是你的。"——艾格尼丝·德·米勒（Agnes de Mille），美国舞蹈家、编舞家

"舞蹈可以揭示音乐中隐藏的一切神秘事物，而且它还有一个额外的优点，那就是人性化和可感知的。舞蹈是用手臂和腿创作的诗歌。"——查尔

斯·波德莱尔（Charles Baudelaire），19世纪法国诗人

"华尔兹是没有翅膀的飞翔……舞蹈是运动中的诗。"——帕蒂·威尔斯（Pattie Wells），美国舞蹈家、舞蹈教育家

"舞者是上帝的运动员。"——艾尔伯特·爱因斯坦（Albert Einstein），德国出生的理论物理学家，有史以来最伟大和最有影响力的科学家之一

"在一个崇尚爱、自由和美的社会里，舞蹈是神圣的。这是对未来的祈祷，对过去的纪念，对现在的感谢和喜悦感叹。"——阿米莉亚·阿特沃特-罗兹（Amelia Atwater-Rhodes），美国奇幻和青少年文学作家、语言艺术和文学教师

"我们应该考虑失去的每一天，因为我们至少没有跳过一次舞。"——弗里德里希·尼采（Friedrich Nietzsche），19世纪德国哲学家

"跳舞吧，当你心碎的时候。跳舞吧，如果你撕掉了绷带。在战斗中跳舞。在你的血液中跳舞。当你完全自由的时候就跳舞吧。"——鲁米（Rumi），13世纪波斯诗人、法学家、伊斯兰学者①

---

① The Studio Director Team. 56 dance quotes that will delight and inspire your students dance dreams[EB/OL].（2023-10-22）. https://www.thestudiodirector.com/bl-og/best-dance-quotes/.

第一节
芭田妮芙健康动作理念与实践

Section 1　The Theoretic Concepts of Bartenieff Fundamentals

一、问题引入 ｜ Checking in Questions

（一）问题（Questions）

当你身心紧张时，一般习惯用什么动作调理自己？

（二）回答范例（Answer Examples）

1. 我心情紧张时会感到脖子和肩膀酸痛，我会双手手指交叉，放到后脑勺，向上仰头，双肘往后伸展，感觉放松。

2. 我感到心情紧张时，我的腿会抽筋，我一般会揉揉腿，再做些腿部的抻拉，最后站起来跳一跳。

3. 我一紧张就会不自主地抖腿，意识不到的时候，就想不起做什么动作。但当我意识到的时候，我会去深呼吸，这样腿就不抖了。

二、学习要点 ｜ Learning Points

通过学习芭田妮芙的基本原则、基本动作和基本模式，理解肢体动作的健康使用与建立健康心理模式的重要意义。通过实践掌握芭田妮芙基本健康动作的具体操作并能融会贯通其基本要领。

三、芭田妮芙基础的原则 | Principles of Bartenieff Fundamentals

伊姆加德·芭田妮芙（Irmgard Bartenieff，1900—1981）是德国出生的美国舞蹈家、教师、物理治疗师、舞动治疗师。她的重要贡献在于作为拉班的学生，发展了拉班语汇和训练，将拉班动作分析体系应用于人体运动学、物理学，形成了"芭田妮芙基础"（Bartenieff Fundamentals）——一个包括基本原则、基本实践和基本模式的健康动作训练系统，使之成为舞动治疗必修课。

"芭田妮芙基础"教给人们促进健康的功能的概念。该体系的特别之处在于提高肢体的强度、功能和流动性。这是健身方式中的一种模式，解决人体如何为不同的空间需求而组织的问题。芭田妮芙健康动作原则发展了拉班动作分析体系的语汇，使之更加实践化，这些原则不仅成为舞动治疗的必修课，演员肢体和声音训练内容，也给普通人群的健康疗愈提供了框架和途径。

"芭田妮芙基础"提出了九个健康动作基本原则理念：①呼吸支持（Breath Support）。②核心支持（Core Support）。③空间意图（Spatial Intention）。④重量移位（Weight Shift）。⑤动态调整（Dynamic Alignment）。⑥启动和序列（Initiation and Sequencing）。⑦旋转因素（Rotary Factor）。⑧力效意图（Effort Intention）。⑨发展模式（Developmental Pattering）。

芭芭拉·阿德里安（Barbara Adrian）的教科书《演员训练拉班之路：声音、言语和动作的综合方法》（*Actor Training the Laban Way: An Integrated Approach to Voice, Speech, and Movement.*）对这九项原则的理解阐述[1]如下：

呼吸支持：呼吸支持是一切动作和发声效果的最底层的根基。

核心支持：核心支持运用在体内的深层结构（骨骼、肌肉和器官）促进由内向外的运动和声音的连接，使之富于弹性和强度。

空间意图：我们具有相对空间对肢体进行组织的意图，从而产生明确性的移动。正像肢体有一个目的地，能够透穿空间，尽显其作为一个整体或针对一个目标的信息传递。

---

[1] ADRIAN B. Actor training the Laban Way: an integrated approach to voice, speech, and movement[M]. New York：Allworth Press, 2008：31,32.

重量移位：重量转移支持着身体与地球的千变万化的关系。由于肢体通过空间传输，因此它不断地与重心磋商。接地（grounding）是另一个描绘这种关系的常用术语，同样常被用来描述一个与底气相接的声音。没有接地的躯体，声音不会是一个有效的沟通工具。重量位移开始于身体的重力中心，这就是骨盆。

动态调整：身体的各个部分在运动和静止的过程中不断变化，如果肢体不进行动态调整，声音很难成为中心的或有中气的。所有的肌肉都分担着努力的任务，在不断适应和反应环境的变化，包括内在的和外在的。如果这个流动的适应过程不存在，那么肢体将成为呆板和僵硬的。肢体要保持开放性、连接性并对冲动作积极响应，反其道而行之结果是僵化。

启动和序列：随着动作的启动，神经肌肉发射的序列便开始了，这些活动的运动链在肢体中产生并辐射到环境中，从而促进着动作效果。

旋转因素：此原则促进肢体动作的稳定性和流动性，从而导致在全范围内的动作的尽可能发挥。旋转要求深度衔接关节周围的肌肉，以提供肢体的稳定性。相对流动性，我们可通过旋转获得三维空间。通过肢体的扭曲、旋转、螺旋动作探索、体验和感受如何对旋转因素做出反应。

力效意图：力效意图揭示个人的独特情绪感觉，或者某种具体的活动意向。你可探索从外到内，动作如何影响你的情绪和意向的质变；你再进一步探索从内到外，你的情绪感受如何影响你的动作。这是观察、理解心理与动作关系的关键，由情感激发的动作时刻或刹那的连接。

发展模式：这个观念促进我们对从婴儿到成年发展模式的认识。肢体如何从爬行发展到站立到行走就像镜子反照在我们的发展成熟过程中。身心成长中的各种因素形成个体动作的模式。重新建造模式是芭田妮芙工作的主要目标。

四、芭田妮芙基础的动作练习 | Bartenieff Fundamentals Practice

"芭田妮芙基础"的动作练习包括两个准备（two preparations）和六个基本动作（six basic basics）。这里从目的和行动两个层次来介绍这一部分。

（一）两个准备（Two Preparations）

两个准备是呼吸准备（breath preparation）和摇滚准备（rocking preparation）。练习由仰面躺地开始。

1. 呼吸准备：

目的：①动作驾驭在呼吸的流动上；②注意微妙的躯体内部形状变化（口腔、胸部、腹部）和发生在四肢的不同的配置和微妙运动组织的精确刻度。

行动：仰面躺地，双手放在腹部上，吸气，可感到腹部充气鼓起；呼气，可感到腹部放空平复。重复进行。

2. 摇滚准备：

目的：①为了增加对脚跟、骨盆、脊柱、头之间的运动关系的意识和鼓励；②为促进腿腱与髂腰肌脚同骨盆底与坐骨的有机相连接。

行动：从脚跟或核心启动，轻轻摇动（弯曲或直的双腿，脚跟在地板上），脚跟（腿腱）或核心启动，脚踝弯曲–骨盆后摇，脚踝延伸–骨盆向前摇。

包括两个部位的启动：

①骨盆（核心）启动：弯曲双腿，脚跟在地板上，骨盆后推，前后轻轻摇动，带动脊柱、颈椎、头部。

②脚跟（腿腱）启动：双腿伸直，脚踝弯曲–骨盆后摇，脚踝延伸–骨盆向前摇。带动腿筋、脊柱、颈椎、头部。

两个摇动都可以看到头部的自然点动，而且摇滚时一定呼吸配合。

（二）六个基本动作（Six Basic Actions）

六个基本动作是：大腿上提（thigh lift），骨盆前移（pelvic forward shift），骨盆边移（pelvic lateral shift），肢体半部（body half），膝盖下坠（diagonal reach & knee drop），圈臂起坐（arm circles and diagonal sit-up）。

1. 大腿上提：

目的：①最有效地使用髂腰肌活动髋关节而不是用浅表肌肉；②鼓励在髋关节屈曲的过程中加深在腹股沟区的折叠；③对微妙骨盆倾斜的意识；

④在"站立"腿中使用腿腱接地（稳定化）；⑤在腿筋和髂腰肌之间采用相互交叉－伸肌－反射；⑥使用腹部"空洞化"呼吸以促进髂腰肌的启动胯骨屈曲。

行动：有两个过程。

①预热过程：背部躺地，腿部弯曲，脚板踏地；核心启动，呼气，鼓动髂腰肌；腿部弯曲直到脚落在地板上；伸展，腿腱推脚跟，远离坐骨；在交叉的伸肌－反射中两条腿可以交替弯曲延伸。

②抬腿过程：腿部弯曲，骨盆稳定；呼吸进，抬起一只大腿，呼吸出，大腿自然落下，脚底接地；交换另一只腿，同样动作。

2. 骨盆前移：

目的：①动员向前及向后的重量转移；②使用腿腱操纵从盆底转向骨盆前倾；③脚跟和坐骨之间的连接。

行动：①仰面平躺，双腿弯曲，双脚放在地板上；②呼吸刺激髂腰肌，躯干凹或凸的准备；③启动呼气时，腹部空鼓，盆底（坐骨）抬起，对着脚跟前移，感到腿腱的力量，髋关节的伸展打开腹股沟区；④吸气，坐骨向着脚跟下移，腰部延长，臀部弯曲，腹股沟区褶皱。

3. 骨盆边移：

目的：①动员横向调动的重量，没有任何扭曲或抬起臀部；②使用骨盆底，连同腿筋，弯曲和挟持加合于臀部。

行动：①仰面平躺，双腿弯曲，双脚在地板上；②启动呼气，呼出，从骨盆底启动，直线在横向做更大的偏移动；③在骨盆移位时，下骨盆对地，也可以接地；④按原路返回，使骨盆回到中心；⑤重复另一侧。

4. 肢体半部：

目的：①对身体的垂直中线的认识；②稳定身体的二分之一，同时支持另一半的移动性。

行动：①仰面躺地，胳膊和腿伸出成一个大"X"形；②呼气启动，呼出放空，以核心支持肢体一边的延长，稳定身体（无扭或摇摆）；③同时移动收缩肢体的另一边，在同一侧，头部和肘部朝膝盖靠近；④转换伸展和收缩的边侧，做同样动作。

5. 膝盖下坠：

目的：①对上半身与下半身扭转的意识；②连接上下盆底肌和髂腰肌的意识。

行动：①仰面躺地，膝盖弯曲，双脚平放在地板上；②重量转移到脚的边缘，两个膝盖都朝一边放下，骨盆微微扭曲；③对侧肩部沿地板到达斜对面方向，手臂沿地面伸展，与膝盖形成对角线；④呼气启动，呼出，空鼓腰肌，骨盆和膝盖拉回到直立；⑤重复另一边。

6. 圈臂起坐：

目的：①连接下半身的手臂-肩膀-肩胛-骨背阔肌的意识；②全三维空间渐变旋转肩关节的意识；③眼、头与手臂运动的整合性；④划过胸骨的缩小和扩大。

行动：有两个层次的动作。

第一，手臂圈：①从膝盖下坠的动作姿态起始，手指贴地，手臂超过头部绕圈，骨盆缩小，过到一边，末节方向盘手，鼓励持续渐变旋转整个身躯，眼头追踪手，划过胸部，胸骨变窄；②胸部升降，随手臂划圈扩大；③另一只手臂重复。

第二，圈臂起坐：①膝盖弯曲，双脚平放在地板上，膝盖下坠，手臂做划圈动作，划到前胸时，斜身起坐；②稍扭转躯干，双膝盖落地，挺身，对角线方向坐立；③按起身的原路转回，躺地，做另一边的手臂划圈斜身起坐。

芭田妮芙基本动作插图：

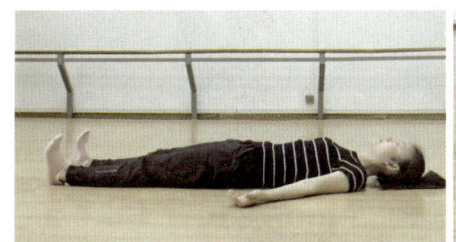 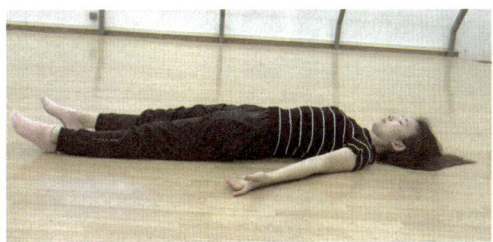

图 3-1 ~ 3-2　脚跟摇滚

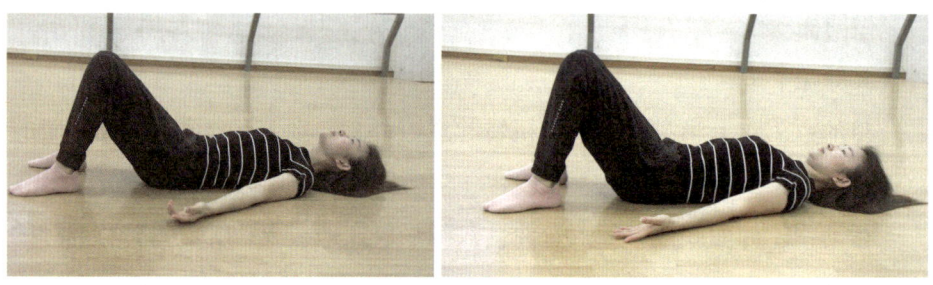

图 3-3～3-4　臀部摇滚

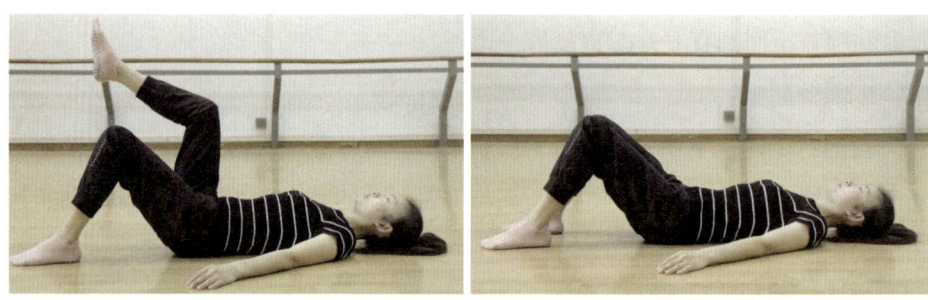

图 3-5～3-6　大腿上提

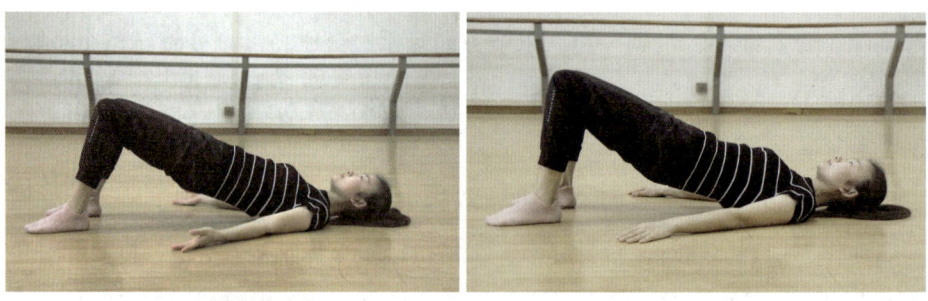

图 3-7～3-8　骨盆前移

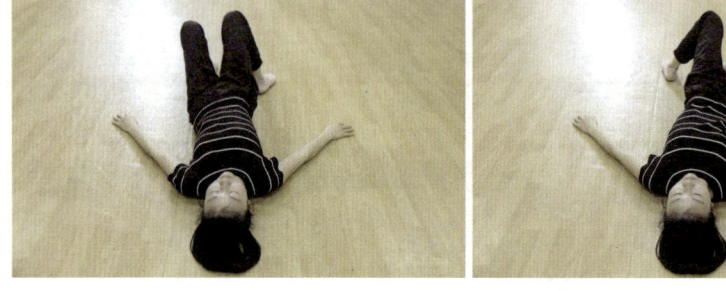

图 3-9～3-10　骨盆左右边移

第三章 | 舞蹈、审美与整合

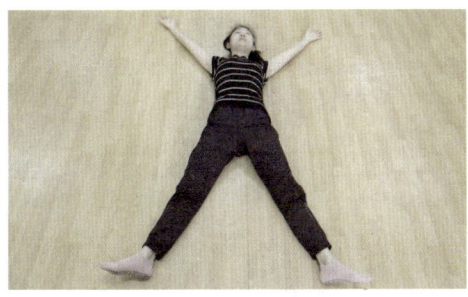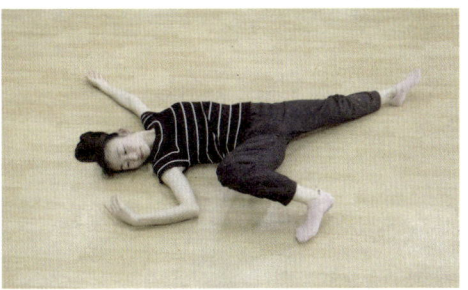

图 3-11～3-12　肢体半部（一）

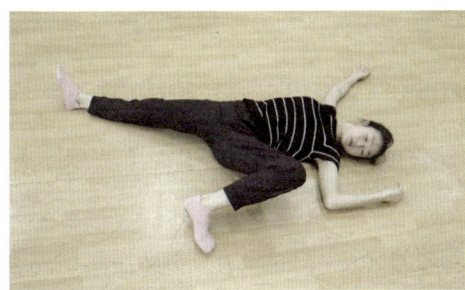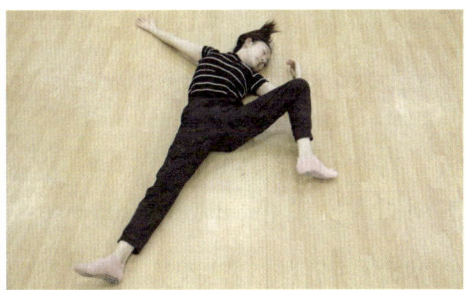

图 3-13～3-14　肢体半部（二）

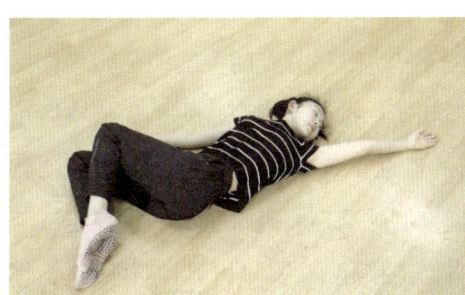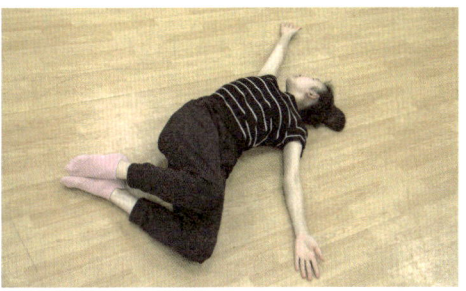

图 3-15～3-16　膝盖下坠

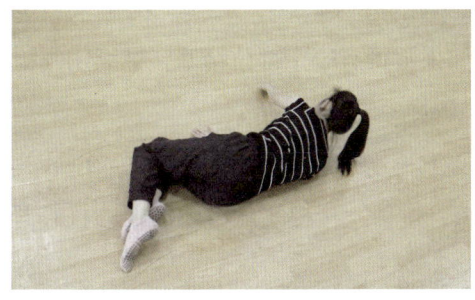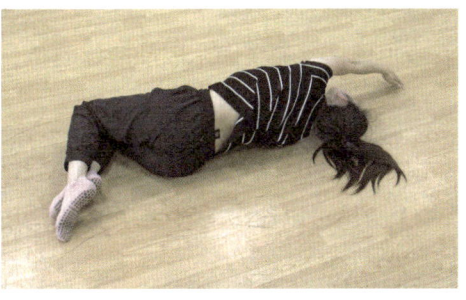

图 3-17～3-18　圈臂起坐（一）

107

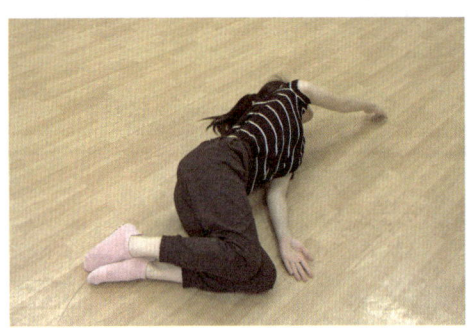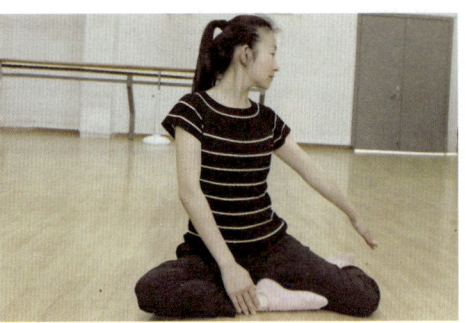

图 3-19～3-20　圈臂起坐（二）

五、芭田妮芙基础的模式 | Patterns of Bartenieff Fundamentals

从动作的肢体关系出发，按照人体动作的发展次序，"芭田妮芙基础"有五项同源模式（homologus patterns）：肚脐辐射（navel radiation），脊柱支撑（spinal），肢体上下（upper & down），左右半身（body halves），交叉横向（cross lateral）。而所有的模式都建立在原始模式——呼吸上。掌握好这些模式便可以进行创造性舞蹈。

呼吸是一切模式的根源。"呼吸是生命、动作和节奏的关键……如果你愿意的话，想象一下这样一种情况：一切都和谐，按其节奏完成……先清空后填充，先填充后清空，这是一种持续不断的流动整体。生命之液进入系统，营养丰富，旋转，充满生命能量……一声巨大的呼啸声将外部世界、世界空气与我的内心连接起来……将我的内心与我自己连接起来。"[①] 只有当你呼吸了，你的肢体全身才能有机地整合。让我们体验由呼吸贯穿连接肢体的每个部位。可以练习：吸气，数数1、2、3、4，鼓起腹部；呼气，数数1、2、3、4、5、6。有意识地把气能送向不同的肢体部位，如果觉得有哪个部位堵塞，继续用呼吸疏通。

肚脐辐射：这一模式强调肢体的核心末梢连接性（core-distal connectivity）。"整个身体可以通过一种连接模式来组织，这种连接模式从身体的中心核心开

---

① HACKNEY P. Making connections: total body integration through bartenieff fundamentals [M]. New York: Taylor & Francis e-Library, 2002: 66.

始,通过躯干辐射到近端关节、中肢,一直到四肢的远端。"① 我们可以进行体验实践,站立或躺下,肢体向核心收缩到最小,像一个胎儿,以核心启动,渐渐伸展躯干、四肢,到手脚,成为一个大"X",反复练习,试着从各种角度进行该模式。

脊柱支撑:这一同源模式强调头尾连接性(head-tail connectivity)。"支撑并轻松实现垂直度的脊柱,同时具有流畅优雅和灵活性的潜力,似乎传达了一个重要信息:'这个人为自己是一个人而感到自豪,并且能够轻松地关注这个世界'……一个人相对于重力的习惯性姿势,即他的身体态度,在很大程度上是在脊柱层面决定的,似乎对其他人有直接的意义。"② 往往,感到自卑、抑郁的人会因为缺乏自信、动力和希望的内在支撑,而展示脊柱下垂或弯曲的姿势。瑜伽的许多动作和姿势都是发展健康脊柱的最佳练习,也可以在此模式里自创舞蹈动作,探索脊柱的力量。脊柱的健美发展直接影响自我价值的确认和展示。

上下半身:这一同源模式强调的是肢体上下部连接性(upper-lower connectivity)。"脊柱很重要,但如果没有腿和手臂,我们就很难穿越空间或伸手实现我们的行动意图。"这一模式是建立在呼吸和脊柱之上的工作阶段,即分别探索和发展我们的上肢和下肢的表达功能以及它们的相辅相成的互助关系。青蛙腿的动作是很好的上下肢练习。幼儿期的卧地,手臂推动全身后退,双腿蹬地推动全身前行,可以看作最原始的上下肢体的动作。在此基础上可以继续发展:手臂的抓伸,腿脚的爬行,手臂的挥舞,腿脚的腾跃,等等。可以先分别动作,然后互为启动和承续。在练习过程中要关注上与下的重心转移,尤其是髋骨的中转轴作用。

左右半身:这一同源模式强调的是肢体半部连接性(body-half connectivity)。"在身体发育和成长的这个阶段,基本技能的发展形成了对比。身体的一侧学会了稳定,这样另一侧就可以变得更灵活。利手偏好的发展——

---

① HACKNEY P. Making connections: total body integration through bartenieff fundamentals [M]. New York: Taylor & Francis e-Library, 2002: 84.

② 同① 102.

她变成了'右撇子',他变成了'左撇子'。大脑的主导和非主导则决定了它们的活动模式,从而为整体发挥作用。个体'我'利用上下同源模式发展了他或她自己的空间以及轻松向前和向后移动的能力,同时使用左右两边,双方各取所需,这是大脑发育和身体模式形成的重要阶段。"[1] 可以稳定一边,一只腿站立,用另一边的自由动作探索空间、力度和灵活性,然后交换练习边部的稳定和移动。注意感知两边动作的差异和对自己内心的影响。

横向交叉:这一同源模式强调的是横向交叉连接性(cross-lateral connectivity)。"这是基本发展序列中最复杂的模式"。"我们通过我们的核心打开对角线的通道或高速公路,使我们能够以一种连接的方式从一侧到另一侧、上下前后移动……'横向交叉连接性'这个术语传达了一种沿着身体交叉象限之间的身体核心的对角路径的连接感觉……这些交叉连接使我们的大脑能够在左右脑功能之间有效地发挥作用,连接象征性和分析性,允许感觉和形式之间开始连接,同时还将'扎根'与'接触世界'连接起来。"[2] 我们可以从简单的左右手臂横跨交叉,到右臂左腿、左臂右腿对角交叉,再到上身与下身扭转的交叉,等等,以此展开旋律的舞动。

五个模式创意动作插图:

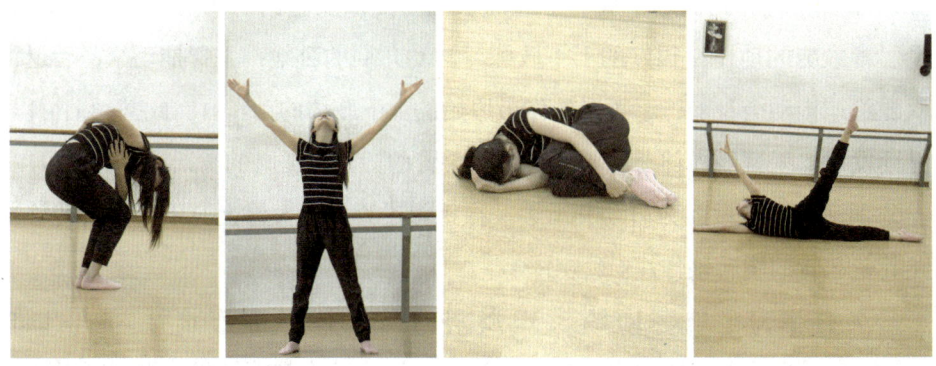

图 3-21 ~ 3-24 模式一——肚脐辐射

---

① HACKNEY P. Making connections: total body integration through bartenieff fundamentals [M]. New York: Taylor & Francis e-Library, 2002: 193.

② 同① 206, 207.

第三章 | 舞蹈、审美与整合

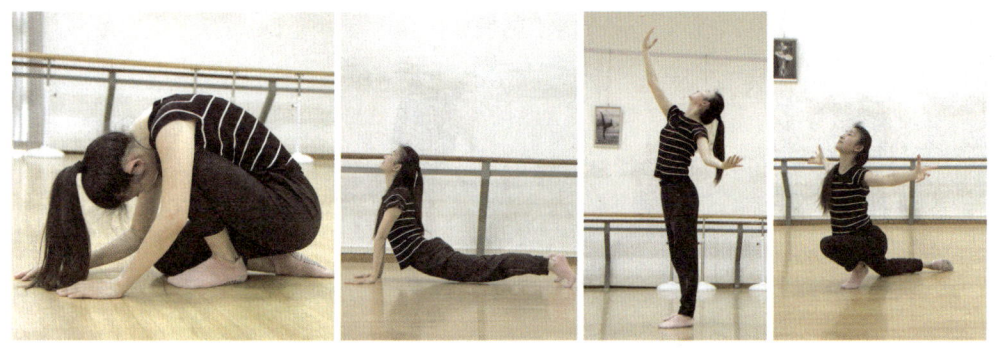

图 3-25 ~ 3-28　模式二——脊柱支撑

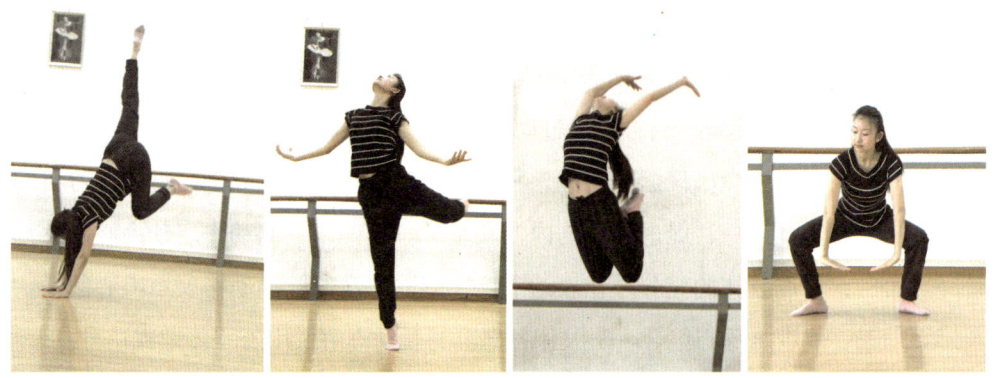

图 3-29 ~ 3-32　模式三——上下半身

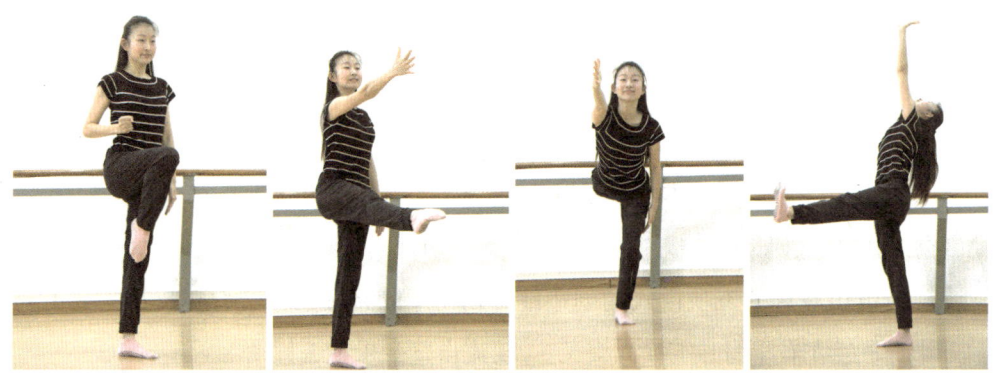

图 3-33 ~ 3-36　模式四——左右半身

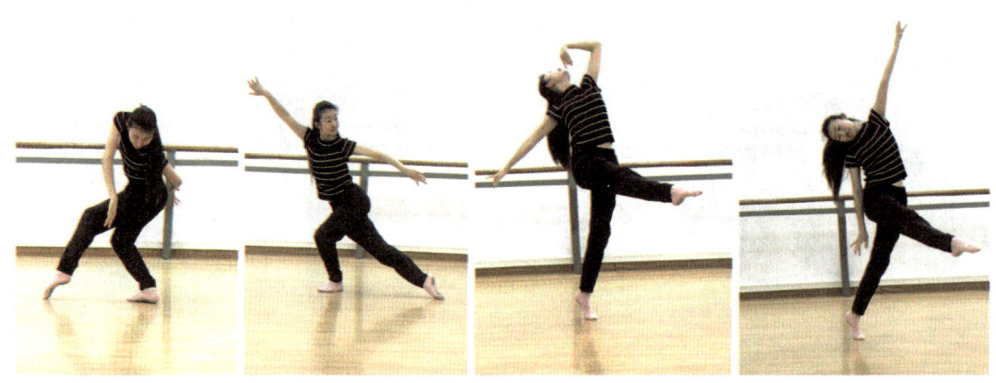

图 3-37 ~ 3-40　模式五——横向交叉

佩吉·哈克尼（Penny Hackney）在著作《建立联系：通过芭田妮芙基础实现全身整合》(*Making Connections: Total Body Integration Through Bartenieff Fundamentals*) 中强调了芭田妮芙基础的目标是通过动作练习来促进内在联系与外在表达的生动互动，从而丰富生命。根据她的理念我们可以概括芭田妮芙基础的动作练习目标为三大要点：第一，促进肢体的内在联系——能够以外部动作启动内心的感应。第二，促进肢体的充分外在表达——能够以丰富的肢体动作展示内心的情感。第三，促进全身心整合——肢体各部位的互动理解及内外一体地表达自我。概括芭田妮芙基础的内涵本质即是：内在联系，外在表达，身心整合。

六、体验实践｜Experiential Practice

1. "芭田妮芙基础"两个准备练习：①呼吸练习；②核心摇滚；③脚跟摇滚。（两人结伴互助脚跟带动全身的摇动）

2. 芭田妮芙六项基本动作从地面到站立练习：①大腿上提；②骨盆前移；③骨盆边移；④肢体半部；⑤膝盖下坠；⑥圈臂起坐。

3. 芭田妮芙的五项模式的创造性舞动：①肚脐辐射；②脊柱支撑；③上下半身；④左右半身；⑤横向交叉。（轮流自选音乐创编舞动）

第二节
舞动疗愈的审美考量
Section 2　Aesthetic considerations of dance therapy

一、问题引入 | Checking in Questions

（一）问题（Questions）

请描述一个你的美感经历，可以是视觉、动觉、嗅觉、听觉、触觉任何一方面，这个经历对你当时的心理情感有什么影响？

（二）回答范例（Answer Examples）

1. 我今天早晨走进校园，看到一棵树的叶子红了，一缕阳光穿过树枝，红叶闪着金色的光环，好美呀！我懒洋洋的心境一下活跃起来，感到充满朝气和希望。

2. 我喜欢打篮球，看球赛。每当我看到球星跃身投篮的动作，就感到一种力量和灵活结合的躯体美和动态美，就让我激发出一种对生活跃跃欲试的挑战心理。

3. 记得我在去年与男友分手后，很抑郁和绝望。我就弹琴唱歌，弹着唱着，我突然觉得好美呀，我被自己的琴声和歌声打动了，感到一种孤独的宁静和心灵的升华。

二、学习要点 | Learning Points

通过对审美意义、舞动治疗审美价值理论的理解，体验并认知舞蹈审美经历与身心健康发展的关系。

三、审美意义和视角 | The significance and Perspective of Aesthetics

审美是哲学的一个分支，涉及美、艺术和品位的本质以及美的创造和欣赏。艺术和美的基本概念是对感官（包括视觉、听觉、动觉等）感受到的事物的特定品位或方法。艺术与美不可分割，但不等同于美。

"艺术是我们思想、情感、直觉和欲望的表达，但它比这更加个人化：它是分享我们体验世界的方式，这对许多人来说是个性的延伸。这是亲密概念的交流，无法仅用言语忠实地描述。因为仅靠言语是不够的，我们必须找到其他工具来传达我们的意图。但我们灌输给我们选择的媒体或在我们选择的媒体中的内容本身并不是艺术。艺术存在于媒体的使用方式和内容的表达方式中。"

"那么什么是美呢？美不仅仅是美容：它与漂亮无关。附近的家居店里有很多漂亮的图片，但我们可能不会称其为美丽。不难找到我们可能认为美丽但不一定漂亮的艺术表现作品。美是一种情感的衡量标准。在艺术的背景下，美是参与者之间成功沟通的衡量标准——艺术家和感知者之间概念的传达。美丽的艺术成功地描绘了艺术家最深刻的预期情感、理想的概念，无论它们是美丽明亮的，还是黑暗险恶的。但艺术家和观察者都不能确定最终的沟通是否成功。所以艺术中的美永远是主观的。"①

加拿大著名心理学家乔丹·彼特森（Jordan Peterson）博士在著作《超越秩序：12条生活规则》（*Beyond Order: 12 More Rules for Life*）中特别强调了美对人生的意义："我们以美为生。我们靠文学生存。我们靠艺术生活。如果没有与神圣的某种联系，我们就无法生活——而美是神圣的——因为如果没有它，生命就太短暂、太惨淡、太悲惨……美会带你找回失去的东西。美让你想起什么永远不会受到愤世嫉俗的影响。美以某种方式召唤你，指引你的目标。美提醒你，

---

① NIETERS J, MALLORY M, LEONARDI C, et al. What is art? and/or what is beauty? philosophy now: a magazine of ideas [EB/OL]. https://philosophynow.org/issu-es/108/What_is_Art_and_or_What_is_Beauty.

价值有更小也有更大。许多事情让生活变得有价值：爱、玩耍、勇气、感恩、工作、友谊、真理、恩典、希望、美德和责任。但美是其中最伟大的。"①

舞蹈治疗专业研究生汉娜·贝利（Hannah Bailey）在她的毕业论文《美学意义：作为新兴舞动治疗师探索美学体验的具身艺术探究》（Aesthetic significance: embodied artistic exploration of aesthetic experience as an emerging dance therapist）中谈到美学理论家阿瑟·丹托（Arthur Danto）关于"美的变革力量"的思考："他提出疑问，为什么人们会将鲜花带到葬礼上，并在哀悼时唱出优美的赞美诗？'就好像美是一种转化的催化剂，使原始的悲伤变成平静的悲伤。'"文中还概述了哲学家苏珊·朗格（Susan Langer）的审美意念："兰格讨论了直接的审美体验实际上如何揭示人类心态的深度，以及体验将个体带往何处。她解释了主要的审美体验如何'揭示我们的内心生活'，并指出这些体验'根据生命和感知的节奏形式塑造我们对外部现实的想象，从而使世界充满审美价值。'"②

我们在这里具体要谈的是作为艺术形式之一的舞蹈审美，需要明确的是，它不是作为观看舞蹈表演的观众的审美价值经历，也不是作为舞蹈表演的专业评价的审美标准，而是以下三个方面：①从舞动者本身的审美经历角度；②作为教师或疗愈师如何帮助舞动者进入这个经历；③这个美感经历与心理健康的关系。让我们从舞动治疗的审美价值出发，走向我们舞蹈疗愈的审美途径。

四、舞动治疗的审美价值 | The Aesthetic Value of Dance/Movement Therapy

从前面的章节里我们已经领会到拉班和芭田妮芙动作体系的核心审美理念是和谐。这是从科学的动作的几何关系，空间的使用，包括比率或比例、平衡、对称、形式统一、元素的相互关系和特质等方面来看。那么在这个科学的动作和谐的基础审美理念上，我们如何实现心理审美的经历？

---

① PETERSON J B. Beyond order: 12 more rules for life [M]. New York: Penguin Publishing Group, 2021: 203, 226.

② BAILEY H. Aesthetically significant: an embodied artistic inquiry exploring the experience of aesthetics as an emerging dance/movement therapist [EB/OL]. https://core.ac.uk/download/pdf/235201636.pdf.

舞动治疗的美学是"动觉的美学"（kinesthetic aesthetic）。舞动治疗理论专家莱诺·赫维（Lenore Hervey）博士的专著《舞蹈/动作治疗中的艺术探究》（*Artistic Inquiry in Dance/Movement Therapy*）全面阐述了舞动治疗的美学价值。首先，她明确指出了审美的个性化和文化特质："我们可以将审美理解为任何人对美的定义和决定。每种文化、每个群体，甚至我们每个人，都有自己的审美。"然后，她提出舞动治疗审美价值的14个方面：①健康的形象（image of health）；②形式的自由（freedom of form）；③形式的意义（meaning of form）；④模式（pattern）；⑤故事（story）；⑥真实（authenticity）；⑦深度（depth）；⑧活力（vitality）；⑨肢体（body）；⑩完整（wholeness）；⑪内容（context）；⑫音乐（music）；⑬技能和规则（skill and discipline）；⑭特殊性中的普遍性（the general in the particular）。

经过分析归纳，以自我疗愈为重点，笔者把这14项舞动治疗审美价值总结为三大方面：

第一，健康的形象。这里包括肢体展现的活力和自信、肢体动作的流动性和完整性。"正如埃伦·迪萨纳亚克（Ellen Dissanayake）指出的那样，舞动治疗的价值观与特定的健康形象相关，这对于一般的人类美学来说也是如此。她的理论认为，色彩的鲜艳度、光泽、敏捷、力量、优雅、柔韧和光滑等品质都是健康和年轻的品质，并且出于进化的原因，对人类有吸引力。舞动治疗师对健康的看法具有相似的审美品质，例如协调性、灵活性以及通过身体节奏和努力表达的广泛而平衡的情感。"①

肢体形象，不是以胖瘦、高矮、形状来确定审美的标准的客体。这是一个主观意识的体现，是一个人对自己身体的感知，以及由这种感知产生的想法和感受，是一个人对自己身体的美学或性吸引力的想法、感受和感知。健康的（积极的）肢体形象意味着对自己的身体感到舒适，并且对自己的外表感觉良好。这包括对自己的外表的看法和感受，以及如何判断自己的自我价值。而具

---

① HERVEY L. Artistic inquiry in dance/movement therapy [M]. Springfield: Charles C Thomas Publisher, 2000: 79.

有病态的(消极的)肢体形象的人则会对自己的肢体感到不自在或感到羞耻,并且可能会觉得其他人更有吸引力。具有消极肢体形象的人,他们只关注自认为的长相缺陷,他们会经常照镜子审视自己,他们经常将自己的外表与他人进行比较。建立积极的肢体形象往往是舞动治疗的必要目标。舞动治疗正是要通过提高动作流动性、肢体整合性的美感经历建立富于活力的、自信的健康形象感觉。

第二,富于表达性。这里包括动作的真实性、故事性、内容、深度和创造性。勒诺·赫威(Lenore Hervey)博士谈道,对于舞动治疗师来说,"表现性动作充满了个人意义和普遍意义,并且与之密不可分。他们不会被美丽而空洞或乏味的舞蹈技巧所打动或对其留下深刻印象。他们欣赏有意义的动作……我们所追求的是存在于无遮蔽中的美。舞动治疗最美丽的特点之一是它如何鼓励来访者的创造性参与。舞动治疗师拥抱每个人的独特之处,并且经常抵制通过标准化规范或诊断对人进行分类。在团体动作体验中鼓励多样性而不是一致性。舞动治疗师对想象的领域感到舒适,并了解如何促进其在动作中的表达"[1]。

舞动表达不是舞蹈表演,表达以内心驱动为出发点。舞动治疗先驱莎伦·蔡克林(Sharon Chaiklin)说:"通过利用由内在动觉引起的自发身体动作,个人认识到他们交流的象征性质,从而打开了自我意识和可能的改变之门。"[2]在舞动疗愈中,美首先与真实连在一起。肢体是记忆的储存库,让肢体倾诉自己本真的故事,展露灵魂深处的萌动,创造想象无限的憧憬,这样丰富的具有象征意义的肢体表达将让舞动参与者体验到全身心的、最美丽的动作经历,从而到达精神升华的疗愈效果。换句话说,舞动疗愈的美学价值是从真实性出发,富于创造性地表达肢体内涵的故事性内容和深度意义。

第三,形式的多彩。这里包括舞动的模式、技能、规则、音乐。赫威博士特别谈到舞动团体治疗的圆圈模式:"似乎对舞动治疗具有特殊价值的一种

---

[1] HERVEY L. Artistic inquiry in dance/movement therapy [M]. Spring Field: Charles C Thomas Publisher, 2000: 80.

[2] CHAIKLIN S. The art and science of dance/movement therapy: life is dance [M]. New York: Routledge Taylor & Francis Group, 2009: 7.

形式或模式是圆圈……它传达了舞动治疗的许多美学价值，例如连贯性、完整性、空间包容性、平滑性、力量、灵活性，以及过程和模式的循环性质。"事实上，这个圆圈模式是历史上舞动疗愈根源的承续。由圆圈启动的仪式感，往往给参与者带来具有升华美感的疗愈效益。

"从美学角度感知的一种价值是通过动作和言语有意、清晰地表达情感。舞动治疗师的大部分工作都集中在协助来访者发展富有表现力的动作词汇。治疗师所重视的审美技能包括准确反映来访者动作品质的能力。这需要明智地运用动觉同理心，以及观察细节所需的观察技能，并在治疗师的身体中再现它。"如果用于舞动自我疗愈，就有意识地从空间、力度、速度、节奏各方面提高自己的肢体表达语汇，并且在舞动者之间进行和弦的动作交流，不断经历动觉美感。拉班动作、瑜伽、非洲舞、蒙古舞等技能都可为提高身心健美而使用。

在舞动治疗或疗愈中，音乐的使用更与美学价值分不开。音乐和节奏的感染力会激发舞动表达的美的灵感。"用于治疗目的的音乐选择涉及一套高度复杂的标准，很大程度上基于对舞蹈和音乐如何相互关联的美学理解。"[1] 治疗师会应来访者的文化背景、心理表达和行为转化的需要选择音乐。不同种族、年龄、宗教、地区、个性的来访者对音乐的感受都会不同。舞动自我疗愈者则可以听从此时此刻内心表达的需要选择音乐。在 2008 年美国新墨西哥的艺术与心理学术会上，著名音乐教育家唐·坎贝尔（Don Campbell）说过，任何音乐，包括摇滚、金属、说唱等，只要适合表达的需要，对表达者来说，就是美的，就具有疗愈性。

五、体验实践 | Experiential Practice

1. 自我展示的走秀：①习惯地走步；②卑微地走步；③闲暇地走步；④自信地走步；⑤自豪地走步；⑥炫耀地走步。

---

[1] HERVEY L. Artistic inquiry in dance/movement therapy [M]. Spring Field: Charles C Thomas Publisher, 2000: 82-85.

2. 流动性动作探索：①肢体各部位的灵活性；②肢体各部位的连接性；③全身的流动性；④富有能量的自由舞动。

3. 象征性舞蹈表达：①选择喜爱的音乐；②舞出一种色彩的特性；③舞出心情的色彩；④舞出希望的色彩；⑤用你喜爱的舞蹈技能表达自己（可以是芭蕾舞、现代舞、民族舞、街舞、禅舞、广场舞等）。

4. 节奏性围圈舞动：①选择节奏性强的音乐；②自由地按节奏舞动；③逐渐舞蹈到一起围成圆圈；④每人轮流到中心领舞；⑤形成一致的节奏和动作，即兴创作结束仪式。

第三节
本真动作和舞蹈正念

Section 3　Authentic Movement & Dancing Mindfulness

一、问题引入 ｜ Checking in Questions

（一）问题（Questions）

你怎么分辨一个人的无意识动作和有意识动作（可以你自己或他人举例）？

（二）回答范例（Answer Examples）

1. 我的闺蜜和我谈她与男友的关系时，她嘴里说着"他很爱我，对我很好，我没有什么抱怨"，但同时我看到她的身子不停地扭动，好像在否定自己的说法。我感觉这是下意识的动作。在继续询问后，她果然说出了对男友的大男子主义行为的不满。

2. 我给自己规定每天早晨起床后做抻拉动作，这些动作是设计好的有自觉意识掌控的动作，但有时我会不自觉地蹦跳几下或握拳击打几下。这似乎是下意识的，可能与我当时的心情有关。

3. 一次上课，我看到一向讲课举止沉稳庄重的W老师在讲台上来回走动，感觉他有什么心事。后来我了解到他太太生病住院了。之后，我和W老师谈起我观察到的这个细节，他说："哎呀，你捕捉到了这个下意识动作，我都没意识到。"

二、学习要点 ｜ Learning Points

以体验为主轴，掌握以精神分析心理学为基础的本真动作的理念核心和实践要领；同样以体验为渠道，理解以认知行为心理学为框架的舞蹈正念的意义和步骤。并且，能够通过自己的实践体验，阐述两种舞动方式的不同特质和效果。

三、本真动作的意义和框架 | The Meaning and Framework of Authentic Actions

本真动作（authentic movement）的创始人是玛丽·斯塔克·怀特豪斯（Mary Stark Whitehouse，1911—1979）。她先是一名职业舞者和舞蹈老师，随后又着迷于荣格精神分析的学习。20世纪50年代，怀特豪斯将现代舞蹈和荣格心理学理念融入一种新的具身化探究，即允许"无意识在动作中表达自己"的方法，创建了以"肢体的自由联想"（free association of body）为途径的"深度动作"（movement in depth）。怀特豪斯在培训学生时常常强调"本真"（authentic）这一词汇。20世纪70年代，她的学生珍妮特·阿德勒（Janet Adler）将这个词化为大写，正式明确了"本真动作"不仅仅是一种动作方式，更是一种实践。延续怀特豪斯的开拓，阿德勒突出"集体意识具身化"（embodying collective consciousness）的过程，在理念和实践上把"本真动作"发展为一门完整的舞动治疗体系。

阿德勒在著作《来自意识体的奉献：真实动作的规律》（Offering from the Conscious Body: The Discipline of Authentic Movement）中说道："玛丽对身体意识的认知是动作者意识现象的核心。"她记录了怀特豪斯对本真动作的描述："当动作是简单而不可避免的，无论多么有限或局部都不能改变时，它就变成了我所说的'本真'——它可以被认为是真实的，属于那个人。"由此出发，本真动作的特质在于：① 没有任何装饰的展示——"动作，是要经历的，要在身上'发现'的，而不是穿上的裙子或大衣。这种动作，从一开始就存在于我们身上。它可以使我们得以解放。" ②能揭示最深藏的内心真实——"有一种内在开放的态度，一种倾听自我的能力……只有专注和耐心才能使之成为可能……动觉可以被唤醒和发展……只有当找到内在，即主观联系时，它才会有意识。"在动作过程中，往往深藏的潜意识或肢体记忆会浮现出来。③ 达到彻底的投诚和释放——"'我被移动了'……是自我放弃控制的时刻……允许自我接管身体的移动。这是一个无法解释、无法准确重复的无预谋投诚时刻……动作体验的核心是动和被动的感觉……"[1]

本真动作的实践基本框架如下：①小组集体冥想或热身，目的是肢体放松，把注意力放到自身。②结伴分为动作者和见证人进行工作。③没有音乐和导语，治疗师宣布开始，动作者闭眼，静心倾听，深度感觉自己。④动作者一般始终闭眼，集中向内，无目标地、由内心驱动地自由动作，仿佛走向未知的旅程。⑤见证人认真观看，用自己的肢体共情地感受动者的动作；一般不做干预，只有当动作者的动作发展非常迅速或产生暴力倾向时，可以干预，让动作者的眼睛睁开，确保无人受到伤害。⑥动作的时间10~20分钟，时间不长，但经历往往简明、深刻，有时像梦。⑦在治疗师指示"动作者按自己的速度结束动作"后，见证人和动作者用3~5分钟时间做笔记或绘画，记录自己的动作或观察的经历。⑧动作者和见证人对面坐下，进行口头交流（有的是见证人先说，有的是动作者先说）。很重要的是：见证人必须如实描述客观看到的和自身的感受，而不加分析或评判。⑨小组分享。这里有三个程序：A 动作者分享——愿意分享的动作者贴地向前伸出双手，以示意自己要发言，然后开始口头分享，说完后再贴地向前伸出双手，以示意分享结束；B 见证人回音——在得到分享动作者的同意后，见证人先后以贴地向前伸出双手的方式，分别重复动作者说过的对自己有触动的词句；C 治疗师反馈——在得到动作者的许可后，治疗师用自己的话描述在见证动作者的动作中自身感受的经历，以共情为基点。

本真动作中的意义：这是通过动作者与见证人的关系体现的。阿德勒在她的另一本代表作《清空中的亲密：具身化意识的进化》（*Intimacy in Emptiness: An Evolution of Embodied Consciousness*）中写道："本真动作的规律是由一个人动和一个人见证动作之间的关系来定义的。在西方文化里，作为一个人，内心深

---

[1] ADLER J. Offering from the conscious body: the discipline of authentic movement [M]. Vermont: Inner Traditions/Bear & Company, 2002：77, 86.

处渴望被他人看到我们的样子。我们希望被见证，没有评判、投射或解释。最终，我们想要见证，看到另一个……在规则中，动作者闭着眼睛工作，随着他们的动作变得高度特定于他们自己的性质和历史，慢慢地将注意力转移到内心。见证人不仅要关注动作者在做什么，还要关注他们在动作者面前的内心体验。随着见证人拥有预测、判断和解释，动作者越来越自由地冒着遵守从无意识中产生的动作冲动的深化需求的风险。当身体为最初无形式物质的表达找到形式时，个人意识就会进化。随着动作者磨炼他们对发展中的内部见证人的意识，见证人也意识到他们的内部动作者，动作者在见证人的圈子里工作，这为集体意识创造了深化的可能性。动作者、见证人的经历以及两者之间的关系发生在许多层面上，创造了一种跨越无意识、意识和威尔伯所说的'超意识'领域的复杂性。"①

　　本真动作是一种微妙但强有力的舞动治疗实践。在本真动作的实践中，个人通过身体的表达经历探索和创造、心理和神圣之间的关系，开发动觉意识和人际交流能力。共情和对具身存在的感受往往是实践中的天然产物。在本真动作的过程中，在被他人见证的环境里，传感世界被唤醒，观念得以澄清，感情得以肯定，通过自我身体的认知恢复权威感。该方法支持个人连接到一个更深的生命的力量，可以带来对日常经历意义的意识增强。肢体的潜意识往往变得更加可用来增强认识和反思，并有可能促进发展一个更安全的人际依恋风格，小组工作探索归属的动力和增强一个人的独特性，以及更广泛的人类社会的贡献意识。

四、舞蹈正念 | Dancing Mindfulness

　　如果说本真动作是西方文化的体现，那么舞蹈正念便是东方文化的结晶。如果说本真动作以精神分析心理学为理念基础，那么舞蹈正念便以认知行为心理学为取向。

---

① ADLER J. Intimacy in emptiness: an evolution of embodied consciousness［M］. Rochester：Inner Traditions, 2022：154-155.

（一）正念的起源与发展（The Origin and Development of Mindfulness）

"正念"一词起源于印度教，源自梵文"smriti"，意思是"觉知"。在更专业的翻译中，"smriti"的意思是"回归意识"。古代印度教经典谈到了一种称为"禅定"的冥想，佛教又给正念带来了新的观念。在南传佛教和汉传佛教中，正念被视为修行的核心。在这些佛教教派中，正念不仅是一种修行方法，更是一种修行态度和修行哲学。正念的概念是佛教心灵哲学中的一个重要方面。在佛教中，正念被认为是能够帮助人们摆脱无明、痛苦和烦恼的良方。正念要求人们在修行时保持警觉和清醒，不对自己的想法、情绪和行为产生过度的执念。正念主张，我们应该对现实有一个真实的认知，对自己的内心状态有一个清晰的了解。

20世纪60年代，越南著名僧人一行禅师把"正念"的理念及方法带到西方世界，为西方心理学界带来了一股清泉。20世纪70年代末，作为一行禅师和升山等禅宗佛教导师学生的美国医学教授乔恩·卡巴金（Jon Kabat-Zinn）把正念带入了正在西方兴盛的认知行为心理学疗法。他建立了萨诸塞大学医学院"减压诊所"和"医学、保健和社会正念中心"。他提出正念可以帮助人们应对压力、焦虑、疼痛和疾病。他将正念简单地定义为"一种特殊的有目的的、当下的、不加评判的关注方法"。[1]

（二）练习正念的意义（The Significance of Practicing Mindfulness）

正念通常被描述为简单的"活在当下"的练习。正念可以更完全地理解为以清晰、智慧和善良的方式存在，留心和关注自己的经历体验。每当你通过感官将意识带入直接体验的事物，或通过你的思想和情绪带入你的心理状态时，你就是在留心。越来越多的研究表明，当你训练你的大脑保持专注时，你实际上是在重塑你大脑的物理结构。正念的目标是唤醒我们的心理、情感和身

---

[1] MARICH J. Dancing mindfulness: a creative path to healing and transformation [M]. Woodstock: Skylight Publishing, 2015.

体过程的内部运作。

"正念需要行动。它要求进行个人调查。全世界的人们都发现正念是一种帮助人们克服焦虑、愤怒、悲伤和许多其他困难经历的工具。这种古老的做法已经发展了数千年，现在比以往任何时候都更容易获得。每天，我们都会更多地了解正念意味着什么，以及正念如何影响大脑。通过了解什么是正念，它在你的生活中是如何有益的，以及如何开始，你正在为深刻的意识和成长奠定基础。"①

"正念是敞开心扉拥抱生活呈现的一切，同时意识到当下的可能性。这是对全意识的觉醒。韧性是超越和改变那个时刻威胁、挑战或损失的行为。存在很多重叠。正念已经是一种超越环境的行为。"②

正念和冥想之间的主要区别在于，正念是一种品质。正念就是要专注并意识到正在发生的所有事情。而冥想是一种关注于内心经历的调整性练习。它基本上包括对我们自己以外的任何人的柔软、温柔和善意。要培养正念的技能或能力，需要冥想，因为冥想是用于培养正念的工具之一，而冥想可以分为许多途径，其中之一就是正念生活。正念是一种具有许多益处的品质，其中之一与心理健康益处有关。辩证行为疗法是一个使用正念方法作为技术的例子，冥想不是一种品质，而是一种明显影响大脑和心理健康的实践，被用作培养心理健康和柔情的方法之一。正念可以通过正式和非正式两种方式进行练习，但冥想需要正式的练习技巧。正念是冥想的众多方面之一，而冥想有许多不同的方面。

五、玛利奇舞蹈正念 | Marich Dancing Mindfulness

杰米·玛利奇（Jamie Marich）博士是一位变革性体验的促进者。作为一名临床创伤专家、表现艺术家、作家、瑜伽老师、表演者、短片制作人、灵气大师，她将所有这些元素结合到她的使命中，以激发他人的疗愈和成长。

---

① SOCKOLOV M. Practicing mindfulness: 75 essential meditations to reduce stress, improve mental health, and find peace in the everyday [M]. Emeryville: Althea Press, 2018: 3.

② MARICH J. Dancing mindfulness: a creative path to healing and transformation [M]. Woodstock: Skylight Path Publishing, 2015: 249.

2000—2003年，她在波斯尼亚和黑塞哥维那开始了自己的职业生涯，担任人道主义援助工作者，主要教授英语和音乐，同时也从事其他项目的自由职业。她在世界各地教授创伤疗愈、EMDR疗法、艺术表达、正念和瑜伽相关的主题，同时在她俄亥俄州（Ohio）东北部的家乡开设私人诊所和在线教育业务。玛利奇是许多关于创伤疗愈和治疗的书籍的作者，还有更多的项目正在进行中。玛利奇是创造性正念研究所（The Institute for Creative Mindfulness）的创始人。

有不少舞蹈/动作实践者创造性地把正念带入舞蹈与动作的练习，我们这里以杰米·玛利奇博士的著作《舞蹈正念：治愈和转变的创造性途径》(Dancing Mindfulness: A Creative Path to Healing and Transformation)为理论和实践的版本框架。玛利奇博士认为："舞蹈正念从根本上来说是一种冥想练习，它使用舞蹈作为实现正念意识的主要手段。舞蹈正念可以自己练习，也可以在社区中分享，还可以带入临床或医疗机构（如果这些机构可以冥想）。"

（一）舞蹈正念的七个心理姿态（The Seven Attitudes for Dancing Mindfulness）

玛利奇提出了在练习舞蹈正念时的心理姿态必须具有七种要素：

第一，不评判（nonjudgment）。玛利奇明确道："不评判是指在不受内部传感器或批评者影响的情况下进行思考、感受或反应。不评判是一种'只注意'想法、情绪或任何可能出现的相关事物的态度。"

第二，耐心（patience）。玛利奇把它描绘为优雅地等待，"耐心教会我们如何优雅地等待。通过培养这种态度，我们不仅学会推迟即时的满足，而且还可以学会在旧的、基于羞耻的反应抬头并试图破坏我们的健康时对自己更加温和"。

第三，初心（beginner's mind）。玛利奇解释道："初学者是以开放的心态对待每一项新任务。想象一下孩子在尝试新事物时可能会经历的惊奇感。有了这种态度，我们就消除了专家的思维定式，避免生活在隐喻的自动驾驶仪中。"

也就是说不要让既成的或已有的成见误导自己。

第四，不力争（non-striving）。玛利奇强调把生活作为旅程，而不是目的地。她陈述："不力争并不意味着懒散或惰性，而是鼓励一种对待生活包括工作，不力争、不较劲的态度。在不力争的过程中，我们让发生的一切发生。正如一句老话所说，生活的意义在于旅程，而不是目的地。这句话概括了不力争的精神。"

第五，信任（trust）。笔者认为，首先是相信自己的肢体和内心。玛利奇还谈到相信他人，相信团体，相信看不见的存在。"我们还可以在旅途中练习信任。"

第六，接受（acceptance）。这里谈的是接受现实，哪怕是"残酷或令人不快的"实践。接受可以成为通往和平的途径。接受并不意味着你必须"喜欢"停止与之作战的现实。接受是内化"本来面目"的态度。

第七，放手（letting go）。玛利奇提议的放手是指"释放你对一种情况、情绪、人、事或结果的'控制'"。因为当你想事事都在自己的掌控之中时，会带来压力、紧张，乃至阻碍自己的创造力。"放手通常会让我们感到解放，或者至少好像自由就在眼前。这种反应可以为我们自己的健康和成长扫清障碍。"[1]

（二）舞蹈正念的七个步骤程序（The Seven Step Program of Dancing Mindfulness）

玛利奇的舞蹈正念的程序分七个步骤展开。这些步骤可以一次完成，也可以分别开来一次完成一个步骤。玛利奇的教授有许多细节和理念解说，本课从实践的角度对七个步骤做简化和要领性的介绍。

第一，呼吸（breath）。玛利奇把呼吸步骤比作"生命在我们身上起舞"。呼吸是生命的信号。第一个步骤的展开从关注你的呼吸开始，觉察你呼吸的频率、强弱和特质，感觉呼吸在全身每个部位的流通状况，从上到下，从头部到

---

[1] MARICH J. Dancing mindfulness: a creative path to healing and transformation [M]. Woodstock: Skylight Path Publishing, 2015: 227–271.

脚趾，什么部位顺畅，什么部位堵塞。这是一个肢体的签入过程，不要强制或有意做什么改变，而是带入你的认知，呼吸会告诉你，你的肢体是酸疼需要休息，还是能量腾跃，你的肢体是僵硬萎缩，还是灵活伸展，你可以自然地随着呼吸起舞。

第二，声音（sounds）。玛利奇称这个步骤为"和弦于生活过程"。这一步骤把注意力聚焦到你的听觉感受，从聆听呼吸开始，到聆听心跳，然后是音乐的播放，大自然声音（海浪、鸟鸣等）的播放，与呼吸和弦，与心跳和弦，与音乐和弦，与大自然和弦，在和弦中舞动。让自己的肢体节奏与环境节奏调频沟通，舞出和谐的旋律。

第三，肢体（body）。玛利奇强调肢体是"真实性的容器"。身体从不撒谎，肢体提供比大脑更多更准确的信息。这个步骤把注意力集中于自己的肢体，并聆听除了呼吸和心跳之外其他的声音。练习过程包括：

1. "面条化"（noodling）：面条化的意念在于这是"让身体无计划地，液体般得像一根煮熟的面条动作的艺术"。想象自己的身体像在锅里煮的面条，水热了，沸腾了，干硬的面条慢慢煮软。

2. "全身起立"（full body rising）：从腿部站立到两臂伸展，从局部拉抻到全身扩张，感受肢体的信息，面对和接纳全部的肢体自我。

3. "走秀舞蹈"（runway dancing）：可以选择自己喜爱的音乐，按照自己的方式，穿行于教室的空间，走出自我的亮色。

第四，思想（mind）。玛利奇指出这一步骤的目标是"带我们回到当下"。"当你沮丧时，你生活在过去。当你焦虑时，你生活在未来。让自己活在当下。"观察自己的内心、思维和情绪，"与恶魔与欢乐共舞"。这里笔者把玛利奇的练习做一定的调整：①与内在的消极信念共舞，拥抱自己的阴影，接纳、放手、转化；②与内在的积极信念共舞，亲吻自我确定的字句，用肢体书写这些字句；③与他人共舞，感受此时此刻。可以是教室里的他人，也可以是形成你生活环境的人。

第五，精神（spirit）。玛利奇强调"指引舞蹈的伟大"。笔者理解，这里指的是属于个人的精神信仰，使自己度过艰难、不断前行的崇高寄托。"舞蹈正念是一种尊重你的出身并邀请你拥抱自己的灵性概念的练习。"玛利奇尤其明确尊重每个人的文化背景、宗教或精神实践。与你的神圣共舞，找出个人精神信仰支柱的象征，与之连接、沟通、舞蹈。

第六，故事（story）。玛利奇将这一步骤解释为"拥抱我们的旅程"。每个人都有自己的故事。叙述就是表达，表达就是疗愈。"向你脚下的地球、你周围的空间讲述你的故事。你的空间就是你的画布，你的身体就是画笔。让你的故事在你的空间中创作。颜色和元素现在正在通过你的呼吸、通过你的精神发送给你。在这个空间里描绘你的故事，创造你的故事，舞动你的故事！"舞动自己的故事时，可以是有选择的，片段的，也可以是自然的，在这此时此刻涌向你的。

第七，融合（fusion）。玛利奇将这一步骤描绘为"在整体美中休息"。这个程序的练习集中于在静止中寻找融合，引导冥想。可以播放冥想音乐，在缓慢的节奏中反射前面几个步骤的经历，融合每一个步骤，整合全身心，沉静于存在之美，当下之美，完整的自我之美。①

六、体验实践 | Experiential Practice

1. 本真动作：按照前文介绍的本真动作的程序进行体验实践。①围圈冥想放松肢体；②结伴为动作者和见证人，动作时长为12分钟；③动作结束，做经历的绘画或笔记；④结伴者口头分享交流；⑤互换角色；⑥全组分享、反馈。

2. 舞蹈正念：①呼吸聆听；②心跳舞动；③肢体面条化；④与阴影，与阳光共舞；⑤精神探索舞蹈；⑥用肢体讲述你的故事；⑦自我整合的冥想。

3. 记录并分享感受，讨论两种舞动方式在意识层面的不同影响作用。

---

① MARICH J. Dancing mindfulness: a creative path to healing and transformation [M]. Woodstock: Skylight Path Publishing, 2015: 1, 19, 41, 48, 64, 75, 87, 108, 114, 131.

艺术表达 与心理健康

第四节
五节律动作和五行之舞
Section Four　Five Rhythms Movement & Five Elements Dance

一、问题引入 ｜ Checking in Questions

（一）问题（Questions）

你可以用韵律或节奏来表现你所处的一种环境（可以是城市、机关、学校、家庭、宿舍等）吗？或者用一种大自然的元素（土、木、水、火、金等）描绘一个你熟悉的人？

（二）回答范例（Answer Examples）

1. 我感觉我的家庭是很混乱的节奏，妈妈总是歇斯底里地叫喊，不论是高兴还是生气，爸爸会突如其来地拍桌子，小弟弟会不停地满屋跑动，不时地摔倒或摔碎东西。

2. 我感觉我的女友像水一样柔软，总是顺从我的意愿，围绕我转，让我很舒服。但有时我又觉得她太粘人，似乎要把我的个人意志和独立空间给淹没了。

3. 我很喜欢校园的氛围，快速而又和谐的韵律，给人清晰而朝气蓬勃的感受。尤其是运动场上，好像大家都是熊熊燃烧的火，激情澎湃，充满生命的能量。

二、学习要点 ｜ Learning Points

用东西方文化对比与交接的视角融会贯通五节律动作与五行之舞的理念核心与实践要领，真正感受并掌握两种舞动方式的疗愈功能与途径。

三、罗斯与五节律 | Roth & Five Rhythms

加布里埃尔·罗斯（Gabrielle Roth，1941—2012）是一位美国舞蹈家和音乐家，研究方向为世界音乐和恍惚舞蹈流派，对萨满教特别感兴趣。在20世纪70年代末，罗斯克服了抑郁和创伤，在纽约市建立了"动作中心"（The Moving Center）。她创立了五节律（five rhytms）方法，又称舞蹈能量（energy in waving dance）。罗斯认为，世界的万事万物都是能量的流动，而能量的流动有五种节律：①流动（flowing）；②断奏（staccato）；③混沌（chaos）；④抒情（lyrical）；⑤静止（stillness）。

五节律是能量的波浪，五节律动作的流程创造一个波浪，容许舞者从充分的动态释放达到内在的静止。她的愿景是将舞蹈传播到世界各地，利用动作的力量治愈身体和精神。现在全世界有数百名五节律教师在工作中使用她的方法。五节律已经成长为一个为舞蹈、汗水、改变和支持而生的全球社区。在2009年伦敦的"生命的呼吸学术会"（the Breath of Life Conference, London 2009）上罗斯被称为"用脚开处方的人"。

罗斯用"曼陀罗医学"（Medicine Mandala）来展示她的五节律及其与身心联系的元素[①]（见表3-1）。

维基百科（Wikipedia）用表格方式明晰罗斯的五节律"曼陀罗医学"。

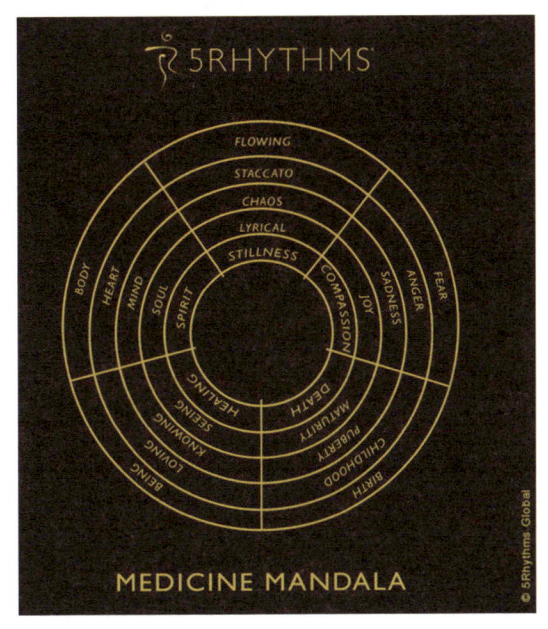

图 3-41　曼陀罗医学

[①] ROTH G. 5Rhythms cosmology［EB/OL］. https://www.5rhythms.com/gabrie-lle-roths-5rhythms/5rhythms-cosmology/.

表 3-1　加布里埃尔·罗斯"曼陀罗医学"的元素
The elements of Gabrielle Roth's "Medicine Mandala"

韵律 Rhythms	情感 Emotion	生命阶段 Stage of life	感知方式 Way of perceiving	自我方面 Aspect of self
流动 Flow	恐惧 Fear	出生 Birth	存在 Being	肢体 Body
断奏 Staccato	愤怒 Anger	童年 Childhood	热爱 Loving	心觉 Heart
混沌 Chaos	悲伤 Sadness	青春 Puberty	知悉 Knowing	思维 Mind
抒情 Lyrical	快乐 Joy	成人 Maturity	看到 Seeing	灵魂 Soul
静止 Stillness	同情 Compassion	死亡 Death	疗愈 Healing	精神 Spirit

罗斯这样描绘五节律的本质："有一种舞蹈只有你才能跳，它只存在于你身上，此时此地，永远在变化，永远真实。你准备好着迷地听了吗？如果你是，它会把你带到你一直梦想的自我。这是一个承诺。"[①]

四、五节律的流程和内涵 | Procedure & Contents of Five Rhythms

五节律起始于头脑的放空，身体的驱动，从头到脚的热身后：

第一，流动，这是在无意识（unconscious）层次。舞动时，感觉"我不在舞蹈"（I'm not dancing），"我"像水一样，不自觉地、被动地流淌。"在'流动'中，我们身体力行地练习身体流动的艺术。流动是通向我们内在真理的管道，是跟随自己能量流动的冲动，忠于自己——倾听和关注我们的需求，接受我们的内在和外在世界。当我们对身体存在的流动敞开心扉时，所有其他途径都会开放。这是最美丽、最迷人的舞蹈方式之一——参与、在周围、观看。

---

① ROTH G. 65 gabrielle roth quotes on success in life［EB/OL］. https://www.overallmotivation.com/quotes/gabrielle-roth-quotes/.

体现流动节律的男人和女人是柔软的、灵活的、臣服的,并且相信他们的双脚会引导他们去往他们想去的地方。"

第二,断奏,这是在下意识(subconscious)层次。在"断奏"节律中,动作会是突发的、快速的、强力度的、释放的;这时是下意识支配肢体,"我在舞动"(I'm dancing),"我"发泄出体内积压的情感能量。"在断奏中,我们身体力行地练习男性能量的力量。它具有冲击力和力量,促进了与世界其他地方的联系。断奏是通往心灵的大门。它向我们展示了如何走进与我们的双脚和我们的感受相关的世界。这种节奏是我们线性世界的统治者,是我们战士部分的统治者,是我们表现为真理和清晰的部分的统治者。"

第三,混沌,这是深入到本能(intuitive)层次。在"混沌"节律中舞动,完全无拘无束地放野自我,"归还自然原本"(As it is meant to),随心所欲而动。"在混沌中,我们在身体上练习完全释放身体的艺术——我们释放头部、脊柱、臀部和脚,并以比我们想象的更快的速度动着。混沌让我们摆脱幻想,让我们一头扎进节奏中。它带领我们从'我不能'到'我愿意'。混沌的简单练习立即将我们带回我们的身体,回到当下。这种节奏将我们从关于我们是谁的所有想法中解放出来,并给我们一种完整、自由、直觉和创造力的真实体验。"混沌之舞充满了宣泄的能量,进入了未知世界,我们突破舞蹈,突破自我。

第四,抒情,这里上升到想象(imaginative)层次。在"抒情"节律中舞动,按照自己喜爱的模式来表达,"这是交流性的"(It is communicative)。"在抒情中,我们练习摆脱混沌的艺术。这是身体、精力、情感和精神的舞蹈重生。抒情的练习教会我们如何打破破坏性的模式,屈服于我们灵魂自我的流体深处,创造性地重复,从我们自己的最深处冒出来,达到我们经常忘记的正直和尊严。抒情是广阔的,将我们与人性、永恒的节奏、重复、模式和循环联系起来。抒情更像是一种存在状态,而不是节律,因为它可以清晰地表达任何节律的轻盈程度。我们的脚步变得轻盈,就像鸟儿在空中飞翔一样——但毫无疑问,在抒情中我们脚踏实地,充满力量。

第五,静止,这是达到超我的灵感(inspiration)层次。在"静止"节律中舞动。静止不是不动,而是用动作给内心的宁静造型;在这个层次的舞动,从脚到头"被所有的灵感席卷而去,达到心醉神迷,自我消失,只是舞动"。"在静止节律之舞中,我们以慢动作移动,静中的动将我们身体生命经验的积累融入真正的智慧中。最终,我们融入静坐冥想,旅途中的所有其他节律都汇聚在寂静的重要共鸣中。"① 我们结束于一个精神升华的境界。

五、五节律的效用和意义 | The Utility and Significance of the Five Rhythms

按照罗斯的理念,五节律——流动、断奏、混沌、抒情、静止是存在的状态。"它们是我们想去的任何地方的地图,在所有意识层面上——内在和外在、前进和后退、身体、情感和智力。""它们是回归真实自我、脆弱、狂野热情、本能的自我的标志。"② 虽然看似简单的过程,但五节律练习促进了深入且无止境的探索,使舞者超越自我强加的限制和孤立,进入创造力和联系的新深度。罗斯依循五节律创造的舞动是一种动态的动作练习,一种在身体内激发创造力、连接和联想的练习。

作为个人,为什么我们进行五节律舞动?"五节律是用于个人探索的简单、明确和宽敞的地图。潜入这些地图,给我们时间和空间来享受教义,专注于一个方面,突破阻力,并舞到另一边。与志同道合的灵魂一起,有意识地、不可预测地、创造性地动作。这是一种锻炼和同时进行冥想的动态方式。它们告诉我们生命是运动中的能量,使我们摆脱对人、地点、物体或想法的任何固定观念。"在五节律舞动中,可以挖掘出植根于意想不到的新鲜动作方式的自由式运作词汇——发自内心且高度个人化。通过五节律舞动,生活中的困境、内在的障碍可以得到确定,并得到最终的释放。"

罗斯从她自身的创伤、疗愈和成长角度概括了"五节律宇宙性"(five

---

① Gabrielle Roth's 5Rhythms Trainers. What are the 5Rhythms [EB/OL]. https://www.5rhythms.com/gabrielle-roths-5rhythms/faqs/.

② 同①.

rhythms cosmology）："从我的困惑中，动作激起了比我想要的更大的东西——释放原始的意识，让谎言消失——催生了一种被置于时间摇篮中的五节律的本质，不断地被想要了解所有事物之精神所在的饥渴而震撼。五节律——一条通往根源的途径。"①

六、琳达晓乔与五行之舞 | Linda Xiaoqiao & Dancing with Five Elements

笔者，琳达晓乔，20世纪80年代初师从北京师范大学艺术与传媒学院创始人黄会林教授学习中国现代戏剧文学，80年代末赴美师从美国中部舞动治疗创始人简·西格尔学习舞动治疗。作为具有中国血统和文化基因的美国高级舞动治疗师，在30年的舞动治疗临床实践、专业教学和科学研究中，笔者探索并创建了以中国传统疗愈理念为基础的舞动治疗方法，笔者称之为五行之舞（dancing with five elements），用于治疗病患、专业督导、身心疗愈、个人成长，都收到了十分积极的治疗效应。如果说，五节律是以西方心理学潜意识为驱动的舞动，那么五行之舞便是以东方哲学象征性意念为引导的舞动。这里主要从自我疗愈和个人成长角度来介绍五行之舞。

七、五行之舞的理论框架 | Theoretical Framework of Dancing with Five Elements

（一）哲学理念（Philosophical Concepts）

五行之舞是一种建立在中国传统医学理念上的以自我疗愈为宗旨的干预方法。五行理论作为一种哲学，由中国古代思想家于公元前1300年至公元前256年创立。它认为宇宙由阴阳两种相反的能量运行（扶阴而上，抱阳而下），通过五种物质元素运行：金、木、水、火、土。宇宙中的所有变化都可以用阴

---

① ROTH G. 5Rhythms cosmology［EB/OL］. https://www.5rhythms.com/gabriel-le-roths-5rhythms/5rhythms-cosmology/.

阳的运作和五种元素的进展来解释，因为它们要么相互促生，要么相互制约。宇宙的一切现象，包括人类，都可以通过这个道来理解。因为它与自然之道相连，这种哲学一直在影响现代生活的许多方面，尤其是健康领域。

（二）生理视线（Physiological Perspective）

这五种元素通过称为经络的有机气（能量）路径体现在人类身上：①土——以胃和脾经络为代表，可以通过人的唾液和嘴唇观察；②金——以肺和大肠经络为代表，可以通过人的声音、皮肤和黏液进行观察；③火——由心脏和其他三条与心脏相关的经络代表，可以通过人的呼吸、汗水和面部肤色观察；④木——以肝胆经络为代表，可以通过人的眼睛、肌腱和指甲进行观察；⑤水——由肾脏和膀胱经络代表，可以通过人的骨骼、尿液和头发观察。该理念强调打开经络的停滞和阴阳平衡。

（三）心理视线（Psychological Perspective）

作为能量流，五种元素承载着特殊的情感和品德：①土——胃能量承载着共情、担忧、焦虑、自我怀疑，提携信仰的美德，可以通过唱歌来疏通；②金——肺能量承载着悲伤、勇气、羞耻、内疚，提携正直和尊严的美德，可以通过哭泣来疏通；③火——心能量携带着爱、恨、喜悦、兴奋、震惊、紧张，携带信任和礼节的美德，可以通过笑声来疏通；④木——肝能量承载着耐心、愤怒、易怒，携带仁慈与秩序的美德，可以通过叫喊来疏通；⑤水——肾能量携带着平静、恐惧、孤独、不安全感，携带聪慧和智行的美德，可以通过呻吟来疏通。该理念强调引导特定的有机气能量来释放表达某些积蓄的情感。

（四）动作视线（Movement Perspective）

肢体动作是由内部能量流动的力量驱动：①土——吮吸节奏的约束性张力流动、圈状的下降与闭合的造型变化过程，呈黄色；②金——快速流动的撞击节奏，有目标的辐射进攻造型过程，呈白色；③木——涌动与分娩的节奏，缓慢持续自由流动，上升的变化造型过程，呈绿色；④火——快速自由流动呈现跳跃与弹跳的节奏，塑造上升和传播，呈红色；⑤水——自由流动的方式与摇曳漂流的节奏，无方向的漫延造型过程，呈黑色。该理念强调通过与特定元素相关的能量影响来区分动作属性的感觉。

（五）关系视线（Relationship Perspective）

五种元素之间的动态张力是相互依赖和制约关系，没有一个元素可以单独存在：①土——助生金，而制约水；②金——助生水，而制约木；③水——助生木，而制约火；④木——助生火，而制约土；⑤火——助生土，而制约金。该理念强调阴阳相互对立的辩证过程和元素之间的不断转化。

（六）审美视线（Aesthetic Perspective）

五行作为自然的象征意象，为心灵提供了迷人的自然图像，这为舞动疗愈带来了富有的美学价值：①金、木、水、火、土所具有的美的属性，尤其鼓励想象力和创造力；②通过象征性的舞动，人们可以扩大内部空间，伸向宇宙气场，与大自然的旋律和健康能量的无尽资源建立联系；③通向天人合一，与大自然融为一体的和谐境界，激励了从"小我"走向"大我"的升华；④在五种元素不同的审美特质中探索和确认自我价值；⑤在五种元素的转化过程中，美感的经历可以激励对自我性格的开发和潜能的挖掘。

八、五行之舞用于自我疗愈和成长 | Dancing with Five Elements for Self- Healing & Growth

芝加哥具身化教育学院（Embodied Education Institute of Chicago）联合创始人、高级舞动治疗师金伯利·罗斯威尔（Kimberley Rothwell）曾经是我的实习研究生，她在2019年给中国专业人员做舞动治疗培训时，专门谈到五行之舞对自我成长的意义："这是我记得的从琳达那里得到的最重要的督导：这是一种邀请，可以在我的身体和我的动作中找到五种元素的资源。我记得与五行共舞，并在它们每个元素给我的职业生涯提供不同的方法和质量中得到了极大的满足和喜悦。我可以像水一样围绕阻力流动。我可以用火烧掉需要烧掉的东西。我可以安顿下来并屈服于地面的支持及其丰富的稳定性。又像一棵树，我可以成长并寻找滋养我并帮助我茁壮成长的东西。像金属一样，我能够在需要的时候果断和坚定。中国文化中的这些转化性元素对我来说成为了职业自我可能性的象征性资源。"

五行之舞用于个人疗愈和成长时，一般的实践程序如下：

土之舞——让自己脚踏实地。舞动体验过程包括：①播放中国传统健脾音乐；②用意念关注胃部，疏通脾胃经络；③呼吸引导的肢体接地气；④在动作中感觉土的质地；⑤想象在大地的怀抱中舞动（可以随音乐轻声哼着歌）。土之舞的目标是解除担忧和焦虑，建立安全感和对自己的信念。

金之舞——找到自己的声音。舞动体验过程包括：①播放中国传统的金元素音乐；②用五个元音发声打开肺和大肠经（可以一手抚肚脐下部，一手抚胸口肺部位，吸气腹部胀气，吐气时，分别发出五个元音 a [ei] /e [i:] /i [ai] /o [eu] /u [ju:])；③动作表达内心的悲痛和哀伤；④逐渐舞出金的质地，直接、坚硬、锋利；⑤舞出自我的尊严和价值，像金一样闪光。金之舞的目标是倾诉悲痛，提高自己的声音、尊严和价值。

火之舞——让激情和爱燃烧。舞动体验过程：①播放中国传统疗心音乐；②摆脱大脑束缚，感受心跳，用意念疏通心经；③与火的影像共舞，感受温暖，感受所爱；④在玩耍性的弹跳节奏中舞蹈，用笑声带出有趣的动作；⑤舞出自己的梦想和激情所在。火之舞的目标是通过心经的开放，挖掘自己的生命动力和激情、爱自己和爱他人的能力。

木之舞——拓展创造性能量。舞动体验过程包括：①播放木元素的中国传统音乐；②放慢呼吸，用正念观察自己的内部混乱；③通过动作与吼叫释放储存在肝部的愤怒、沮丧、烦躁；④慢节奏舞动，疏理肝经，善待自己；⑤与木能量共舞，将自己想象成一棵正在生长的树，枝叶伸向天空。木之舞的目标是通过肝经的梳理，增强内在的善良、秩序、耐性、理性，从而开发自身的创造性能量。

水之舞——滋养身体的智慧。舞动体验过程包括：①播放滋养肾经的中国传统音乐；②进行肾经穴位指压练习（如果不了解肾经络的穴位也没关系，可以从脚底到小腿内侧，大腿内侧，到前胸进行敲打）；③舞动中想象流水淌过全身，清洗从外界沾染的尘埃污垢；④舞动中想象流水进入体内，排除害怕和恐惧的情感，净化能量；⑤想象自己与大自然的水源融为一体，像瀑布、溪流、像大海，汹涌、绵长、澎湃，没有穷尽，感受到自己的勇敢和智慧。水之舞的目标是增强元气，让身心得以恢复、振兴，从而唤醒肢体的悟性。

五行转化之舞——在分别经历了五种元素的舞蹈后，觉察自己舒适或障碍的元素，开始探索各元素之间的不断转化，在这个过程中认知自己的特性并挖掘自己的潜能。如果是团组练习，可以找到伙伴与之互动，不要互相模仿，而是像阴阳对应舞动，五行自然地转化，以产生互相的补充和升华。这个过程的审美享受是无限的。

九、练习两种舞蹈疗愈方法的补充说明 | Additional Instruction for Two Methods of Healing Dance

1. 五行之舞和五节律动作的练习一样，不一定按照常规的排列次序，可以依循自己身心状态，从任何一个元素开始。譬如五节律的练习，如果感到怒不可遏，便可以从断奏开始，让情绪得到充分释放，然后再进入流动或者混沌等元素；五行之舞的练习，如果感觉阴虚、疼痛、枯竭，便可以从水之舞——肾经络的疏通开始，然后转向其他元素。

2. 每次的练习不一定要把五个节律，或者五个经络元素都舞到，可以按照自己的需求。

3. 五节律和五行之舞可以对应地结合练习。流动与水元素相对应，断奏与金元素相对应，混沌与火元素相对应，抒情与木元素相对应，静止与土元素相对应。可以从以潜意识为基本驱动的韵律动作开始，然后进入以象征意念为引导的经络舞蹈。这种练习可以更有效地把潜意识上升到自觉意识，并通过自觉意识创造美感，促进本能自我的发掘和成长。

十、体验实践 | Experiential Practice

1. 五节律练习：①热身——播放音乐《Body Jazz 1》(initiation by Gabrielle Roth)，从头部活动开始，到颈部、肩部、手臂、双手、到躯干、双腿、双脚；再用脚部启动，逐渐带动全身，放空大脑；②流动——播放音乐《Flow》(initiation by Gabrielle Roth)，让肢体松软、温柔、优美起来；③断奏——播放音乐《Staccato》(initiation by Gabrielle Roth)，释放愤怒情感和体验雄性爆发力；④混沌——播放音乐《Chaos》(initiation by Gabrielle Roth)，体验自由狂野、无拘无束的自我解放；⑤抒情——播放音乐《Lyrical》(initiation by Gabrielle Roth)，使用自己喜爱的舞动模式，优雅地抒发内心情感；⑥静止——播放音乐《Still》(initiation by Gabrielle Roth)，用缓慢的动作体现内在的宁静，结束于冥想静坐；⑦用文字或绘画记录五节律舞动的身心经历，口头分享。

2. 五行之舞练习：①热身——经络拍打和抚刷，打通能量；②土之舞——播放脾脏养生音乐《合和》(吴辰越专辑《五脏的音符》)，以土壤形象意念引导，在大地母亲怀抱中舞动，获悉安全感和支持力；③金之舞——播放肺脏养生音乐《云凝》(吴辰越专辑《五脏的音符》)，以金矿形象意念引导，发声表达，体验舞动的力度；④火之舞——播放心脏养生音乐《紫竹调》(道家音乐疗法)，以火燃形象意念引导，活泼，跳跃，自由，激发激情和动力；⑤木之舞——播放肝脏养生音乐《破茧》(吴辰越专辑《五脏的音符》)，以动作与吼声梳理肝气，以树木形象意念引导舞动，接地、伸展、扩张、生长；⑥播放肾脏养生音乐《天涧》(吴辰越专辑《五脏的音符》)，以流水形象意念引导舞动，滋养身心，感受恢复活力和灵感；⑦转化之舞——播放音乐《Dialogue with Ocean》(by David Mingyu Liang)，在五种元素中任意转化舞动，不断与不同人互动、共舞，感受能量在互动中的转化与升腾；⑧结束后，用文字或绘画记录在舞动过程中的身心经历，然后口头分享。

3. 从对比的角度，记录并讨论五节律与五行之舞对自我身心的影响经历。

第四章

戏剧、性格与转化

Chapter Four
Drama, Characters & Transformation

导语：戏剧——为真实和理想的自我而排练
Prologue: Drama-Rehearsing for the Real and Ideal Self

关于戏剧，有这样一些名言：

"全世界都是一个舞台，所有的男人女人都只是演员。"——英国古典戏剧家威廉·莎士比亚（William Shakespeare）

"我们都必须参与戏剧，来发现我们是谁，并发现我们可以成为谁。"——巴西现代戏剧家奥古斯托·博阿尔（Augusto Boal）

"戏剧是暴露，是对抗、矛盾，它导致分析、建构、认识，并最终导致理解的觉醒。"——英国戏剧和电影导演彼得·布鲁克（Peter Brook）

"戏剧，是对另一种生活的渴望。"——中国戏剧评论家童道明

"戏剧是生活的必需品。在过去的一百年里，戏剧和剧场作为健康社会和健康个体的'必需品'这一主题再次出现。叶夫列诺夫说剧场'比舞台宽得多'，而不仅仅是为了娱乐或教学。它是'对人来说就像空气、食物和性交一样必不可少的东西'。"——美国戏剧治疗师菲尔·琼斯（Phil Jones）

"戏剧，就是在有限生命里的无限旅行。"——无名人士

"戏剧常常成为我们看待世界的另一扇门，使得我们能够重新审视自己和周遭的一切，发现生活中隐匿的情感。"——无名戏剧评论者

"戏剧有可能引导我们感受一些我们平时没有机会感受的情感，启发我们思考一些我们平时想不起来去思考的事情，这便实现了对自身灵魂的审视和对自身生命的感悟，而戏剧艺术也就在此实现了其高尚的价值！"——无名观众

关于戏剧表演，又有这样一些名言：

"表演是为了探索人类的灵魂。"——美国演员安妮特·贝宁（Annette Bening）

第四章 戏剧、性格与转化

"表演是在想象的环境下真实生活的能力。"——美国表演教师桑福德·迈斯纳（Sanford Meisner）

"表演就是赤身裸体地站起来，然后慢慢地转身。"——美国演员罗莎琳德·拉塞尔（Rosalind Russell）

"表演是把自己'脱'个干净，然后释放你的天性，开发你的潜能……释放天性其实是回归天性，因为天性我们每个人身上都有，但是我们的成长环境和社会环境给我们的束缚太多，让我们有了一层层伪装，把自己的天性压制了下去。表演者恰恰需要先脱掉这些衣服，再去感受自己的身体和世界的交流，你就不会畏首畏尾了。"——中国表演艺术家冯远征

"领会生命的全部意义是演员的职责，诠释生命是他的难题，表达生命是他的奉献精神。"——美国演员马龙·白兰度（Marlon Brando）

常常，人们把生活比作戏剧，又把戏剧比作生活。戏剧承载的是人类丰富而复杂的情感，是用声音、肢体、表情、动作来表达情感的艺术方式；戏剧的表演对象就是人，戏剧能让人们更好地认识自己，发现自己的激情所在，拓宽自己的想象力和创作力，领悟生活的真谛和艺术的魅力。戏剧是一门综合艺术，涵盖了文学、音乐、舞蹈、表演、美术等形式，同时激发听觉、视觉、触觉、动觉等各种神经机能，能更好地提高个人的智慧和能力。戏剧是现代素质最好的具身化教育，学习戏剧能使人拥有更大的勇气去面对自己，挑战自己。在这一章里，我们不是学习有关戏剧创作或表演的专业知识、技能，而是学习戏剧与自身性格行为建设的关系。这里包括学习教育戏剧、理解戏剧能力与身心成长的关系，学习心理剧和戏剧治疗的理念与方法，让戏剧实践成为认识矛盾、开拓性格，实现真实和理想自我的排练。

艺术表达 与心理健康

第一节
斯莱德的教育戏剧与儿童游戏

Section 1　Slade's Drama in Education & Children Play

一、问题引入 | Checking in Questions

（一）问题（Questions）

你儿童时代记忆最美好的游戏或玩耍的经历是什么？它对你的成长有什么影响？

（二）回答范例（Answer Examples）

1. 我的童年在农村度过，我没有过什么玩具，记忆最深的是与小伙伴们一起爬树捉知了。我们把捉到的知了放到自己做的小竹笼里，看谁的知了多，叫得响，到晚上就把它们都放掉，第二天再捉，再比。我觉得这种玩耍的经历提高了我身体的灵活性，唤醒了我喜爱大自然的天性。

2. 我最喜欢的童年游戏是跳皮筋，一边唱一边跳，一关一关地跳过去。回想起来，每次跳皮筋都非常快乐。这对我的身体长个子，提升跳跃性、协调性，以及形成开朗向上的性格很有帮助。

3. 我记忆最深的游戏是与小伙伴们扮演各种角色，演戏玩。记得我扮演过王母娘娘、白骨精、文成公主、仙女等。我觉得这个经历形成了我的爱美和自信的特点，培养了我共情和交流的能力。

二、学习要点 | Learning Points

理解斯莱德教育戏剧的基本理念与内涵，戏剧、游戏与儿童身心成长的关系，并掌握基本的教育戏剧的儿童游戏实践方法。

三、斯莱德与教育戏剧 | Peter Slade & Drama in Education

彼得·斯莱德（Peter Slade，1912—2004）是英国的第一位戏剧治疗师。在提出戏剧治疗的概念之前，他的大量贡献是开辟教育戏剧。1947—1977年，作为伯明翰教育委员会的第一位戏剧顾问，斯莱德将有关教育戏剧的主题带入了学校，并在教育学院开设了相关课程。同时，他建立了一个儿童实验剧院，在那里他的教育戏剧理论得到成功的实践。斯莱德赢得了国际认可。他把戏剧教育发展到教育戏剧。他的教育戏剧思想至今影响着全世界的教育领域。

教育戏剧与传统的戏剧教育的区别在哪里？在斯莱德的戏剧哲学被承认之前，教育中对戏剧的重视主要放在戏剧表演上，孩子们被教育如何表演从而去为他人做演出。斯莱德认为，戏剧不只是关于表演，而是关于每个人从童年到成年的个人成长和表达。他的第一本书《儿童戏剧》（Child Drama，1954年），被誉为教育戏剧的圣经，至今仍是一部具有开创性的著作。随后出版的其他书籍包括《儿童戏剧导论》（Introduction to Child Drama，1958年）、《自发性体验》（Experience of Spontaneity，1968年）和《自然舞蹈》（Natural Dance，1977年）。他的最后一本著作是《儿童游戏：对人类发展的重要性》（Child play: its importance for human development，1995年）。

斯莱德的教育戏剧和戏剧治疗思想是从儿童戏剧、游戏理论起步的。他认为：①对活动的记忆是有意识地记录在孩子身上的，他们在那个特定的时刻被留下自己的想法和感受的记录。斯莱德认为，正是这样，我们才能学会用这些记录的象征符号来发展诸如阅读、写作和数学等基本技能。②这种情绪化和富有表现力的儿童玩耍和游戏是新的渐进式教育的核心，侧重于以儿童为中心的学习。③如果一个孩子在童年时没有多少玩耍的机会，那么这可能会导致难以适应成年后的生活状况。斯莱德将儿童戏剧视为一种特殊的艺术形式。在这里，戏剧不是一门学科，也不是一种教学方法，而是一种存在状态。斯莱德称为"生活的艺术"。

在儿童戏剧中，斯莱德认为教育的重点是促进整体自我。其核心是他的个人游戏和投射游戏的命题："一个健康的孩子会平衡两种游戏形式：个人游戏（personal play）和投射游戏（projected play）。"① ①个人游戏是活跃的，身体力行的，能量释放的活动。在这里，孩子们可以以任何方式表现自己，并成为他们想要表现的事物或性格。个人游戏往往伴随很大的声响，与他人的互动，包括跑来跑去、打球、角色扮演、歌舞表演和体育运动等。②投射游戏则是更为个人化和间接化，多在大脑中进行的活动。它通常在身体静止时发生，想象能量的运作从身体转移到脑海，并投射到某种媒介，包括书籍、玩偶、玩具车、绘画或图片等，这种游戏需要组织、集中和耐心。两种游戏可以转化或交叉进行，通常，投射游戏可能在后期发展为个人游戏。在斯莱德的教育戏剧思想和儿童游戏理念的影响下，后来的教育戏剧专家们继续发展了他的理论，很典型的是关于游戏与儿童身心发展的理论。

四、童年游戏六阶段与身心发展 | 6 Stages of Play in Childhood & Bodymind Development

米尔德里德·伯尼斯·帕滕·纽霍尔（Mildred Bernice Parten Newhall，1902—1970）是美国社会学家，明尼苏达大学儿童发展研究所研究员。她是最早在斯莱德的教育戏剧理论基础上以游戏为案例对儿童进行广泛研究的人之一。纽霍尔提出了著名的"帕滕的童年游戏六阶段"（Parten's 6 Stages Of Play In Childhood）②。游戏六阶段的主要内容如下：

（一）第一阶段：0～3个月——空置游戏（Phase 1: 0~3 months—Unoccupied Play）

从生命的最初几个月就可以观察到空置游戏。它被定义为缺乏焦点或叙

---

① BURT K. History of drama in education part 2: peter slade & child drama ［EB/OL］. https://burtsdrama.com/2020/04/29/history-of-drama-in-education-part-2/.

② DREW C. Parten's 6 stages of play in childhood, explained !［EB/OL］.（2020-01-01）. https://helpfulprofessor.com/stages-of-play/.

述的感觉活动。主要特征包括：①缺乏社交互动；②缺乏持续的专注力；③游戏过程中没有清晰的故事情节；④语言使用不存在或非常有限。空置玩耍的例子包括：捡起、摇晃然后丢弃附近的物体，在婴儿床里敲打着一个游戏手机，咯咯地笑着。空置游戏的身心效益在于：在生命的最初几个月里，空置游戏帮助孩子在世界上定位自己。他们学会运用自己的四肢和掌握运动技能。他们发展深度感知、触觉技能和目标持久性。

（二）第二阶段：3个月~2.5岁——独处游戏（Phase 2: 3 months~2.5 years old—Solitary Play）

独处游戏涉及一个孩子独自玩耍，对自己周边以外的玩具几乎不感兴趣。它比无所事事的空置游戏更加专注和持久。主要特征包括：①增加对玩具的关注和持续关注；②新兴的游戏叙事，例如使用象征性游戏，推动一个积木来代表一辆汽车；③玩耍时对其他儿童或成人不感兴趣；④无组织的比赛，缺乏明确的目标。单独玩耍的例子包括：两个孩子在玩他们的玩具，但从不看对方或对对方表现出任何兴趣。独处游戏的身心效益在于：该阶段，孩子已经发展出对一个玩具保持兴趣超过60秒的能力，这在养育孩子的专注和独立的心理能力。在孩子长大并掌握了更高级的游戏形式之后，仍然会继续使用单独游戏。即使在成年期，我们也会用独处游戏来充电、反思和探索自己的新思想。

（三）第三阶段：2.5~3.5岁——旁观游戏（Stage 3: 2.5~3.5 years old—Onlooker Play）

旁观游戏是孩子对其他孩子的游戏行为表现出兴趣的第一个迹象。在这个阶段，孩子们会在不参与的情况下观察其他孩子的游戏。他们通常会坐在可以听到的附近观看，这样他们就可以听到其他孩子的游戏对话。主要特征包括：①孩子们对其他孩子的游戏表现出兴趣；②由于害怕、不感兴趣或犹豫而不参与玩耍。旁观游戏的例子包括：在多年龄段的教室中，年幼的孩子会观察年长的孩子在玩耍，但不会参与"大孩子游戏"。旁观游戏的身心效益在于：聆听和观察是强大的学习形式。在旁观游戏中，孩子们养育了观察、了解和等待的能力，为未来的参与性和互动性活动做好心理准备。

（四）第四阶段：3.5~4 岁——平行游戏（Stage 4: 3.5~4 years old—Parallel Play）

平行游戏涉及孩子们彼此靠近但不在一起玩耍。他们倾向于共享资源并从远处观察彼此，但在玩游戏时不会共享相同的游戏玩法或目标。主要特征包括：①在同一个房间和相同的资源玩，但不是在一起；②独立探索和发现；③观察和模仿；④在游戏过程中有不同的目标和重点；⑤与其他孩子的交流很少。平行游戏的例子包括：兄妹玩同一套乐高积木，却各自建造不同的建筑；孩子们共享画笔和颜料，但在不同的画布上绘画。平行游戏的身心效益在于：培育了保护自我空间并与他人和平共处的肢体意识，同时为参与玩耍做好互相了解和技能准备的心理过渡。

（五）第五阶段：4~4.5 岁——关联游戏（Stage 5: 4~4.5 years old—Associative Play）

关联游戏意味着孩子们开始相互分享、承认、复制和合作。然而，这还不是合作游戏，因为孩子们在游戏中还没有共同的目标，换句话说，他们还没有以任何具有凝聚力的方式"一起"玩。主要特征包括：①协商资源共享；②新兴的喋喋不休和语言技能；③孩子们互相询问有关他们游戏的问题，但仍然在以各自不同的目标和策略独立玩耍；④模仿和观察继续发生，但距离更近了。关联游戏的例子包括：孩子们互相询问关于他们的游戏、他们在做什么以及他们是如何做的问题。关联游戏的身心效益在于：孩子们在从事个人任务同时意识到玩耍资源的有限，因此彼此协商使用哪些资源，这会积极促进养育孩子洞察现实的心理智慧以及协商分享的性格能力。

（六）第六阶段：4.5 岁以上——合作游戏（Stage 6: 4.5 years old and above——Cooperative Play）

合作游戏代表了完全整合的社会团体游戏。在这个游戏阶段的特征是：

①孩子们一起玩，分享同一个游戏；②孩子们拥有共同的目标；③在游戏中相互分配角色；④合作实现他们设定的游戏目标。合作游戏的例子包括：富有想象力的游戏，孩子们扮演他们最喜欢的电影角色来表演一个场景或创造他们自己的新场景；轮流进行的棋盘游戏，按照共同和商定的规则进行；有组织的体育运动竞赛，等等。这个游戏阶段的身心效益在于：社交技能的发展和社会化的成就意识。在这个游戏阶段，孩子们可能特别需要支持，包括指导练习和建立框架。孩子们在游戏中扮演团队角色，为了游戏的共同利益，需要学会妥协和牺牲。这对他们今后的心理性格、组织能力、团队精神的培养无疑是最好的途径。

五、儿童戏剧游戏的实践 | Practice of Dramatic Play for Children

戏剧游戏（dramatic play）是指儿童参与想象力和戏剧活动的一种游戏类型，通常涉及角色扮演、讲故事和表演。戏剧游戏亦称扮演游戏（pretend play），是一种象征性游戏，孩子们在其中假装自己是其他角色。他们模仿从这些人物身上观察到的言语和行为，通常是穿着象征他们的衣服或配饰的物品。戏剧游戏是目前在中小学推行的教育戏剧中最主要的实践形式，也是与戏剧治疗关系最紧密的儿童活动。

美国儿童教育学家戴夫·康奈尔（Dave Cornell）博士列举了"10个戏剧游戏的例子"（10 dramatic play examples）：①孩子们在带玩具厨房的幼儿园里玩过家家；②两个孩子戴着宇航员头盔，假装升空进入太空；③使用模拟水果摊从供应商处购买水果并使用假钱付款；④和朋友们围坐在桌子旁玩着小塑料茶具；⑤男孩们在房间里互相追逐，扮演警察和强盗；⑥孩子们用布偶互相交谈并分享糖果；⑦在模拟的美发沙龙中，女孩或男孩使用玩具刷和吹风机为彼此设计发型；⑧孩子们穿着他们最喜欢的超级英雄服装假装与恶棍战斗；⑨戴着蜜蜂帽，在房间里嗡嗡作响；⑩一个女孩用玩具听诊器检查朋友洋娃娃的呼吸。[1]

---

[1] CORNELL D. 10 dramatic play examples [EB/OL]. (2024-01-03). https://hel-pfulprofessor.com/dramatic-play-examples/.

戏剧游戏对年纪大一些的学龄儿童的影响会更深入一些，有两种主要类型：非结构化和结构化。非结构化的戏剧游戏让孩子们可以自由选择自己的角色和游戏场景。譬如，给孩子们一个泛泛的主题"动物世界"，孩子们可以自由地在这个主题下选择自己想要扮演的动物角色，自发地互动、即兴创造故事场景和情节。结构化的戏剧游戏则是有一个预先确定的场景，有具体的指导方针或提示来帮助他们开始，譬如"课间风波"。给孩子们一个既定场景：课间的教室内。既定人物：新来的学生A胆小害羞，学生B热情友好，学生C泼辣好斗。既定情节：A默默地坐在教室的角落，B热情地与A打招呼，C嘲笑并挑衅A"无知，老土，呆傻"。在做功课时，C不会做的题，A耐心地帮助C解答了，C为之前自己的行为感到惭愧。A、B、C相互发现了各自的长处，决定成为好朋友，B和C向A介绍校园的特点。

戏剧游戏在五个方面展示了对儿童社交、情感和认知发展的重要意义：

第一，戏剧游戏给孩子们一个情感出口。戏剧游戏让孩子们可以表演他们在现实生活中看到或听到的场景，提供了个人表达和内心欲望宣泄的机会。儿童还没有内在思考的能力，他们用戏剧游戏来探索和表达自己的想法和感受。

第二，戏剧游戏塑造自我调节行为。在逻辑思维能力形成之前，儿童以冲动行为而闻名，戏剧游戏是迈向自我调节的积极垫脚石。在游戏中，孩子们往往会非常积极地遵守规则并坚持游戏中的角色。这有助于他们提高抑制冲动、与他人协调和制订计划的能力。

第三，戏剧游戏教授社交互动和解决问题的技能。戏剧游戏引导孩子们解决冲突，考虑不同的观点，并认识到个人在我们社会中的各种角色和责任。戏剧游戏鼓励孩子们考虑一个特定的问题并提出他们自己的解决方案。在一个剧目或游戏人物完成的过程中孩子们将学会如何相互配合并解决难题。

第四，戏剧游戏增强学习动力和能力。戏剧游戏，对于学习来说是动态的。戏剧游戏为孩子们提供了一个绝佳的学习机会，让他们有机会亲身体验我们在日常生活中使用文本的多种方式，还帮助他们认字，提高阅读理解能力。

孩子们经常选择表演最喜欢的故事书中的场景。这使他们对故事中的叙事结构和人物动机有了更深入的了解。

第五，戏剧游戏培养创造性思维和创造力。"那么接下来会发生什么？"这个问题在任何戏剧场景中都是既定的，孩子们肯定会从填补叙事空白中受益。但有些不常见的场景和想法仍然是让他们在思考如何前进时转动头脑的好方法。通过互动、转化和想象力提高，孩子们的智力，特别是创造力得到发展。

从家长和教师的角度看，戏剧游戏让你了解孩子们并鼓励他们的想法，就像我们上面所说的，孩子们通过戏剧游戏从外部处理他们内心的想法和情绪。这意味着你可以通过观察他们的角色扮演来了解很多让孩子开心、害怕或沮丧的事情。

教育戏剧的焦点不在发掘演员和培养表演技能而是聚焦于：肢体表达能力的训练，口语表达能力的提高，情感宣泄和情感调整，性格发展潜力的挖掘，团队组织、合作及解决问题能力的训练，想象力和创造力的激发，积极思维和行为模式的培养，正能量和精神升华的激发。在《小英雄夺宝》游戏中，3～5岁的孩子们锻炼了性格的勇敢和机智，肢体的能动与控制，以及遵守规则的行为意识。

儿童戏剧游戏《小英雄夺宝》插图：

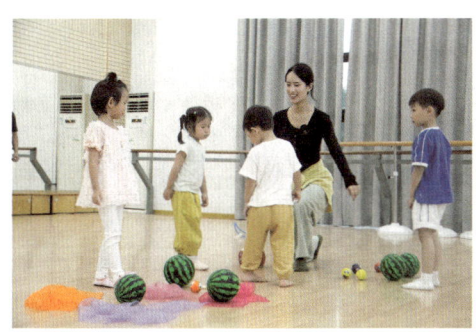
图 4-1　讲解游戏的内容

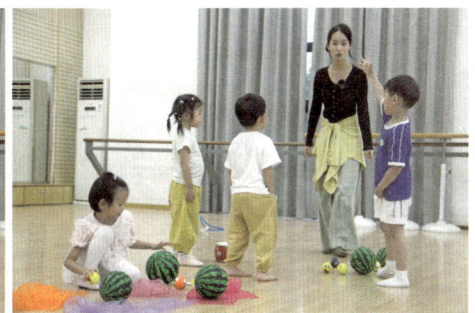
图 4-2　明确游戏的规则

艺术表达 与心理健康

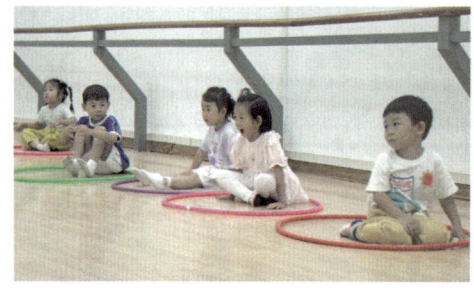

图 4-3　紧张而兴奋地等待巫婆离开

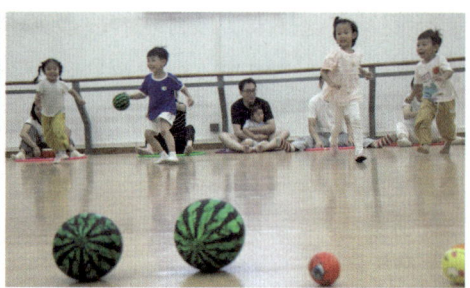

图 4-4　巫婆走了，快快去夺回宝物

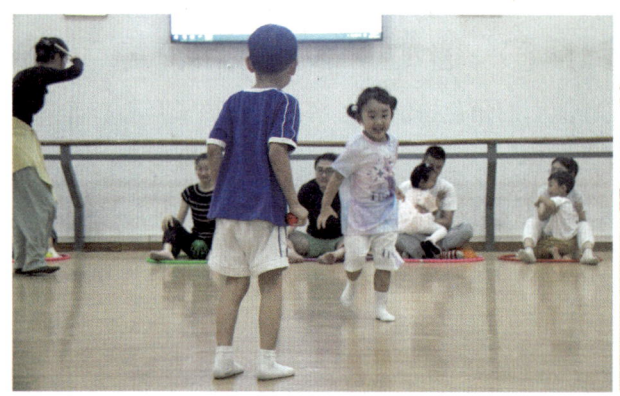

图 4-5　快一点，别让巫婆看见

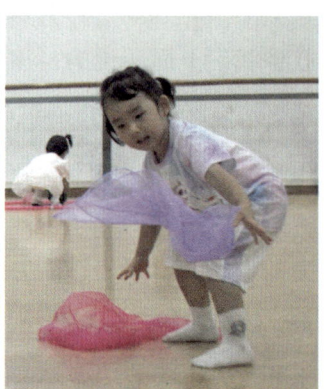

图 4-6　别慌张，抓紧了宝物

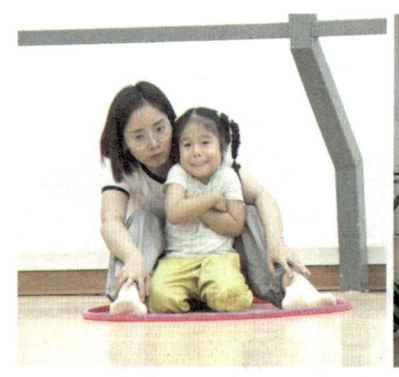

图 4-7　巫婆来了，有点紧张

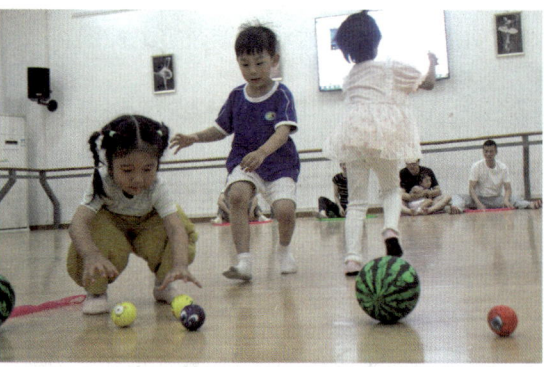

图 4-8　鼓足勇气，夺取宝物

| 第四章 | 戏剧、性格与转化

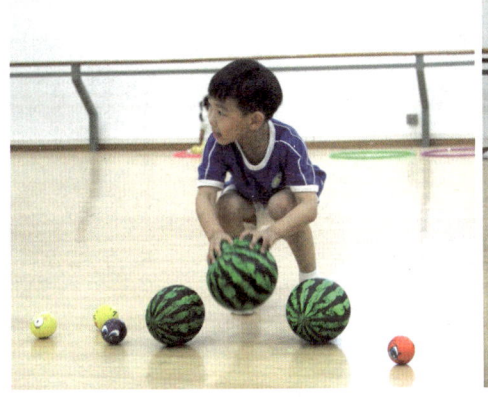
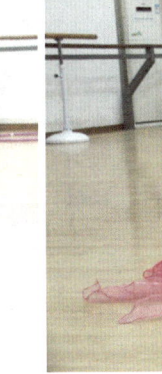

图 4-9　注意观察动静　　　　图 4-10　巫婆来了，别动

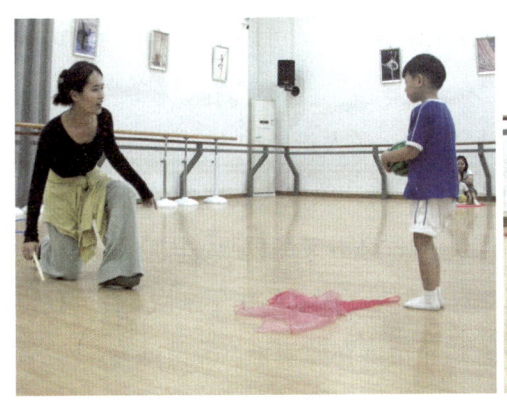
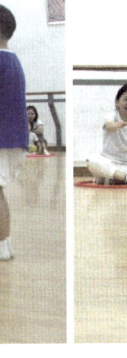

图 4-11　屏住气，别让巫婆发现　　图 4-12　快，赶在巫婆之前

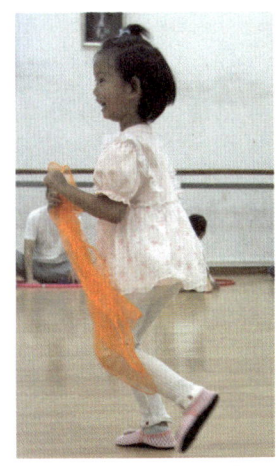
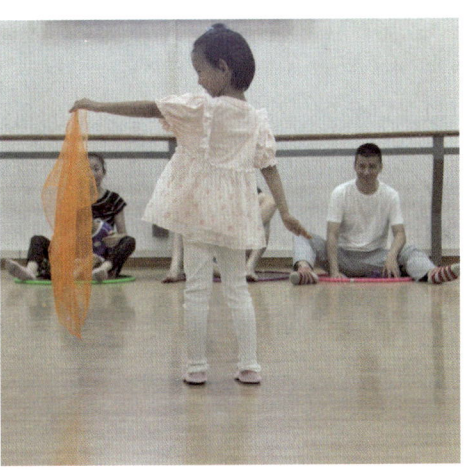

图 4-13　最后一个宝物夺到手　　图 4-14　巫婆又来了，沉住气不动

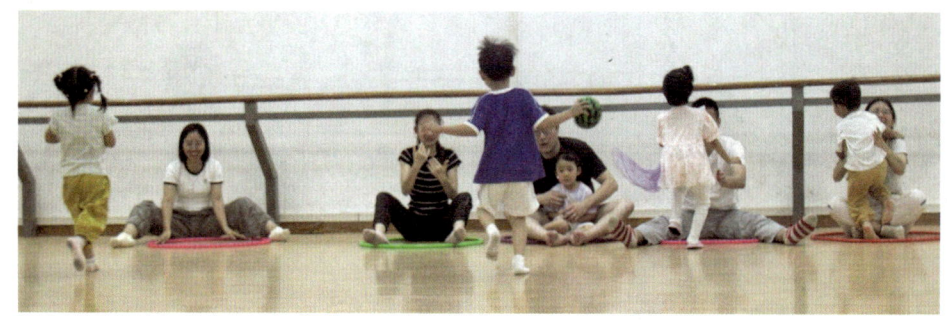

图 4-15　小英雄夺得宝物，胜利归来

六、体验实践 | Experiential Practice

这是三个从简单到复杂的儿童戏剧游戏的方案，可以在练习中增加内容或改编内容。

1. 照镜子：①二人结伴，一人扮照镜人，一人扮镜中人；②照镜人做各种细微的表情和动作，镜中人细腻、准确地反射，照镜人很高兴；③镜子变成哈哈镜，再照镜子，镜中人的反射变得走形、又丑又怪，照镜人吃惊；④镜子变回原样，照镜人松口气，以为刚才自己看花了眼；⑤镜子来回变化，使得照镜人晕头转向，自己模仿起镜中人，搞不清谁在照镜子，滑稽可笑。然后，交换角色，依此表演。

2. 动物世界：①每人轮流做动作扮演一个动物，让大家猜什么动物；②集体讨论动物活动的一个自然环境，可以是大森林，可以是大海，可以是大山里，可以是动物园；③各自选择想扮演的角色，包括动物、植物、自然、人类等；④即兴地展开故事情节；⑤共创一个结局。

3. 编导"我"的故事：①每个同学首先承担编导任务，写下自己的故事，可以是真实的，也可以是虚构的；②抓阄做自己剧目的导演；③编导选择剧中的演员（如果有多余的同学可以继续抓阄做执行导演）；④安排场景，排练剧本；⑤向观众演出。

第二节
莫雷诺心理剧理念和技术
Section 2　Moreno's Psychodrama Concepts and Techniques

一、问题引入 | Checking in Questions

（一）问题（Questions）

当你遇到矛盾的心理状态时，一般用什么方式对待？听之任之？与朋友交谈？以理性战胜情感？听从情感的驱动？或其他？

（二）回答范例（Answer Examples）

1. 我遇到心理矛盾时，往往喜欢给闺蜜打电话，向她述说一通，请她帮忙拿主意。虽然常常没有解决问题，但起码，我抒发了心情，能够冷静一些，把矛盾状态看得透彻些。

2. 我遇到矛盾状态时，喜欢自己闷着想，颠过来，倒过去，常常想得整夜睡不着。所以我患有失眠症。

3. 我一般做事比较容易情感冲动，会凭喜好或舒适感做选择，不愿意面对或细想内心深层的矛盾的另一面，做理性分析。

二、学习要点 | Learning Points

了解作为创造性艺术心理治疗的一种模式——心理剧的基本理念和干预技术，并通过模拟实践感受心理剧对人的心理情绪转化的力量。

三、莫雷诺和心理剧 | Moreno & Psychodrama

雅各布·列维·莫雷诺（Jacob Levy Moreno，1889—1974）是一位20世纪的罗马尼亚裔美国精神病学家、心理社会学家和教育家，心理剧的创始人，也是团体心理治疗的最重要的先驱。他被认为是领先的社会科学家之一。莫雷诺在20世纪初期发展了心理剧，于1921年进行了第一次心理剧治疗实践。

莫雷诺创建心理剧基于这样的信念——健康的人格源于一个人在生活中发展和承担多种角色的能力。这种信念依赖于发挥一个人的创造力和自发性，通过行动方法来扩展这些角色。关于心理剧的定义，按英国心理剧协会（British Psychodrama Association，BPA）的描述："由医学博士雅各布·列维·莫雷诺构思和开发，心理剧采用引导式戏剧行动来检查个人提出的问题。使用体验方法、社会测量学、角色理论和群体动力学，心理剧可以促进洞察力、个人成长及对认知、情感和行为水平的整合。它澄清问题，增进身心健康，增强学习和发展新技能。"[1]

从某种意义上来说，心理剧是最早成熟的一种艺术治疗体系，21世纪，它被创造性艺术治疗联盟（National Coalition of Creative Arts Therapies Associations）列入创造性艺术治疗。

四、心理剧的构成与核心 | The Composition & Core of Psychodrama

心理剧是一种以行动为主导的用于心理治疗的方法，它通过让患者使用自发的戏剧化角色扮演和戏剧性的自我表现来调查和深入了解他们的生活和内心状态。心理剧不是团体治疗的一种形式，而是在团体环境中执行的个人心理治疗。心理剧仅指由莫雷诺博士开发的方法，该方法目前在这种特定方法训练的人中有时以修订形式实施。从某种意义上来说，心理剧是"我"的戏剧，它

---

[1] British Psychodrama Association. Psychodrama. [EB/OL]. https://www.psychodra-ma.org.uk/psychodrama/.

| 第四章 | 戏剧、性格与转化

使用基于特定方法的技术探索群体环境中的个人关注。

心理剧采用行动的方法探索过去、现在和未来的生活事件，不仅仅是通过谈话讨论已经存在的问题或矛盾及其可能的解决方案。心理剧提供了安全地练习新角色，从外部看自己，获得洞察力和改变的机会。需要一个导演、一个行动区和若干小组成员。导演支持小组探索旧问题的新解决方案，小组成员作为重要的其他人参与戏剧，分享他们个人的相关关系，并可以在会议结束时从提出的问题中学习。我们是被视为刻板印象的人还是相反，取决于我们的语言和观点。心理剧的艺术包括识别一个人的暗藏内心和隐喻语言，并使用多种视角来引出主人公和小组成员的主观体验。

心理剧的基本构成是：在一个心理治疗小组的治疗时段（a session of the group）里，由该组的一个患者作为戏剧主角，并专注于制定一个特定的、个人的、情感上有问题的情境。可以设定各种场景，例如描述该患者对过去的特定事件的记忆，未完成的情境，内部戏剧，幻想，梦想，未来冒险情境的准备，或者在这里和未知的心理状态表达。这些场景要么接近现实生活情境，要么是内在心理过程的外在化。该组的其他成员可能成为辅助人员，并通过在场景中扮演其他重要角色来支持主角或者可以介入，作为扮演主角角色的"双重"。

心理剧的核心原则是莫雷诺的"自发性-创造力"理论。该理论强调人类行为和关系中的自发性和创造力之间的相互作用。莫雷诺认为自发性是人类所拥有的基本品质。它代表主动性、自主性和反应能力。自发性使个人能够立即采取行动，即兴发挥并创造性地应对情况。他同时认为，创造力与自发性密切相关。它是自发行为产生的结晶。当个人真实地表达自己并参与创造性过程时，他们就会发挥其固有的创造力。莫雷诺强调，自发性和创造力不仅存在于人类互动中，而且存在于存在的各个维度，包括我们与物质世界的关系。心理剧正是通过帮助个人体验自发性和培养创造力来为自我找到新的心理出路。

莫雷诺认为，个人创造性地应对某种情况的最佳方式是通过自发性，即通过即兴表现和回应的准备。通过鼓励个人以创造性的方式解决问题，自发的和基于冲动的反应，他们可能开始发现他们生活问题的新解决方案，并学习到他们可以承担的新性格角色。在心理剧中，参与者通过在舞台上表现他们的情绪和人际交往来探索内部冲突。心理剧的疗程（通常为90分钟至2小时）主要关注单个参与者，称为主角。主角通过与其他演员和导演（心理治疗师）互动来检查他们之间的关系。这是使用特定技术完成的，包括镜像、双重化、独白和角色转换。

五、心理剧的主要干预技术 | Intervention Techniques of Psychodrama

心理剧的基本干预技术有下列几种：

（一）角色扮演（Role Play）

这种技术涉及个人描绘某些东西，通常是特定的人或物体，这是他们生活中压力或冲突的来源。在角色扮演中有主人公（the protagonist）和辅助自我（the auxilliary ego）。

每个故事都会有主人公，在心理剧中，往往以"我"作为故事的主角人物。一个小组成员选择自己为主人公来演出自己的故事，开始之前治疗师会让成员进行一些具有保护性措施的准备工作，包括：①为一个人在故事的制定中想要表达的东西设定一些目标；②在表演之前的接地气的预热工作中，让成员们的身心集中于当下，此时此刻；③设置角色进入表演区的位置和离开角色表演的位置，回到这里和现在，重新建立现在的方向。

辅助自我，是其他参与者在角色扮演练习或心理剧中所采取的位置，以模拟主角的特定情况。此外，在心理剧中，它也可以是主角生活中代表人物的角色，由舞台上的团体成员之间的任何人扮演，不包括治疗师。另一种概念化在心理剧中将其描述为"缺席者、个人、妄想、象征、理想、动物和物体的表现"，使主角的世界变得真实和有形。辅助自我服务于许多功能，包括：

①通过扮演相反的角色帮助主角探索他的处境；②唤起主人公相似的（对称的）反应；③刺激主人公做出互补反应或扮演互补角色；④让主角更深入地参与心理剧的表演；⑤迅速而充分地带出基本的冲突和压抑的情绪。

（二）独白（Soliloquy）

相对于他人对话，独白技术是让角色单独在面对特定情况之前表达他们的思绪和感受。心理剧使用这种独白技巧，让主角向观众（组员）描述自己内心的经历。这样做的目的是帮助个人更深入地了解他们的心理动态——感受、情绪和想法，并帮助促进宣泄。比如，李达过去的女友突然要求见他，他有些不知所措。在心理剧治疗中，治疗师让他做了一个就要见到前女友的心理独白表演。在独白中，他把自己的复杂情绪，记忆的触动，对未来的猜测，以及自己情感控制的担忧自由地表达了出来。之后，他对这个约会不再慌张，感觉做好了心理准备。

（三）角色转换（Role Reversal）

莫雷诺强调角色转换是心理剧的必要条件或不可或缺的因素。什么是角色转换？顾名思义，角色转换就是角色互换，立场互换；从概念上讲，角色转换意味着超越自我或自我成分；在实践中，角色转换是一种渐进的、谨慎的外展训练技巧。简单地说，角色转换意味着从原扮演的角色换为扮演另一个角色，常常会是一个与原角色对立的角色。在心理剧中，当你"角色反转"时，你试图"成为"另一个人。这可以通过许多不同的方式发生，具体取决于个人的需要和团体的需要。

（四）镜像（Mirroring）

治疗师有时会要求扮演主角的组员表演一种体验。譬如，主角丽娜表演自己在父母吵架中的经历；之后，丽娜的扮演者走出场景，并观察另一个演员进入她的角色并在场景中模仿表现她的经历。这种镜像技术在戏剧治疗里得到发展，可以是动作的镜像，可以是造型的镜像，也可以是表情的镜像。其效果是让主角成员一方面从他人的镜像中感到共情，又可以从客观角度来洞察自己，看到原来看不到的自我方面。

（五）双重（The Doubling）

这里的"双重"是指角色的内在自我。这个特殊的辅助角色往往站在主角旁边，尽可能地与他们保持同步，可能模仿他们的姿势、速度和手势来增加联系。这个"双重"是主人公的另一个版本。在首先与主人公确认之后，"双重"角色就可以开始提供"我的陈述"，这些陈述可能会与主人公产生分歧，也可能会揭示潜台词。譬如，"双重"角色感觉到主人公可能感觉到但不会大声说出来的情感，例如"我真的很生气……"。如果主人公同意"双重"角色的表达，他或她会被要求用自己的话重复这句话；如果他或她不同意"双重"角色的表达，那么，他或她便可大声说出让自己、"双重"角色、治疗师及小组成员都能听到的意见。在这里，双重的干预是让患者意识到：是否是因为害羞、内疚、抑制、礼貌、恐惧、愤怒等原因无法向他人表达自己的想法或感受。在许多情况下，患者并不知道这些想法或至少无法形成表达他们感受的话语。因此，"双重"试图带来自觉意识并给予无意识或表达不足的材料以表达的形式。被"双重"的人有权拒绝任何"双重"的陈述，并在必要时予以纠正。通过这种方式，"双重"自身永远不会错。

双重的角度可以有多种：①同情双重（empathetic doubling）——给主人公同情和理解；②赞赏双重（appreciative doubling）——给主人公肯定和表扬；③矛盾双重（ambivalence doubling）——内在的冲突和矛盾的另一面；④评判双重（critical doubling）——内在的自我怀疑或否定的声音；⑤支持双重（supportive doubling）——给支持性建议；⑥冷静双重（calm doubling）——内心安抚镇静的声音；⑦情感双重（emotional doubling）——让压抑的情感宣泄；⑧掌控双重（containing doubling）——对情绪的理性调节和掌控，等等。治疗师会依据个案的特别需要，来指示和启发双重干预的角度。

（六）空椅子（Empty Chair）

这是一个原始的心理剧投影技术。将一张空椅子放在视野中的一个表演空间内，除了一组参与者的座位安排。然后，椅子上可以摆满许多投射和想象中的人物，人们可以与之对话，例如：已故的父母、过去的自我、配偶、目前自我的某个方面（如防御性的自我等）等。

空椅子技术起始于格式塔疗法，当患者在生活中可能有来自某人或某物的根深蒂固的情感问题时，例如与自己的关系，与他们的个性、他们的概念、想法、感觉等方面或其他人的关系。这项技术的目的是让患者思考他们的情绪和态度。患者在空椅子上的常见事物是另一个人、他们自己性格的各个方面、某种感觉等，就好像那东西在椅子上一样。他们也可以在椅子上移动。把讨论的两个或两个以上的方面摆出来，通常涉及患者和对他们有重要意义的人。

心理剧技术实践插图：

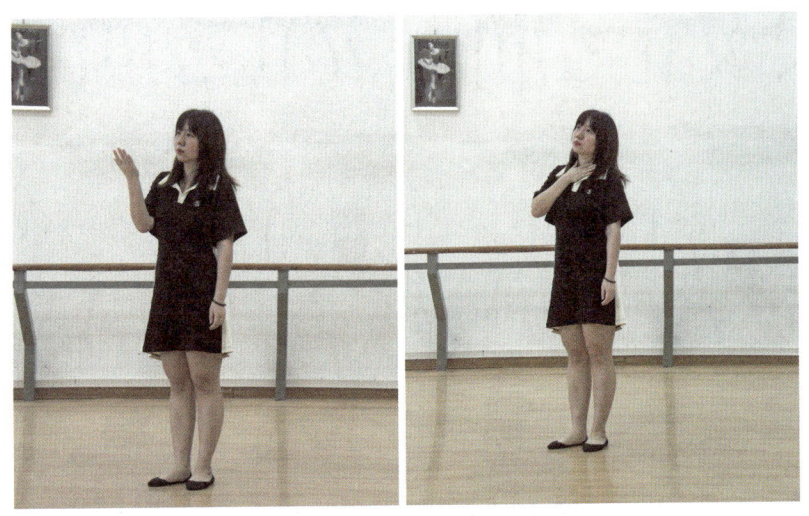

图 4-16 ~ 4-17　独白——我是谁

艺术表达 与心理健康

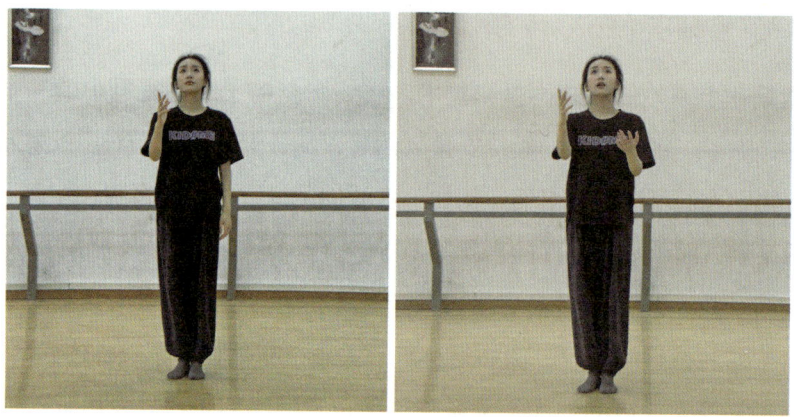

图 4-18 ~ 4-19 独白——我好想他

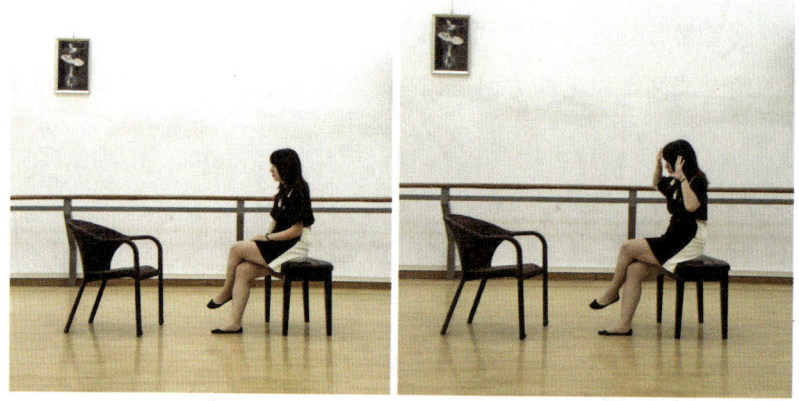

图 4-20 ~ 4-21 空椅子——与室友对话

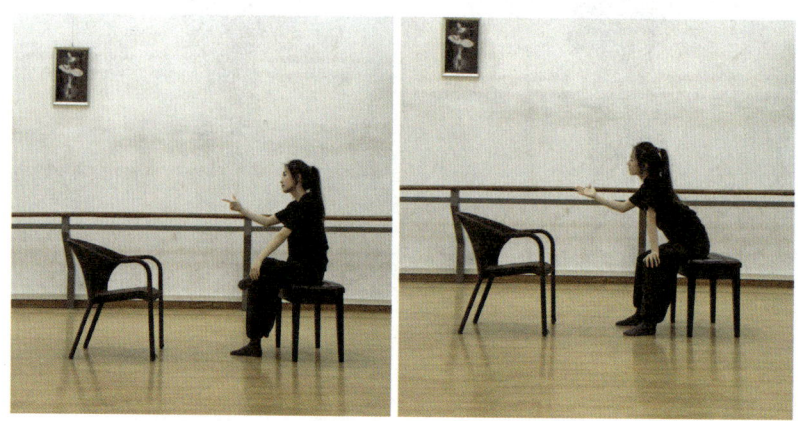

图 4-22 ~ 4-23 空椅子——与前男友对话

| 第四章 | 戏剧、性格与转化

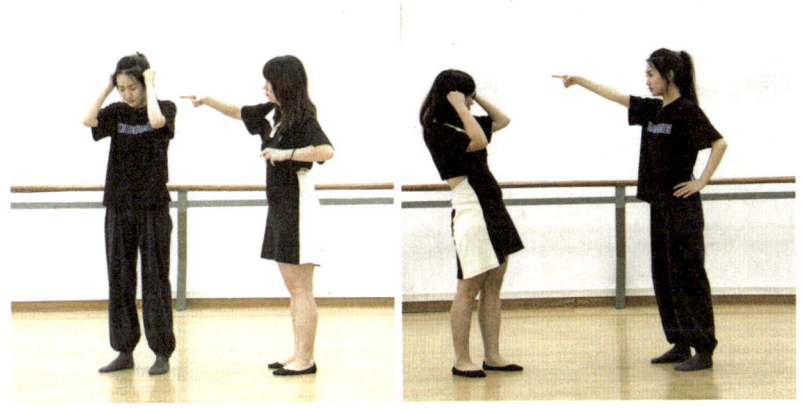

图 4-24 ~ 4-25　角色互换——母与女

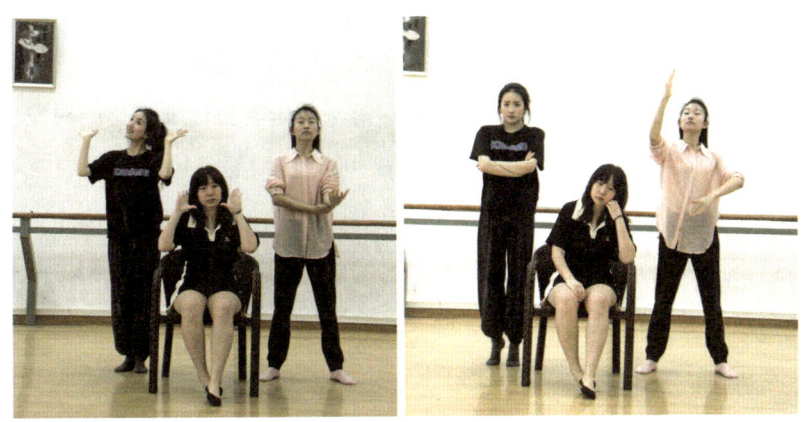

图 4-26 ~ 4-27　双重——情感与理智的声音

插图补充说明：

图 4-16 ~ 4-17 表演者："我是谁？我在哪里？我要到哪里去？我感觉好迷茫，好像满天的星星，都在眨眼睛。我好想遇到我自己，找到属于我的那颗星。"图 4-18 ~ 4-19 表演者："我特别想他，我总希望他能和我贴得更近一些。有时，我们即使在一起，我还是感到他离得很远。为什么？为什么我总在想念他？他想我吗？"图 4-20 ~ 4-21 表演者："平时我总是依着你，可是今天我要说'不'，请你给我空间！"图 4-22 ~ 4-23 表演者："请你不要来缠着我了，解释道歉都没用。你心里应该明白，你做的一些事我无法容忍！为了我的尊严，我必须离开你！"图 4-24 ~ 4-25 母亲表演者对女儿扮演者吼叫："你这么贪玩，这么没出息，你不觉得有愧吗？你知道我为你能上学吃了多少苦吗？"女儿扮演者嘟囔："我也吃了不少苦呀……"互换表演后交谈换位感受。图 4-26 ~ 4-27 情感声音："啊，我多想去告诉他我喜欢他，我们恋爱吧！"理性声音："我目前的任务是考研，不能受情感干扰。"情感声音："考研真枯燥，何时是尽头？"理性声音："事业在前面闪光，努力才会有理想的前途。"

六、体验实践 | Experiential Practice

1. 镜像：①每个同学想一段最近富有戏剧性的经历，可以是遇到久别的好友，可以是与父母争执，可以是与男友分手等；②一个同学说明自己的情境，用动作和表情表现自己的感受；③观众同学复制他或她的动作和表情；④被镜像的同学分享看到镜像后的感受和认知；⑤做镜子的同学分享自己的经历；⑥依此展开下一个同学做经历阐述、动作表达和镜像反馈。

2. 空椅子：①思考在自己生活中有对某人，可以是父母、情人、老师、同学，可以是活着的、当下的人物，也可以是过去的或去世了的人物，因种种原因，想说却没有说出的情感和想法；②一个学生自愿先开始，与空椅子面对面坐下，说明空椅子里坐的是谁，并对自己压抑的情感做简单解释；③呼吸放松，观众全神贯注，给予支持；④想象空椅子里坐着自己要表达的对象，开始诉说想说却没敢说的或没机会说的情感，可以是愤怒，可以是委屈，可以是爱，可以是任何情感（常常在述说中，出乎预料的情感会爆发出来）；⑤述说结束后，讲述人从角色里出来，分享自己的经历；⑥观众给予反馈。然后可以请下一个志愿者进行实践。

3. 双重：①写下"我"自己内心隐藏或压抑的某种情感、欲望或念头（也可以相反，写下在情感冲动时被忽略了的内在理性思考）；②选择一个同学作为"我"自己的双重角色，双重角色开始表达，"我"在倾听；③"我"与自己的双重角色对话，争辩；④"我"与双重角色的谈话结束，或达成理解，或分道扬镳；⑤分享这个双重练习中的感受。

第三节
兰迪角色理论和角色方法
Section 3　Landy's Role Theory & Role Method

一、问题引入 | Checking in Questions

（一）问题（Questions）

你在生活中有哪两种重要的并存在矛盾冲突的角色？

（二）回答范例（Answer Examples）

1. 在生活中我感到两个主要的又存在矛盾冲突的角色是作为女儿的我和作为独立的我，父母对我的期望是学习音乐，不断深造考研、考博，成为音乐教师，有稳定的工作；但我的激情是音乐创作和表演，我想成为一个自由音乐人，今年就要大学毕业，我感觉自己在生命的十字路口。

2. 谈到角色矛盾，我感到目前内心正在经历的两种角色的冲突，一个是作为未婚夫，我的未婚妻，包括两方的家长都要求我马上毕业，回到老家，找个安稳的工作，结婚生子；一个是作为研究生，事业的梦想驱动我想继续考博，深造，在事业上有更大的发展，不想过早地安顿，但我和未婚妻青梅竹马，不想伤害她。这个矛盾折磨得我常常整夜失眠。

3. 我在儿子和学生的角色里挣扎。我来自农村，父母呕心沥血，攒钱供我上学，我已经读了10年书，读到博士，父母也老了，体力不行了，我还在花他们的钱，还不能回去帮他们，养他们。父母坚持不让我回农村，说这样就白辛苦，白养我了。我一边作为学生努力读书，一边内心充满身为儿子的愧疚。

二、学习要点 | Learning Points

掌握在戏剧治疗中角色理论的本质和对自我性格成长的意义。

三、兰迪和角色理论 | Landy & Role Theory

罗伯特·J.兰迪（Robert J. Landy，1944—）博士是当代北美戏剧治疗协会（NADTA）注册戏剧治疗师（RDT）和注册培训师（BCT）。他是戏剧治疗领域的先驱，拥有40多年治疗患有各种精神、认知和适应障碍的儿童和成人的临床经验。他是纽约大学的名誉教授，戏剧治疗专业的创始主任。兰迪在戏剧治疗领域为国际（包括中国）专业人士提供讲座和培训。作为一名研究员和作家，兰迪出版了许多与戏剧、戏剧治疗、音乐剧和相关主题的书籍，并拥有深厚的演艺背景，曾涉足编剧、导演、表演和作曲等领域。兰迪在戏剧治疗领域做出了重大贡献，将创造力、治疗和研究结合起来，以增强来访者或患者的心理健康和福祉。

兰迪博士的代表作是《人格与表演：角色在戏剧、治疗和日常生活中的意义》（Persona and Performance: The Meaning of Role in Drama, Therapy, and Everyday Life）和《戏剧治疗的当前方法》（Current Approaches in Drama Therapy）。兰迪将人格视为一个相互关联的角色的动态系统，世界上人们的运作被认为扮演各种角色，而每个角色都代表了个人身份的不同方面，戏剧治疗为探索这些角色提供了一个独特的平台，让来访者或患者能够通过参与角色扮演，检查自己的行为、情绪和关系模式，从而实现自我意识和成长。日常现实充满了矛盾和矛盾悖论，人们试图找到平衡与和谐。因此，兰迪将健康理解为承受矛盾和生活在极性中的多个角色同时进行的能力。

兰迪是戏剧治疗领域的杰出人物，他通过将角色理论融入他的治疗方法中，为该领域做出了重大贡献。角色，是戏剧的心脏，是心理剧的血液，也是戏剧治疗的脊椎骨。莫雷诺以心理剧开启了治疗的角色方法，通过进入角色表演达到情感的最直接的释放。兰迪则通过戏剧治疗丰富完善了角色理论的内涵。从某种意义上说，是角色的探索使戏剧治疗富有了最震撼的心理疗愈力量。在角色理论中，目标是接受一个人在生活中扮演的所有角色，作为存在的重要组成部分。在角色理论的戏剧治疗方法中，它致力于拓宽角色项目并提高有效发挥某些角色的能力，从而让人们能够扮演更多角色，以更好地应对惊人的或变化的生活情境。

四、角色理论的核心命题与框架 | The Core Proposition & Framework of Role Theory

兰迪将人类的人格视为一个相互关联的角色体系，创立了角色分类法，这是从戏剧角度看待个性的一种系统方法，为人格的发展提供了一种秩序感和目标感。这些角色的转变和演变是由于一个人日常生活中的社会、身体、认知、情感和精神影响。戏剧治疗致力于拓宽个人的角色项目，并提高有效发挥某些角色的能力，启迪人们能够扮演更多角色，能够更好地应对挑战的、变化的生活情境。

兰迪概括了角色理论的两个命题："第一个命题是，人类天生就是角色扮演者。也就是说，把自己想象成另一个人和像另一个人一样行动的能力，本质上是未经训练和基因编程的。此外，人类的行为是高度复杂和矛盾的，世界上任何一种思想或行动都可以在其对应的环境中得到最好的理解……另一个命题是，人格可以被认为是一个互动的角色系统。"他强调："根据角色理论，人类的经验可以用离散的行为模式来概念化，这些行为模式暗示了一种特殊的思考、感觉或行为方式。角色是这些模式的一个名称。每个角色，尽管与其他角色相关，但在其质量、功能和风格方面是独一无二的。角色不一定是一个固定的实体，而是一个能够根据个人角色扮演者生活环境的变化而变化的存在。"[1]他用荣格的性格原型概念做概括：每个角色都可以通过其独特的性格来识别。这个关于角色的理念打开了戏剧治疗的神秘的大门。

---

[1] LANDY R. Role theory and the role method of drama therapy, current ap-poaches in drama therapy[M]. 2nd Edition, Springfield: Charles C. Thomas Publish-er, 2009: 67.

角色理论有六个基本框架：

第一，每个人不论自愿还是不自愿都在生活中承担和扮演着不同乃至多重的角色。从外部身份看，你有家庭角色，你可以是父母、儿女、爱人、兄弟姐妹、叔叔、姨妈等；你有工作角色，你可以是教授、医生、律师、工人等；你有权力级别角色，你可以是领导、雇员、上级、下级、老师、学生等；你有社会人际角色，朋友、情人、同学、同事等。你常常会在不同的角色中转化。

第二，每个角色都具有反逆性和指导性。反逆性人格代表角色的补充，它不一定是相反的，而是"同一枚硬币的另一面"。角色及其反逆性的概念类似于荣格人格理论中的阴影原型，都是作为人格无法摆脱的一部分，唯一的办法就是接受它作为个性中的宝贵部分。譬如：在众人的眼里，侯赛是一个好丈夫、好父亲、好职工、好朋友，善良、忠厚、勤奋；但某天，他突然精神崩溃，在治疗中，他揭示出内心长期隐藏着耻辱、仇恨、叛逆，乃至暴虐倾向，通过艺术表达的过程，他充分释放了这些情感，拥抱了这些由历史创伤造成的阴影。

第三，心理问题乃至心理疾病往往产生于角色的纠结、冲突、不平衡，"陷入角色的困境"。我们在生活中扮演种种角色时的感觉往往有差异。有的角色，你觉得扮演得自在、舒坦、得力；有的角色，你会觉得别扭、有压力，或者具有内疚感。有时，不同的角色会产生冲突，让你焦躁、困扰。譬如：成人组的丽娜因为当好女儿角色和当好妻子角色的冲突夜不能寐，得了焦虑症；侯赛从小失去父亲，就承担起照顾母亲、弟、妹的看护人角色，从来没有经历被他人呵护的角色的机会，成人以后更是如此，把世界的责任担于一身，他终于累垮了，精神崩溃；刘媛媛在专业角色上很有成就，是优秀的学生、教师、研究员，但在社会角色中屡屡失败，没有朋友，感觉与同事们格格不入，遭嫉妒和排斥，感到极端孤独，患了忧郁症。

第四，人格是互动角色的系统，其互动方式和行为模式乃是角色失衡的根源。透过表面的身份角色是内在的人格角色，按荣格的归类，人格包括：自我类型的角色——天真无暇的人，孤儿、普通人、或女孩、英雄、看护人；灵魂类型的角色——探险家、叛逆者、情人、创造者；个人类型的角色——小丑、智者、魔术师、统治者。这些性格角色或多或少在每人身上具备，但因生活环境和经历的原因，有的突出呈现，有的隐藏着，没有机会展露。譬如，男孩 A 从小失去父亲，作为儿子，早早承担起照顾母亲的家庭重担，而失去了做天真无邪的幼儿的机会。这导致 A 在进入成年后，不论在工作环境，还是家庭或社交环境都习惯于扮演英雄或看护人的角色。同是儿子角色的 B，自小娇生惯养，事事由父母包办，成人了还是对父母依赖，导致在转向当丈夫角色时不敢承担，在事业的工作者的角色上缺乏独立和创造精神。这种长不大的幼儿行为模式导致 B 在事业上不如意，生活中妻子总是抱怨。C 从小父母不和，学会逃避，以装滑稽来让父母开心，并在外面交朋友，从而形成习惯在他人面前作为逗乐的小丑的角色，而把做统帅或智慧的自我埋没起来。这些偏执的互动角色方式即行为模式走到一定的极端往往导致内心需求的失衡，潜在的欲望、压抑、不满、愤怒会酝酿成风暴摧毁每天的常规角色表演。

第五，戏剧治疗提供了拥有大角色剧目的健康机制。戏剧治疗师克里斯塔·维拉萨特罗（Krista Verrastro）在她的戏剧治疗课程中指出："戏剧治疗中的一种理论认为，健康就意味着拥有丰富的角色库，一个人能够自如地扮演许多角色。"[①] 戏剧治疗用各种角色表演给参与者或患者提供弥补现实生活中角色欠缺的机会，使被压抑的情感通过角色表演得以表达，从而使内心得到平衡。你可以扮演充满承担的成年人，你也可以扮演无拘无束的顽童；你可以扮演勇敢的探险者，你也可以是贤惠的持家人。譬如，儿童组做动物角色扮演游戏，每人选择表演自己最喜爱的动物：性格暴躁霸道的托尼说自己最喜爱的动物是小猫，因为小猫温顺可心、招人疼爱；性格胆小怯弱的凯文则选择了扮演老虎，他说他欣赏老虎的勇猛无畏、敢冲敢闯。他们都在角色表演中补偿自己在生活中欠缺的性格角色。

第六，戏剧的角色表演给人探索解决矛盾、发展和塑造性格的安全空间。每个人在生活的舞台上扮演角色的能力不是一成不变的，每人都会想象自己欠

---

① VERRASTRO K. Drama therapy 101, part 1: what is drama therapy roley about? [EB/OL].（2016-07-01）.https://www.kristaverrastro.com/whatisdramatherapyroleyabout/.

缺的角色，也具有改变或再塑造性格角色的潜在能力。戏剧治疗以此为依据和目标，为患者提供安全空间，进行把幻想变为现实的锻炼。譬如，在成人组自编自演的社区建设剧目中，患有社交恐惧症的侯赛扮演了区长，他组织群众活动，发表演讲，回答记者提问，他的表演把他当英雄的角色潜力调动出来了，他的自信心也在表演过程中得到增强。

五、角色方法｜Role Method

在角色方法里，兰迪把人的性格角色归纳为58种类型，戏剧治疗根据这个角色体系对个人进行评估、诊断和干预（见表4-1）。

表 4-1　角色类型（每种类型出现在单独的卡片上）[①]
Role Types（Each Appear on a Separate Card）

儿童 Child	帮手 Helper	姐妹 Sister
青少年 Adolescent	害怕的人 Fearful person	兄弟 Brother
成人 Adult	幸存者 Survivor	孤儿 Orphan
老者 Elder	僵尸 Zombie	流亡者 Outcast
美女 Beauty	吸血鬼 Vampire	朋友 Friend
野兽 Beast	悲观主义者 Pessimist	完美主义者 Perfectionist
普通人 Average Person	乐观者 Optimist	见证人 Witness
特殊的人 Special Person	愤怒的人 Angry Person	穷人 Poor Person
生病的人 Sick Person	冷静的人 Calm Person	富人 Rich Person
健康人 Healthy Person	反叛者 Rebel	斗士 Warrior
治愈者 Healer	情人 Lover	奴隶 Slave
无知的人 Ignorant Person	自私的人 Egotist	自由的人 Free Person
智者 Wise Person	母亲 Mother	杀手 Killer
小丑 Clown	父亲 Father	自杀者 Suicide
评论家 Critic	妻子 Wife	英雄 Hero
无辜者 Innocent	丈夫 Husband	有远见者 Visionary
受害者 Victim	儿子 Son	圣人 Saint
信徒 Believer	艺术家 Artist	

---

① LANDY R J, BUTLER J D. Assessment through role theory, assessment in drama therapy [M]. Springfield: Charles C Thomas Publisher, 2012：153，158.

兰迪在论文《戏剧治疗角色方法》(*Drama Therapy Role Method*)中提出"通过角色的艺术形式来治愈是戏剧治疗的主要组成部分",并提出了角色方法作为治疗手段的八个步骤:

1. 调用角色:在戏剧治疗中,通过帮助来访者进入系统并提取需要表达和检查的角色来调用角色。调用该角色是为了帮助来访者立即关注其个性的某一部分。

2. 命名角色:一旦角色被调用,就需要通过命名来进一步证实。来访者可能会给这个角色取一个基于现实的名字,比如山姆或莎拉,或者一个更抽象或更诗意的名字。该命名允许来访者从日常现实进入虚构的创意领域。

3. 发挥角色的外在作用:在团体戏剧治疗的情况下,这个阶段的每个成员至少有一个可用的角色。下一个合乎逻辑的步骤是通过各种形式的制定来加深对该角色的认识。在某些情况下,个人会被要求在团队面前工作,从他们的角色的角度创作故事或独白。

4. 探索替代品质和次要角色:子类型是指特定角色类型的一般特征的更具体的变化。使用次要角色和替代品质可以让来访者更深入地挖掘他们的角色。在这种挖掘中,大多数人都会发现,任何角色在充分探索后都体现了矛盾和冲突。角色方法鼓励寻找这些矛盾心理,即使最初的角色,如受害者,转变为明显的对立面,即施害者。

5. 反思角色扮演:发现角色固有的品质、功能和风格。这是治疗的结束步骤,即从实际戏剧中退一步并讨论其意义。结束不仅可以帮助来访者评估戏剧的价值,还可以验证他们的感受,并提供从想象的世界到此时此地的世界、从封闭的治疗空间到不受控制的日常生活所需的过渡。

6. 将虚构角色与日常生活联系起来:为了理解"我"的虚构角色在日常生活中是如何为"我"服务的,"我"必须能够清楚地看到虚构角色和基于现实的角色,理解每一个角色的内容、目的和形式。此外,"我"需要研究它们之间的异同。最后,"我"需要考虑修改日常角色,使其适合"我"或比虚构的那个更好。只有到那时,"我"才能开始看到现实与理想、真实与虚假、物质与阴影之间的亲密联系——所有这些都为彼此提供了支撑,即使它们相互滋养。

7. 整合角色，打造功能角色体系：在走向成功的治疗过程中，来访者开始认识到所扮演的各种角色是如何协同工作的。角色往往会相互纠缠在一起。在使用角色方法的过程中，来访者面临着解开一些结并将其从另一个结中分离出来的挑战。整合阶段，系统重新组装，但具体角色发生转变。

8. 社会建模：发现来访者在角色中的行为如何影响社交环境中的其他人。

兰迪强调："戏剧角色法是一种治疗模式。它并不是一个严格的线性系统，而是一套指导方针。它提供了一种识别角色类型和子类型、品质和替代品质、功能和风格的方法，以及更大角色模型的各个方面……在实践中，人们并不需要关注所有这些方面才能有效地帮助人们重新配置他们的角色系统并成为积极的榜样。然而，这个模型很好地告知了通过角色进行治疗的一般过程。"①

自我多重角色的表演插图：

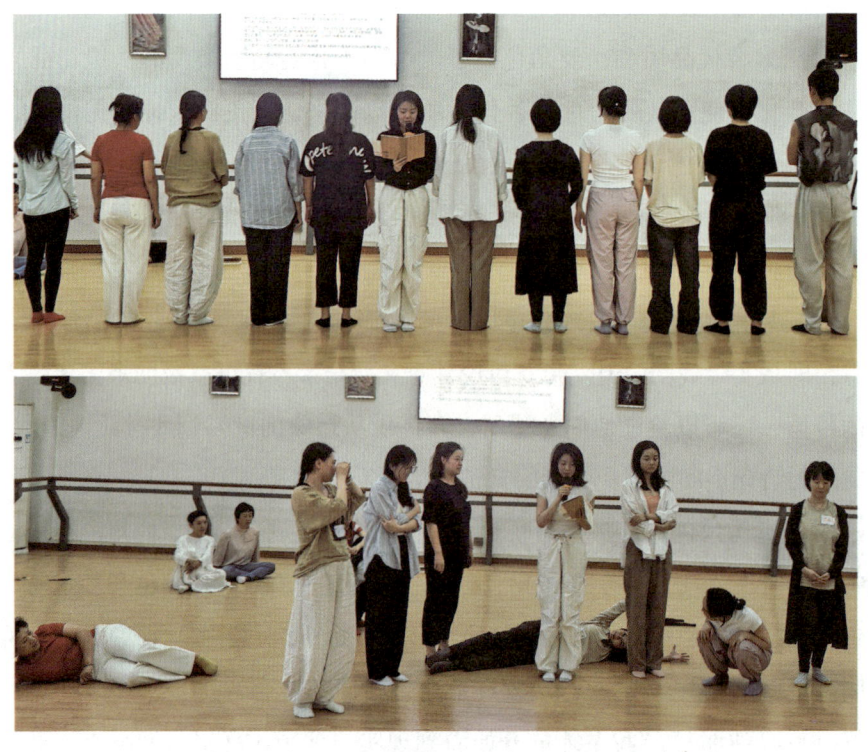

①　LANDY R J. The drama therapy role method [J]. Dramatherapy, 1991, 14 (2): 7–15.

第四章 | 戏剧、性格与转化

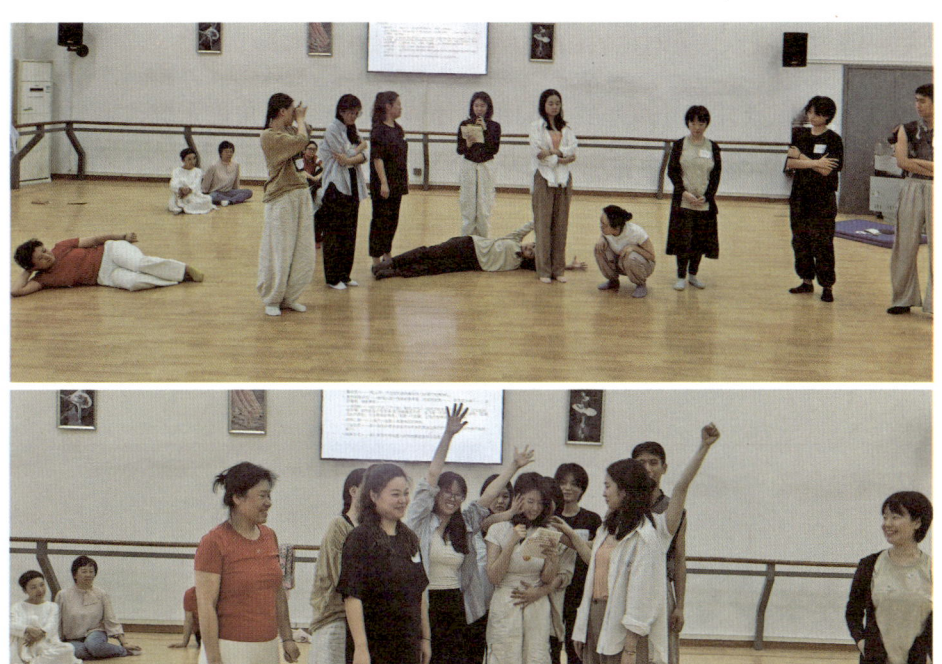

图 4-28 ~ 4-31　角色具身化表演——我和我

插图补充说明：

主角独白："我是一个很没安全感的人，我是一个自我价值感低的人，我是一个感觉不被爱的人。有两部分原因，外部的原因大概会是：我的父亲擅长批评和指责，而我的母亲经常忽视我的感受，我也时常会受到来自亲戚朋友或者周围人的评价，目前的经济实力也还没有到可以给自己提供安全感的地步。也有来自内部的原因，自己也时常看不到自己的价值感，感受不到身边家人和朋友的爱护和保护，会忧虑自己的未来能力足不足以满足自己想要的生活。我希望我的父亲可以变成一个愿意引导且满有耐心的人，我的母亲可以更加关注到我的情绪和需求，我希望身边的亲戚朋友可以有更多善意且给我信任的目光，我希望自己的能力足以为自己提供有保障的生活，我希望可以看到自己的价值所在，我希望身边有很多的家人、朋友的陪伴。我希望自己的能力足以为自己提供想要的生活。感谢大家，这就是'我和我'。"

六、体验实践 | Experiential Practice：

1. 角色自我评估：按照兰迪的角色评估方法，参考角色系统，填写角色轮廓并口头分析你的角色轮廓（见表4-2）。

表 4-2　角色轮廓

	我是谁 Who I am	我想成为谁 Who I want to be	谁在阻碍 Who is blocking	谁能帮助 Who can help
1				
2				
3				
4				
5				
6				
7				
8				
9				
10				

通过填写各类空格，对自己进行角色评估：①"我是谁"——写下自己目前在生活中具有的角色；②"我想成为谁"——写下自己心中理想的角色；③"谁在阻碍"——写下自身有哪些性格角色在阻碍自己成为理想的角色；④"谁能帮助"——写下自身存在的哪些性格角色可以帮助自己建设理想的角色。

2. 创作表演一段英雄冒险故事，必须包括六项内容：①设立并命名主角（可以是真实的也可以是虚构的）；②主角从何而来，有什么探险的使命；③

探险发生的地点；④探险的障碍；⑤克服障碍的工具；⑥使命完成的结果（成功或失败）。表演后分享该角色与自己的关系。

3. 内在多重角色的表演：①选取自己角色系统中具有悖逆性的几种性格类型；②选择同学分别扮演这几种角色；③设立故事场景划出舞台边界；④导演一段故事情节，要有互动和冲突，有和解或转化；⑤演员进入角色和场景，开始表演；⑥演出结束后，离开场景，退出角色，回归自己；⑦每个角色演员谈自己的表演感受。编导分享导演和观感，以及与自己现实生活的联系。

第四节
琼斯戏剧治疗核心过程
Section 4　Phil Jones on Core Process of Drama Therapy

一、问题引入 | Checking in Questions

（一）问题（Questions）

举例描绘在生活中使你的心态、思维、情绪变化的有哪些因素和过程？

（二）回答范例（Answer Examples）

1. 我在选择考研时遇到许多负面的议论，主要来自家人和亲戚，认为我是异想天开、自不量力、不务实。我深感伤心、自卑。我的大学老师和同学给我很积极的鼓励，他们对我理解和肯定的话语给了我追求理想的自信和动力。这个转化的因素使我生活中遇到知己，遇到传递正能量的人物。

2. 我一直对我与母亲的关系感到纠结。她是一个事业很成功但情感很淡漠的人。她在经济上给我很多，但在我的童年记忆里几乎找不到像别的孩子那样和妈妈撒娇和亲热的场景。我总怀疑我不是妈妈生的，或者她不爱我。但最近发生的一件事，让我们的关系发生突破性变化。妈妈生病住院了，我去看她，她的女强人一面没有了，好像换了一个人，她拉着我的手，向我讲述了她的童年经历，我感到了她的情感，理解了她的依恋模式导致的爱的方式。这个变化的因素可能是她生病这个契机，让她展示了自己隐藏的柔弱和情感的性格层面。

3. 我在上大学时为"我是谁"的问题很苦恼，感觉生活和事业都很迷茫。我喜欢独处，不与人接触，常感到很孤独、忧郁，甚至绝望。我不想沉沦，便开始学习心理学，试图理解自己的心理情感。我用积极心理学来激励自己，每天给自己写一段自我接纳和肯定的文字，并念出来；同时，我试着突破舒适圈，进行社交互动。我慢慢走出了沉沦状态。我觉得转化的因素有：找到了内在的理性和强壮的自我角色，改变行为模式，走出独处的舒适圈，与他人交往。

二、学习要点 | Learning Points

更全面地了解戏剧治疗对心理行为障碍的核心干预方法，并通过实践体验，理解疗愈在戏剧治疗中的发生、展开、转化的基本过程。

三、琼斯和戏剧作为治疗 | Jones & Drama as Therapy

菲尔·琼斯（Phil Jones，1958—）是美国戏剧治疗专家、利兹城市大学（Leeds Metropolitan University）卡内基学院（Carnegie Village）的专业评审人，曾担任研究生和硕士水平艺术治疗的首席讲师和课程负责人。他曾在世界各地演讲，并撰写了大量有关艺术疗法的文章。他的书籍已被翻译成中文、希腊语和韩语并出版。作为戏剧治疗领域的杰出人物，琼斯对其理论和实践做出了重大贡献。他的代表作是《戏剧作为治疗》(Drama as Therapy)。在本书中，琼斯提出了戏剧之所以成为治疗的八个核心过程："戏剧性的投射（dramatic projection），戏剧治疗的共情和拉距（dramatherapeutic empathy and distancing），游戏玩耍（playing），角色扮演和拟人化（role playing and personification），互动的观众和积极的见证（interactive audience and active witnessing），具身化——戏剧化肢体（embodiment: the dramatic body），生活与戏剧的联系（life-drama connection），转化（transformation）。"[1] 通过详尽阐述这八个过程的理论概念及临床效应，琼斯揭示了戏剧的疗愈性和治疗性的秘密。

以下是戏剧治疗的八个核心过程的概要介绍（其中的举例是笔者个人的理解和经历的个案）：

---

[1] JONES P. Drama as therapy volume one: theory, practice and research [M]. London & New York: Routledge Taylor and Francis, 2007: 181.

（一）第一个核心过程：戏剧性的投射（The First Core Process: Dramatic Projection）

应该说这是戏剧治疗的核心之核心的过程，这个过程允许来访者将自己内心的矛盾和感受投射到戏剧的角色、情节或材料上，从而为戏剧对话创造空间。这个过程帮助参与者认识到他们的内在冲突，实现改变，与他人建立新的关系，最终重新调整他们的内心世界。

琼斯认为，对于戏剧治疗来说，重要的是这种戏剧投射现象如何在内在情感状态与外在形式和存在之间建立起至关重要的关系。戏剧的形式和过程，无论是实物材料或扮演角色，都将戏剧的外在表现与内在的情感或生活经历联系起来。

戏剧治疗中的戏剧投射是来访者或患者将自己或其经历的各个方面投射到戏剧或戏剧材料中或表演中，从而将内部冲突外部化的过程。患者的内部状态与外部戏剧形式之间的关系是通过行动建立和发展起来的。戏剧化的表达通过创造视角，以及通过设定投影材料进行探索和洞察的机会，实现了变化。戏剧治疗师帮助来访者在戏剧性现实中探索可能性。

举例：丽娜患有严重的焦虑，在治疗室里坐立不安。治疗师请她选择一种颜色的纱巾代表她此刻的心情，她选择了橘黄色。治疗师请她用纱巾给她的内心造型，丽娜把纱巾拧成麻花状，又打了好几个结。她说这是她内心紧张的投射，总在担忧、害怕别人怎么看她、议论她。治疗师请她与橘黄的拧扭的结团对话，并选择怎么处理和改变这些结团。丽娜一边与自己的内心投射交谈，一边一个一个解开结团，捋顺，抖开纱巾。她说感觉内心平和放松了。这是一个很简单的戏剧性投射过程。

（二）第二个核心过程：戏剧治疗的共情和拉距（The Second Core Process: Dramatherapeutic Empathy and Distancing）

共情亦可称同理心。共情或同理心鼓励情感共鸣、认同和高度的情感参与。在治疗过程中，治疗师会激励患者发展他们的共情反应，改善他们与他人的关系。对角色、对象或戏剧性情境或戏剧性活动的共情反应的发展是治疗工作本身的重要组成部分。同理心通常在让来访者热衷于接触要处理的材料方面发挥着积极作用。

拉距即指与情感疏远，拉开距离。拉开距离意在鼓励更注重思考、反思和多视角的参与，更倾向于创造性思维、自觉意识、理性化。在某些情况下，使用疏远的方法可以帮助客户对自己或某个问题形成看法——形成这种反应的能力本身可能就是治疗工作。

这是和心理剧强调完全进入角色的情感投入所不同的地方。戏剧治疗的共情和疏远是一种在创造人物和故事时的情感上联系、又与感觉分离的能力，是使来访者能够在其自身之外看到个人问题和内部冲突的机会。治疗师根据治疗的需要，帮助参与者在这两个过程之间发展和转换。当来访者角色进入很深，情感完全投入时，为了帮助来访者，会做拉距干预，帮助来访者进入理性的洞察，以提高治疗效益。

举例：在成人戏剧治疗小组里，成员们以"重写我的故事"为主题进行角色表演。自愿做主人公的 T 选择了辅助角色配合女友、女友的父亲、女友的母亲，表演一段十年前选择与女友分手的场景。治疗师看到，T 在表演与女友父母对话的过程中，脸色发青，嘴唇发抖，两肩紧缩，便请表演暂停，主人公从角色中走出来。治疗师请 T 拉开距离，审视自己刚才的情感经历和心理动态。T 谈道，他没有重写而是再次经历自己与前女友分手的经历，再次感到了选择退却过程中的忍受羞辱、自惭形秽、自卑退却，并意识到十年了，自己仍生活在这个感觉的阴影中，缺乏自信，行为被动，所以一直单身，并且在事业上也缺乏进取精神。这个觉察使 T 有了如何"重写我的故事"的灵感。

（三）第三个核心过程：游戏玩耍（The Third Core Process: Play and Playing）

游戏是自发解决问题的一种方法，其中可以重新利用对象，尝试新的角色，并且接受改变。通常会描绘出独特的游戏空间。戏剧治疗创造了嬉戏与现实的新关系。患者或来访者有权以创造性、实验性和灵活性的态度处理事件、概念和结果。游戏与认知、情感、人际关系的延续和发展有关。一个协作的环境可以帮助来访者面对自我和生活体验，并且可以忽略孤独的发展阶段。经历的决策和行动经验不受评判，参与者可以随意犯错，因为这是游戏玩耍。

琼斯指出，游戏可以在不同阶段的发展连续体中看到，如感觉运动游戏或象征性游戏。这种连续性通常与认知、情感或人际发展有关。对于戏剧治疗的一些患者来说，治疗将包括通过游戏达到一个新的发展水平。在戏剧治疗中创造一个游戏空间，包括创造一个与日常世界分离但又与之相连的区域，这个区域有特定的规则和存在方式。它使戏剧治疗的患者能够在课程中与现实建立一种有趣的关系。戏剧治疗中的游戏过程旨在重新审视患者及其生活的这一方面，并帮助他们重新考虑发展的阶段。游戏玩耍也很适于家庭治疗。游戏是最容易使父母与孩子接近和交流的形式，在游戏中可以探索新的健康的家庭体制模式。

举例：在一个患有多动症孩子的家庭治疗中，父母与孩子玩"盲人摸象""雪怪来了""冰雕融化"等游戏，在游戏玩耍过程中，孩子一方面学会目标集中能力和遵守规则的行为，另一方面也增强了肢体的自控意识和心理的耐性和承受力。更重要的是，孩子在与父母的互动中感到了爱，获得了快乐，增强了自信。

（四）第四个核心过程：角色扮演和拟人化（The Fourth Core Process: Role-Playing and Personification）

拟人化是使用物体来表现人物或某些个人品质或方面的行为。"无生命的物体或抽象物体被赋予生命或人类属性或感情。"

患者在戏剧性的框架内表达一个问题、感觉或个性。这个过程为患者提供了一个探索自己和体验成为另一个人的机会。此外，这个过程有助于患者了解他存在的问题，并最终发展与他人重新联系的能力。

角色是戏剧治疗中可以使用的一系列代表形式的一个方面。角色扮演指的是诸如某人扮演自己或想象中的角色,或即兴创作从生活体验中获取的人物角色的过程。

在戏剧治疗中,患者或来访者可以在戏剧框架内表达感觉、问题或个性,他们自己或他们自己的某个方面。他们经常通过扮演角色——描绘某些东西或自己扮演角色,或通过拟人化——使用物体(例如玩具或木偶)来代表内在的信息材料。

通过角色扮演或拟人化来介入虚构或富有想象力的材料可以创造以新的方式转变和探索问题的机会。创建的虚构世界可以给患者提供安全的栏杆,允许患者在其中自由地对自己的现实生活进行审视和挑战。

举例:8岁的阿利常情绪失控,发作起来很难控制。治疗师发现她喜欢在胸前贴"愤怒小鸟"的画片,就请她扮演愤怒小鸟的角色,并由自己扮演各种障碍,如森林怪兽、狂风暴雨、乌云雷电等。通过愤怒小鸟与这些障碍的搏斗,阿利在学校遭受欺凌和被母亲责骂羞辱的愤怒情感得到释放。愤怒小鸟和环境障碍都是角色扮演和拟人化的使用。

(五)第五个核心过程:互动的观众和积极的见证(The Fifth Core Process: Interactive Audience and Active Witnessing)

互动的观众和积极的见证是指团队成员以扮演观众角色的方式,作为表演者的见证人。在戏剧治疗的过程中,表演者和观众在戏剧性反思过程中相遇并相互影响。他们观察并受益于相互支持的动力,并最终在碰撞中实现"高峰体验"。

见证是在戏剧治疗中成为他人或自己的观众的行为。在戏剧治疗中,目睹他人和有机会成为自己见证的治疗可能性同样重要。观众的存在可以通过多种方式使用或体验:作为支持,作为对手,作为指导,作为伴侣,作为提供参与表演的个体资源。

戏剧治疗中的观众和表演者的关系可以包括一系列可能的互动:由其他团队成员或协调人见证,见证他人或见证自己(例如通过视频、角色转换或由他人代表)。观众可以在戏剧投射,团队的动态及观点和支持的创作过程中发挥重要作用。

成为某人的观众是看到和听到他们，看到和听到他们的故事和他们的真相。在戏剧治疗里，观众本身是一个支持性角色，一个接受角色，一个敏锐的角色。观众不是评论家，不是评判者，不是笨蛋，因为这些是不同的角色。观众通常会同情地回应他们面前呈现的内容。

（六）第六个核心过程：具身化——戏剧化肢体（The Sixth Core Process: Embodiment- the Dramatic Body）

具身化指的是肢体化的、行动化的展示，是思想和情感的物理表达，是真正想象的人、地点、事物和经历的戏剧性呈现。具身化展示需要一个过程。在此过程中，来访者用戏剧性的表演来发展他们的身体潜力和肢体语言；在此过程中，来访者通过进入角色来改变个人身份，引发新的观察、体验和释放，并探索与肢体相关的反应，如情感伤害或痛苦记忆等。

在戏剧中，身体表达了演员的想象力，演员通过身体挖掘想象力，发现并表达他们在想象中的思考。观众通过动作、声音和与他人的互动来参与演员的身体表达。对于大多数形式的戏剧而言，在所有文化中，身体是主要的交流方式。演员通过面部、手部、动作、声音发现并表达角色、想法和关系。观众以舞台空间中的这些肢体表现来体验戏剧的内涵和意义。

在戏剧治疗中，身体的戏剧化具有相似的重要性。这涉及个人在戏剧治疗中参与戏剧活动时与身体相关，并通过身体发展的方式。戏剧治疗中的体现涉及通过身体实现自我的方式。戏剧化肢体展示表现在三个区域：①戏剧性的工作旨在帮助来访者更有效地安置或使用他们的身体。②集中于来访者在戏剧治疗中采用不同身份的治疗性潜力和利益。在这一区域内，自我通过接受不同的身体身份而转变。③探索影响肢体的个人、社会和政治力量。如躯体形象或与身体有关的情感创伤。

举例：家庭雕塑是戏剧治疗中常用的干预方法，主人公请小组成员做出自己及家庭成员的现状动作造型，这些造型用肢体展示主人公对家庭成员的性格理解和心理感受；之后，再依照自己的希望给每个雕塑修改造型。这是典型的肢体具身化使用。另外，内心矛盾交响曲也是戏剧治疗常用的干预手段。在治疗师的指挥下，小组成员分队，用夸张的声音"演奏"出主人公角色内心的多重矛盾。这是典型的声音具身化过程。

（七）第七个核心过程：生活与戏剧的联系（The Seventh Core Process: Life-Drama Connection）

生活与戏剧连接是指来访者对戏剧性投射的经历与个人生活中问题进行联系的理解和分析过程。在戏剧治疗中，患者可以与"危险的"现实分离，通过安全的空间，从探索中获得满足。生活与戏剧的联系通过建构的戏剧来反映患者的真实生活。戏剧性的表现在客观和主观之间流动，使"现实生活"更加舒适和安全，同时使患者能够进行"创造性的冒险"。

在戏剧治疗中，生活与戏剧之间存在着密切的联系。这对于戏剧治疗的变化过程是有意和必不可少的。如果连接不存在，那么患者可能创建和维护一个单独的戏剧治疗世界。这可能是反治疗的。任何变化，任何新的存在方式、见解、新关系或发现都可能被分散地包含在戏剧治疗领域内。生活与戏剧连接的概念承认了在有意的个人变化框架内使生活与戏剧接触的治疗潜力。可以是直接的联系：真实的直接戏剧化表现，可以是间接的联系，与特定生活事件的间接关系。

一个活动可能涉及他们对某个情况的反应方式的改变，或者他们对某个问题的感受。这一变化可能不会在小组中公开，甚至是有意识的。有时，这种联系发生在小组活动进行中，有时则是发生在小组以外的生活中。有时是有意识的，有时则是无意识的。

举例：在大学生戏剧治疗小组中，K 请 L 表演他的母亲——严控并过度保护的乡村教师，L 即兴表演时拥抱了 K，展示了内心的脆弱，说出自己对儿子的爱和失去儿子的恐惧，她流泪了。L 在表演后谈道，这个表演经历让她联系到自己的同样严厉的母亲，理解了母亲的情感和心理驱动，不再记恨埋怨了。

K谈到在与L的互动表演中，他说出了在现实中不敢对母亲说的话，又经历了母亲动情的表达，觉得不仅懂得了自己的"顺从、迎合、被动"的心理防御机制形成原因，并且在理解了母亲后，找到了如何突破这个防御机制的途径。

（八）第八个核心过程：转化（The Eighth Core Process: Transformation）

转化指的是变化的过程。变化在一个戏剧治疗中是固有的，并且这个过程在以多种方式反复出现。琼斯强调："转化……是一切戏剧艺术的本质，比审美艺术的本质——构型更原始、更容易实现。"

在戏剧创作和剧场表演的许多方面都可以看到转化：

1.它可以指的是将人类转化为游戏者，或表演者，或观众，将物体或道具转化为其他事物的象征性表现。如来访者把外在的压力转化为多条绳索缠绕在自己身上，通过玩耍性的问答互动游戏一条一条解开绳索。

2.它可以指通过仪式性的姿态和展示来取代反社会或伤害性行为。例如，治疗师让患有破坏性情感失调障碍的儿童来访者设计特定的表情和动作造型来展示他暴怒时的破坏性行为，治疗师表演激怒来访者的场景。在这个过程中，来访者凡是感到冲动发作时，便做出自己设计的表情和姿态。

3.它可以是指将真实事件转化为由虚构人物表演的虚构表征。例如，目击了重大天灾的来访者虚构神话故事，用具有呼风唤雨的天神角色的表演寄托对无能为力的内心经历的对抗。

4.它可以指患者在戏剧治疗中的发展和转变。他们培养了新的语言表达、情感和反应能力。他们参与戏剧的制作过程，满足内在的创作欲望，从而重新安排自己的思想、价值观、情感，最后对自己和世界做出新的反应。

5.患者与戏剧治疗师和其他团队成员之间的关系也具有转化的变革性。例如，患有社交恐惧障碍的来访者，经过几个治疗时段，从开始坐在小组圈外观察，到被动地跟随游戏规则互动玩耍，到主动转变扮演戏剧的主角。

戏剧治疗过程插图：

第四章 戏剧、性格与转化

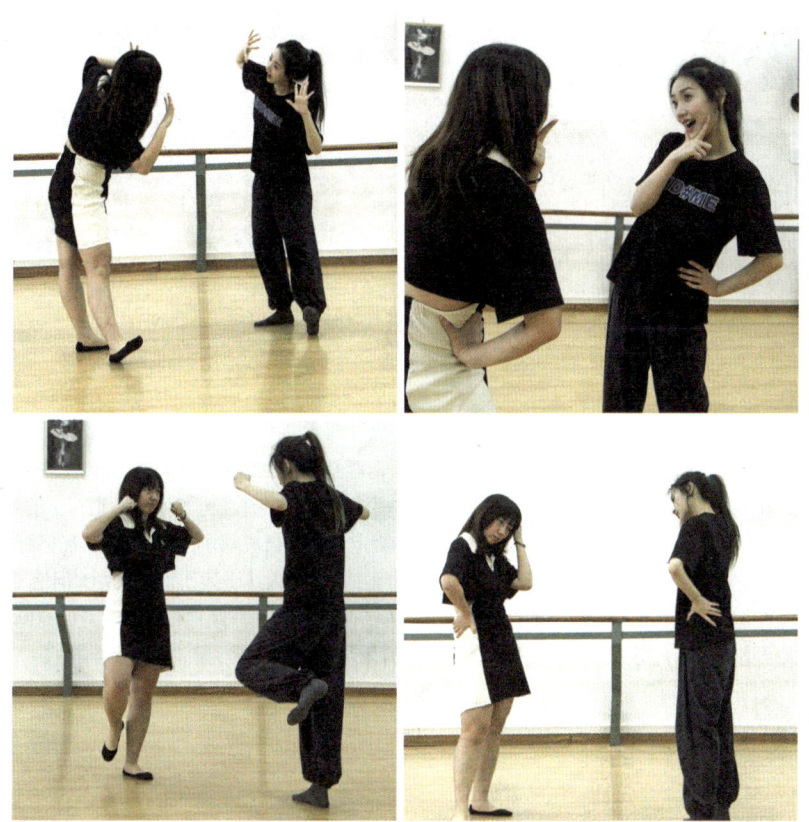

图 4-32 ~ 4-35　表情镜像游戏

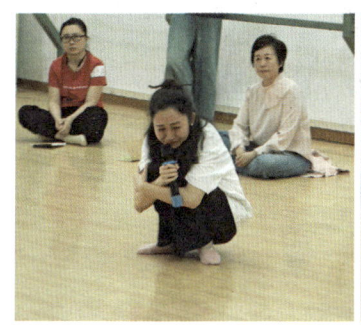 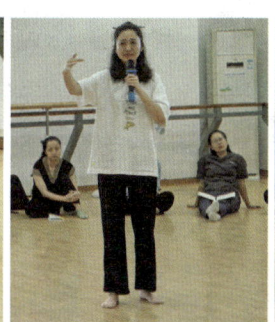 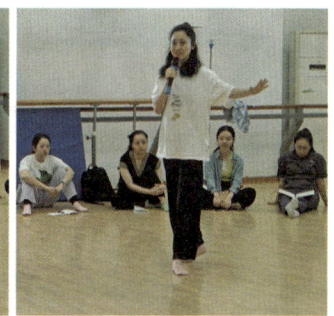

图 4-36　"我"的故事　　图 4-37　重述"我"的故事　　图 4-38　再述"我"的故事

插图补充说明：

图 4-36 故事述说者讲述"我"的故事："我的家像一艘风雨飘摇、危机四伏的航船，妈妈恐惧地缩在舱底……"图 4-37 故事述说者重述"我"的故事："我看到从未见过的年轻时的妈妈走出来，健美有力、浑身发着光……"图 4-38 故事述说者再述"我"的故事："我们可以扛过暴风雨，走出困境，驶向远方……"

艺术表达 与心理健康

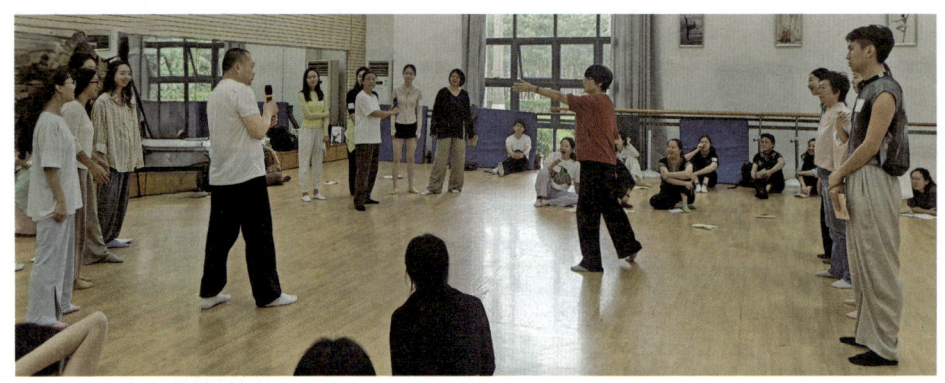

图 4-39　内心矛盾交响曲

插图 4-39 补充说明：

　　内心矛盾交响曲——分为 A、B、C 三组。矛盾论题是大学生如何选择爱情生活，情感与理性的矛盾。A 组代表情感的声音：想恋爱，想去经历，多多经历，只有经历了才会找到真正的爱。B 组代表理性的声音：应该先把精力放在学业和自我造就上，等自己成熟了，才会知道自己要什么，什么是真正的爱情。C 组作为客观提问方，向 A 组提问：找错了人，受到伤害怎么办？问 B 组：不去经历怎么知道什么是真正适合自己的？治疗师指挥哪一组发声，哪一组停，以及声音的高低与快慢。最后，大学生们分享在听了内心矛盾被放大了的声音形象表达后的感受和启示。

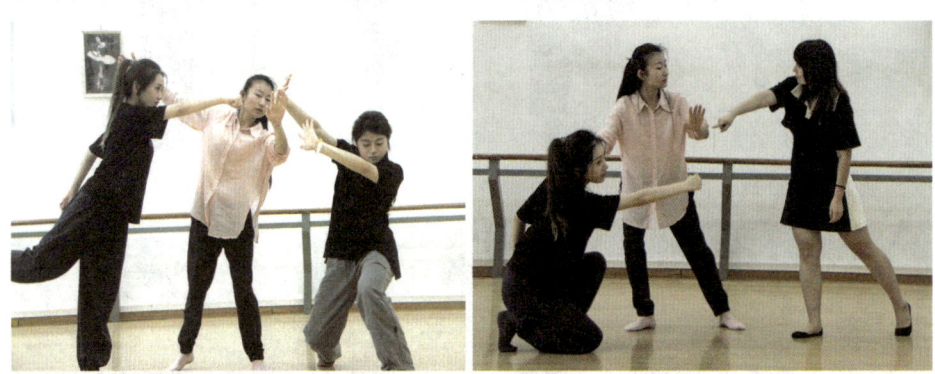

图 4-40 ~ 4-41　情景雕塑具身化展示

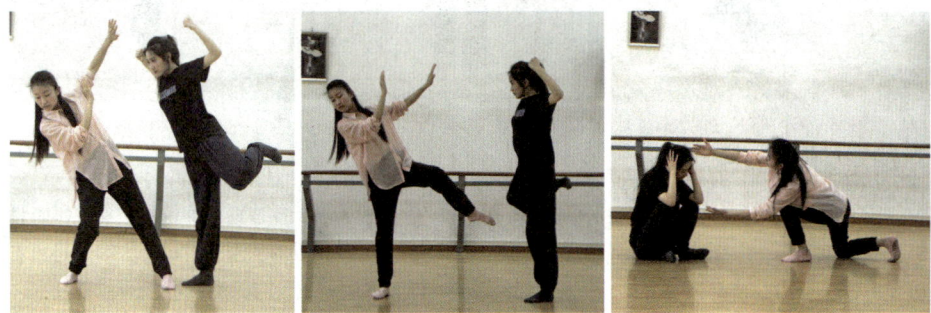

图 4-42 ~ 4-44　情景转变雕塑具身化展示

第四章 戏剧、性格与转化

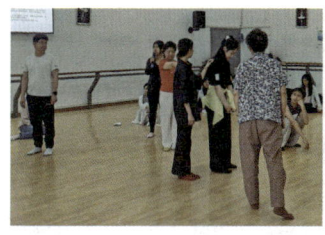 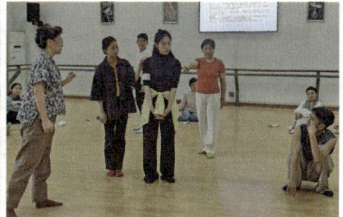 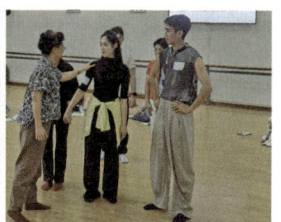

图4-45 大学生L家庭人际雕塑　　图4-46 大学生L家庭人际雕塑再造Ⅰ　　图4-47 大学生L家庭人际雕塑再造Ⅱ

插图补充说明：

　　图4-45 抑郁的"L"低头站立，"母亲"在背后伸臂戳指，"父亲"侧身远望不干预，"弟弟"仰视不知所措，"好友"搭肩表示关怀，"老师"想帮助但不得回应。图4-46 "L"抬头看关心自己的人与自己关心的人。图4-47 "L"表达与接纳，请"父亲"按下"母亲"指责的手，让"弟弟"站起走近，与"闺蜜"交心，接纳"老师"的帮助。

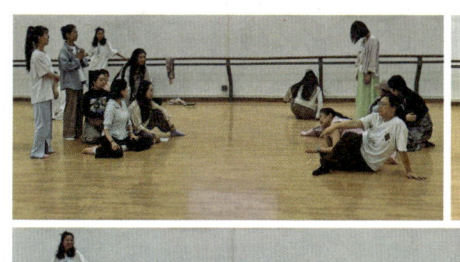 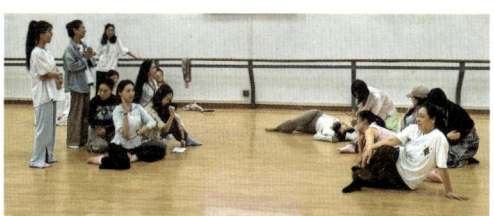

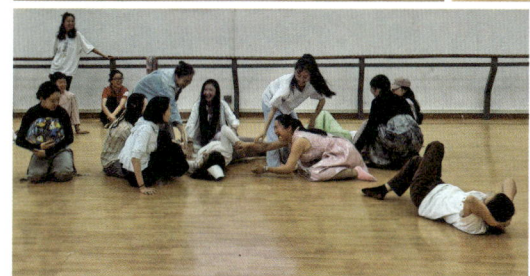 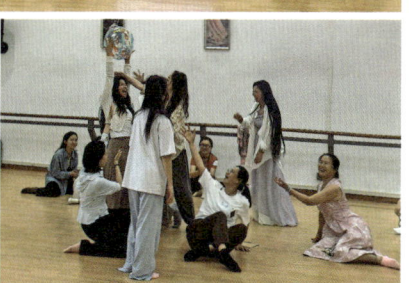

图4-48～4-51 内在性格角色表演

插图补充说明：

　　主人公述说："我是匮乏者，我想成为富有的自由者，阻碍我的是懒惰、懦弱、自卑、负面者，帮助我的是积极、勇敢、能言善辩、智慧、坚定者。"表演中，"我"扮演自己，组员分两队扮演内心，一队是负向的"我"，一队是正向的"我"；正向的"我"正在拯救负向的"我"，正向和负向的"我"纠缠拉扯；最终自我战胜痛苦获得自由和财富，正向和负向都一起庆祝"我"的新生。

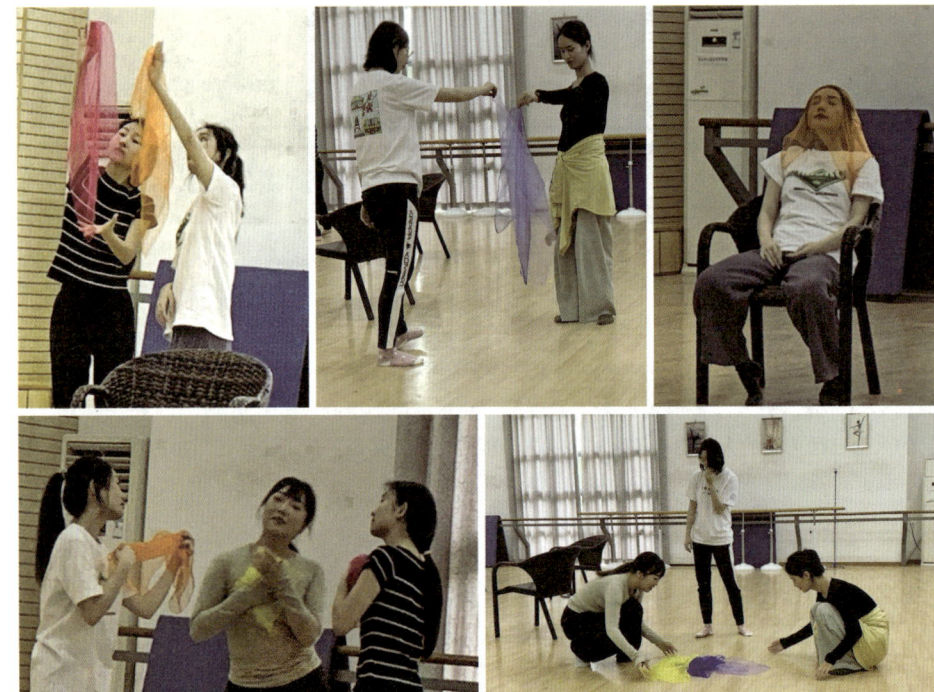

图 4-52～4-56　象征物的拟人化使用

插图补充说明：

　　这是一个处理丧失与悲痛的舞动疗愈小组，这里丝巾象征失去的亲人，通过与丝巾的互动，表达对亲人的思念和爱，进行再见、告别仪式。

四、体验实践 ｜ Experiential Practice

　　1. 表情球故事游戏：①围圈站立，一个组员在表情球筐里任意选择一个表情球；②音乐起，开始即兴随意传递这个表情球；③音乐止，传球止，手里接到球的组员停止动作；④该组员细看球上的表情，确认表情所传达的情感；⑤该组员与此情感连接并感受，分享一个与这个情感相关的经历故事；⑥由该组员选择另一种特定表情的球；⑦音乐起，开始传递新的表情球，用同样的方式展开另一重情感故事的述说。依此继续。

　　2. 集体即兴故事创造：①围圈站立，从一个人的动作和口头表演开始故事的第一句；②下一个人接着用动作和口头表演继续这个故事的开头；③不断接下去，可以连续进行 3 ~ 5 轮创造后结束；④大家讨论故事的主题；⑤分享创作故事过程中的经历感受。

3. 导演自己的故事：①分成 4 ~ 5 个人组成的小组；②谈论留下遗憾的记忆故事；③选择自愿演出一个人的记忆故事；④该组员为自己的故事选择演员角色（包括你的角色）；⑤解释故事中每个角色的性格；⑥设置场景并演出故事中发生的动作和对话；⑦表演结束，倾诉你的遗憾是什么，以及你现在希望发生什么；⑧演员按照该组员的意愿重新即兴表演；⑨分享两次观看和扮演的经历体验。

4. 心绪交响曲：①一名小组成员讲述他或她的一个内在的矛盾冲突；②"指挥"分出两个"乐队"代表两种相反的想法声乐；③在冲突之外添加了第三个乐队代表旁观者提问的声音；④"指挥"用双臂和手势指挥第一乐队大声"演唱"出内心矛盾的一方面；⑤指挥第二乐队"演唱"出内心矛盾的另一面；⑥指挥第三乐队重复性"演唱"提问；⑦在三个乐队中来回切换，时快时慢，时高时低；⑧在一定的高潮中结束；⑨该成员分享观看自己内心交响曲的感受和启发。

5. 家庭、社会关系雕塑：①一名小组成员担任雕塑师；②雕塑师选择其他成员来呈现每个家庭成员的角色（包括自己的角色）；③给每个角色一个姿势来展示他或她的性格及如何对待你；④雕塑师分享其中每一个造型角色对自己有何影响；⑤根据对更健康的家庭驱动力和人际关系的愿望，从"我"的造型开始，修改每个人的姿势雕塑；⑥雕塑师联系现实，讨论如何达到理想的改变。

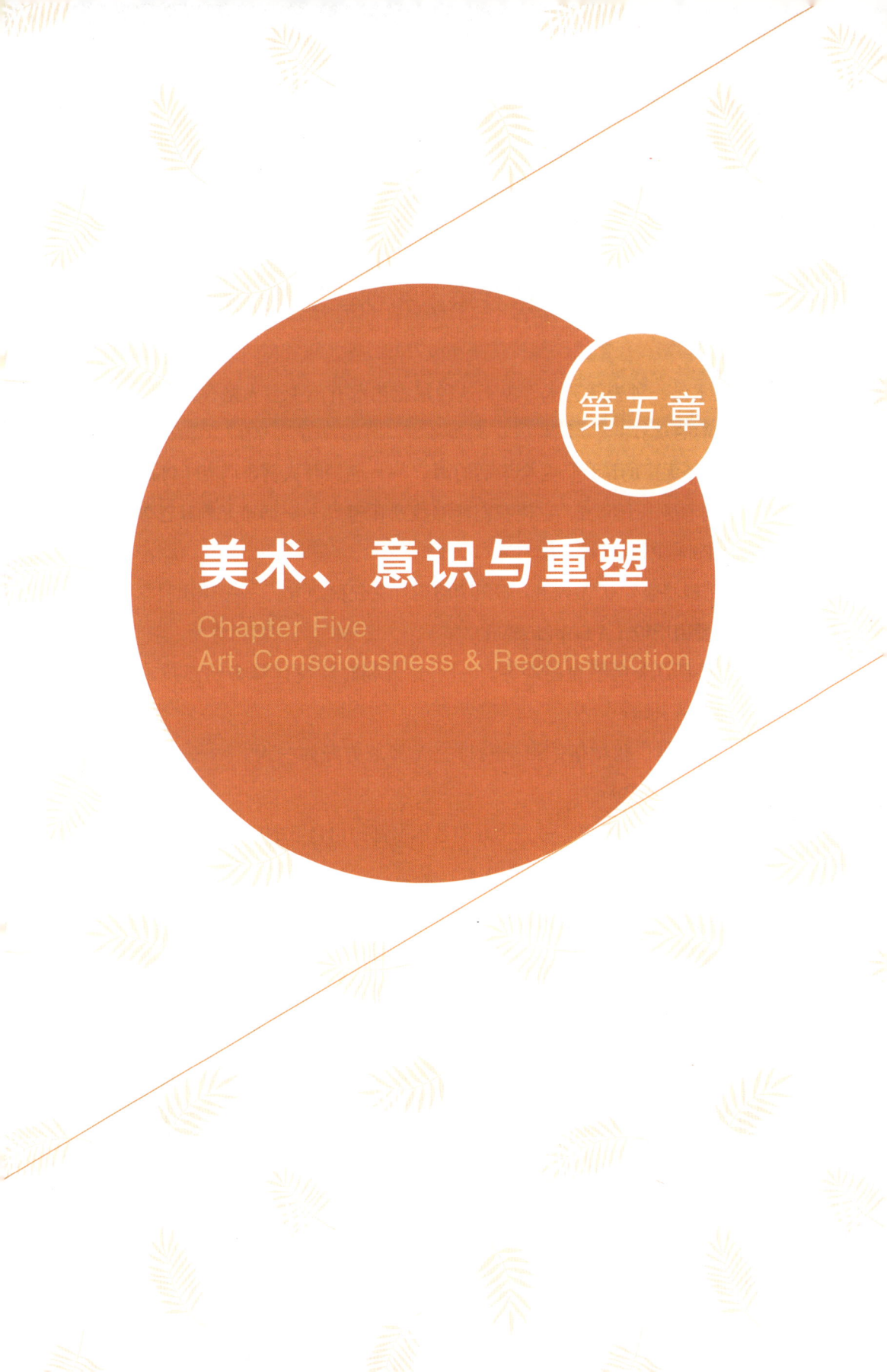

第五章

美术、意识与重塑

Chapter Five
Art, Consciousness & Reconstruction

艺术表达 与心理健康

导语：美术——自我意识和创造性思维的殿堂
Prologue: Fine Arts—Creating a Palace of Self-Awareness and Creative Thinking

美术是一种视觉艺术，关于这种视觉艺术有不少名人格言，就以它们来开启我们的章节：

"画是无声的诗，诗是会说话的画。"——希腊哲人普鲁塔克（Plutarch）

"艺术是一个谎言，它使我们能够找到真理。"——西班牙画家巴勃罗·毕加索（Pablo Picasso）

"逻辑将带你从 A 到 B。想象力将带你去任何地方。"——美国科学家艾尔伯特·爱因斯坦（Albert Einstein）

"创造力来自思想的冲突。"——意大利时装设计师多纳泰拉·范思哲（Donatella Versace）

"我相信，我相信，画画的每一天都是美好的一天。"——美国画家鲍勃·罗斯（Bob Ross）

"绘画是自我发现。每一个好的艺术家都画出自己的样子。"——美国画家杰克逊·波洛克（Jackson Pollock）

"美术所以能产生科学，全从'真美合一'的观念产生出来。他们觉得真即是美，又觉得真才是美，所以求美，先从求真入手。"——中国学者梁启超

关于美术这门视觉艺术的本质意义有很多不同角度的审美见解。本章教学没有对任何绘画、雕刻或手工艺等美术技能的要求，也不谈论对美术作品的审美标准。在这里，每个人都是自我的艺术家。本章的教学切入点是如何通过使用美术形式的表达来加深自我意识的洞察，来塑造健康的创造性的思维方式。

第五章 美术、意识与重塑

我们将从儿童绘画与身心发展的关系起步,进入到美术作为心理治疗的过程。然后从美术自我疗愈的角度,体验式地展开表达性美术的创作过程如何对潜意识上升到自觉意识的认知,从单一性、线条性思维到多方位的创造性思维产生作用的。最后,将介绍互动式的美术表达和创作的疗愈性意义和效应。这一章我们主要的美术实践途径是在绘画和拼贴画的过程中,用美术的语汇打造自我意识和思维的殿堂。

学习这一章需要准备好画纸、彩色画笔(马克笔、蜡笔、水彩笔、粉笔、丙烯酸绘图笔、铅笔均可)、剪刀、胶棒等美术材料。

艺术表达 与心理健康

第一节
儿童绘画与身心发展

Section 1　Children's Drawing & Bodymind Development

一、问题引入 ｜ Checking in Questions

（一）问题（Questions）

你最早或者最深刻的童年绘画记忆是什么？现在提起来有什么感受？

（二）回答范例（Answer Examples）

1. 我对绘画最早的记忆是在妈妈的工作室，妈妈给我马克笔，让我在画纸上绘画，妈妈上电脑工作。我画着画着，大概觉得纸张不够大，或者觉得颜色很好看，我开始在地上画，在自己的身上画，很开心，直到妈妈的尖叫把我的创作停止。现在想起来，我一直喜欢抽象绘画，喜欢自由想象和超大空间，大概与我那时的开心经历有关吧。

2. 我小时候不是一个有美术才能的孩子，上手的事都比较差，对绘画记忆最深的是上小学一年级的一次美术课，老师画了一个男孩，一个女孩，在画完女孩时，班上的同学都叫了起来，喊着我的名字，向老师指我。我虽然有些不好意思，但很激动。我盯住老师画的女孩，她的短头发，她的眼睛，她的微笑，不仅是我表面的镜像，而且也镜像到我的心里。似乎从那个时候，我喜欢欣赏绘画作品，对那些能够让我看到我自己的故事和灵魂的绘画，会常常停留很久。

3. 我记忆最深的儿时绘画，是4岁半的时候，我在母亲节为妈妈画了一张穿红裙子的全身画像，妈妈激动得流眼泪，紧紧抱着我不放。我为自己的绘画能获得这么大的效果，这么充足的爱，感到很自豪。可能那个时刻，我与绘画结下了不解之缘，绘画成了我一生的陪伴。

二、学习重点 | Learning Points

了解绘画技能的发展与儿童身心成长的关系，为真正理解美术表达与心理建设的关系打下基础。

三、洛温菲尔德与儿童绘画发展阶段论 | Lowenfield & the Theory of Children's Painting Development Stages

维克多·洛温菲尔德（Viktor Lowenfeld，1903—1960）是奥地利出生的汉普顿学院和宾夕法尼亚州立大学艺术教育教授。他的思想影响了二战后美国的许多艺术教育家。他特别强调："应该通过适当的媒体和主题来刺激处于不同艺术发展阶段的儿童，并且课程的设置主要以发展考虑为指导。"

洛温菲尔德1903年出生于奥地利林茨，从小就对艺术着迷。洛温菲尔德在他的个人叙述中提到，他在4~5岁开始接触音乐。他9~10岁开始拉小提琴。由于他过去常常凭耳朵演奏，而不是看笔记，因此他经常被称为"吉普赛人"。同年，洛温菲尔德开始绘画。早期接触视觉和表演艺术使他开始致力于艺术教育。

洛温菲尔德于1947年出版的《创造性与心理成长》（*Creative and Mental Growth*）成为艺术教育领域最具影响力的书籍。洛温菲尔德认为，审美、社会、身体、智力和情感成长的证据反映在儿童的美术创作中。在书里，他根据儿童的年龄和能力提出了艺术的发展阶段理论。这一理论为儿童教育和美术治疗工作者提供了一个观察、理解、干预儿童身心发展的有效途径。该理论认为，儿童通过绘画展示出来的美术能力分为6个阶段：①涂鸦阶段（the scribble stage）；②前示意阶段（the preschematic stage）；③示意阶段（the schematic stage）；④写实阶段（the realistic stage）；⑤拟真自然主义阶段（the pseudo-naturalistic stage）；⑥决策或危机时期（period of decision/crisis）。后来的美术教育专家们的分段尽管有差异，但仍然在这个框架内。因为最后一个决策或危机时期是指少年期，14岁之后，绘画与成长已经分开为各自独立的存在，所以目前对儿童的美术发展阶段的共识一般不包括洛温菲尔德提出的最后本书亦采用通行的做法，对决策或危机时期不再详述。

（一）绘画第一阶段：涂鸦阶段（The First Stage of Painting: The Scribble Stage）

涂鸦阶段的年龄在18个月到3岁。艺术从涂鸦开始。孩子们通常在1岁半左右开始涂鸦。比较明显的是会在空中挥手或用手指随机乱画。有的美术治疗师认为，孩子出生后就会用手在空中乱画，即是最早的随机标记。不受控制的乱画体现了儿童对动觉体验的持续尝试。孩子2岁后，开始发展为有控制的涂鸦，即能从概念层面识别纸上的标记与他或她之间的联系，线条和颜色都呈现出一定的意义。所有年幼的孩子都乐于在纸面上移动蜡笔或铅笔并留下痕迹。这种标记或"涂鸦"的形式代表了孩子们第一次主动接触美术。涂鸦可以促进孩子们的生理发育：手眼协调，精细的肌肉控制、手指灵巧、肌肉的力度，手动操作，语言能力，命名或标记，等等。涂鸦还可以促进孩子们的心理成长：富于指导性，建立自信心，具有独立性、创造性和自我享受。下面的插图是三个孩子不同年龄段的涂鸦画。1岁4个月的阳阳的照片是笔者在她妈妈发来的视频上截屏下来的。阳阳毫无控制地涂鸦，脸上、身上、地上都涂。很有意义的是，妈妈和她镜像互动，面对面地画。阳阳喜欢看妈妈画，妈妈一边说"画点点"一面做示范，她学妈妈画点点。妈妈说："我们画小蝌蚪找妈妈呀！"在妈妈不停的富有表达性的声调鼓励中，小阳阳坐稳了，专注地用画笔在纸上涂鸦了。这是一次很生动的母女镜像绘画互动。

涂鸦阶段绘画插图：

| 第五章 | 美术、意识与重塑

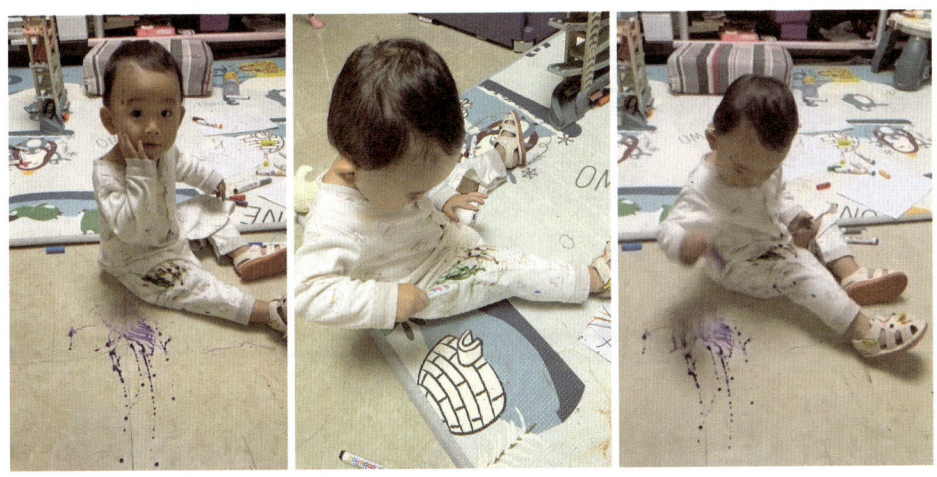

图 5-1～5-3　阳阳 1 岁 4 个月无控制涂鸦，脸上涂鸦、身上涂鸦、地上涂鸦

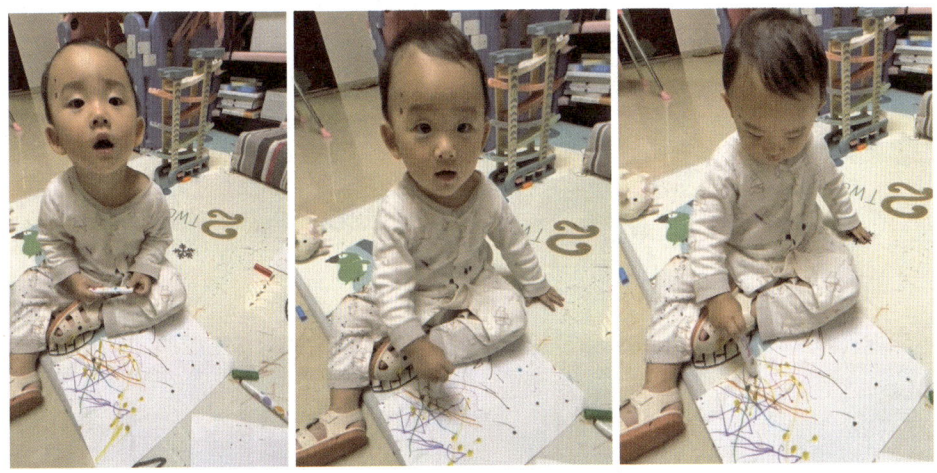

图 5-4～5-6　阳阳叫妈妈画，学妈妈画点点，在"小蝌蚪找妈妈"的故事中涂鸦

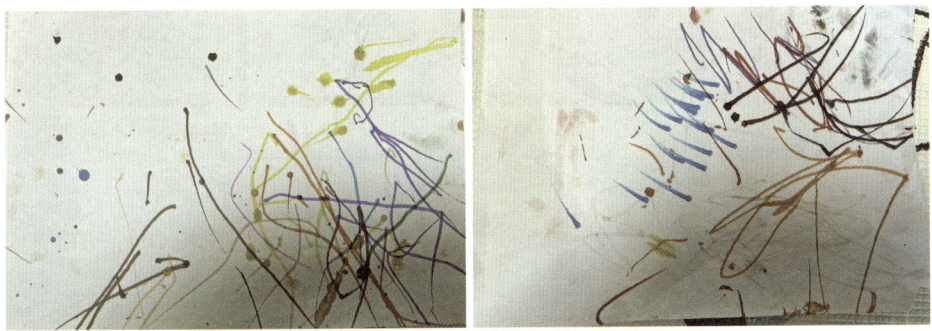

图 5-7～5-8　全无控涂鸦

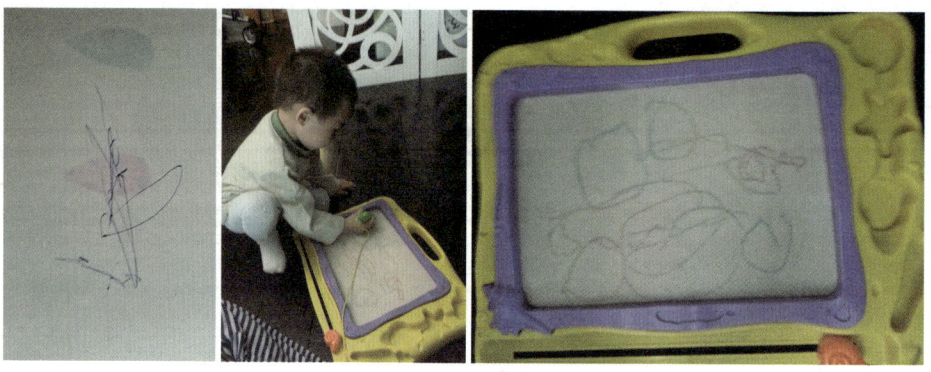

图 5-9～5-11　Oliver 1 岁半无控制涂鸦，2 岁有控制涂鸦《坦克》

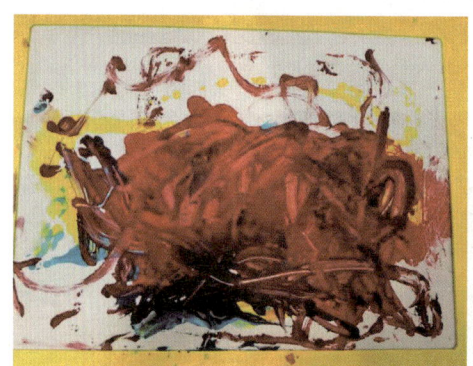 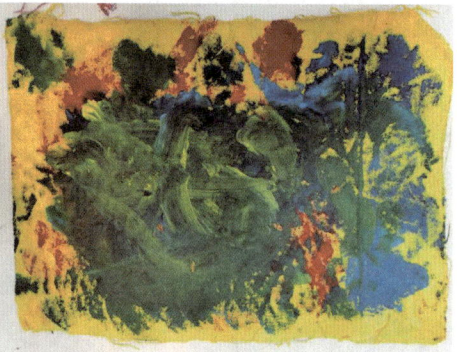

图 5-12～5-13　宸宸 2 岁 水彩涂鸦

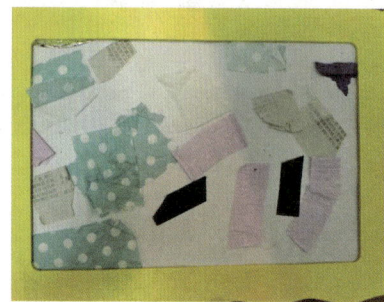 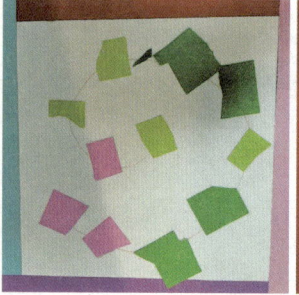 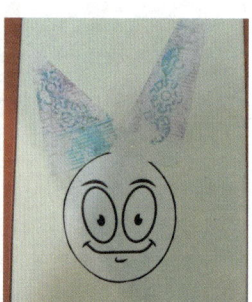

图 5-14～5-16　宸宸 2 岁半《随意拼贴》《线路拼贴》《图像拼贴》

（二）绘画第二阶段：前示意阶段（The Second Stage of Painting: The Preschematic Stage）

有的专家称这个阶段为前象征阶段（pre-symbolic stage），这个阶段一般是3~4岁。在这个阶段孩子的绘图变得比较复杂,尽管它们通常是不切实际的。孩子们会倾向于使用他们最喜欢的颜色,而不是用准确的颜色来表示物体。人物画非常简单,功能很少。图纸中的物体飘浮在空间中。它们没有锚定。譬如,"蝌蚪图人"是用一个非常大的头在一个伸出手臂的小身体上绘制的。内部和外部同时显示。在此阶段,儿童的手眼协调能力、精细和粗大肌肉发育及自信心不断增强。此外,他们正在发展这样的心理能力:观察和思考,解决问题,富有能力感。

前示意阶段绘画插图:

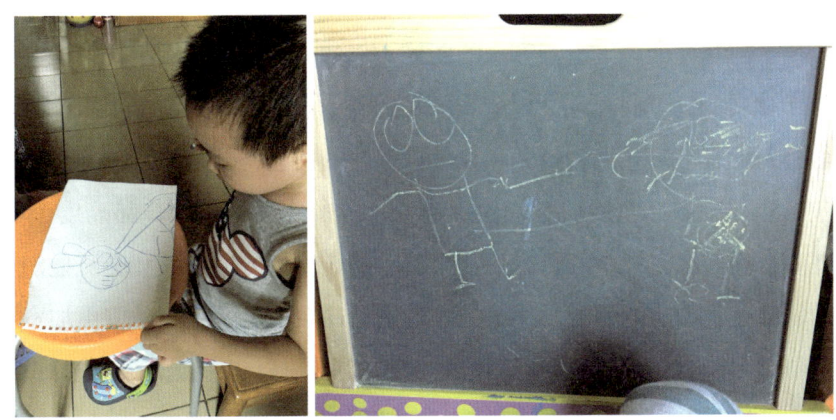

图5-17~5-18 Oliver 3岁.《大白兔》,3岁3个月《我和妈妈》

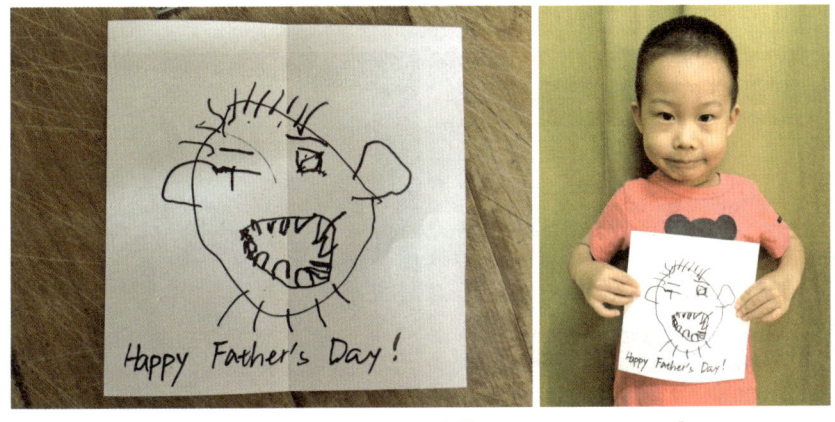

图5-19~5-20 Oliver 3岁半《Happy Father's Day》

（三）绘画第三阶段：示意阶段（The Third Stage of Painting: The Schematic Stage）

有的专家称这个阶段为象征阶段（symbolic stage），这个阶段一般是 5～8 岁。这个阶段的主要特点是熟悉对象的符号重复，以及基线的使用。此类符号的示例是棒棒糖树、僵硬的稻草人式人物图画，或一系列绘制相同的房屋。这些内容显得扁平而僵硬。如果没有进一步的指导和练习，一些孩子会在这个阶段的后期达到一个平台期。这个时期儿童会做具体形象（写实）的尝试，并认为自己是世界的中心，开始画人物、房子。人物的绘画变得更符合比例和更详细。颜色变得更加逼真和刻板（草是绿色，天空是蓝色）。天际线和地线开始显现。孩子们有一个关于绘画方式的图式。例如，在许多图纸中，房子会以相同的方式绘制。孩子们经常会创造故事来配合他们的绘画。在这个阶段，孩子们在能力上发展了对艺术、科学和数学很重要的技能，开始展示一个有序的世界，包括空间关系、基线、空间轮廓和对色彩的实际运用，作品高度个性化；在心理上，开始从自我中心行为到社会互动的转变，能够了解和交流他们可以成功的领域，将自己的表现与他人的表现进行比较，尤其是当他们更加意识到需要获得学习读写自己名字的能力时，能在多个领域评估自己，自我意识和想象力也大大增强。

示意阶段绘画插图：

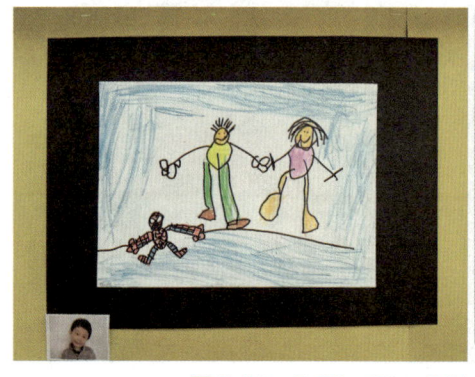 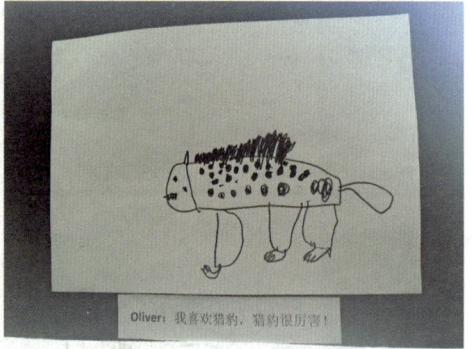

图 5-21～5-22　Oliver 5 岁《我和爸爸妈妈》，5 岁《豹子》

第五章 | 美术、意识与重塑

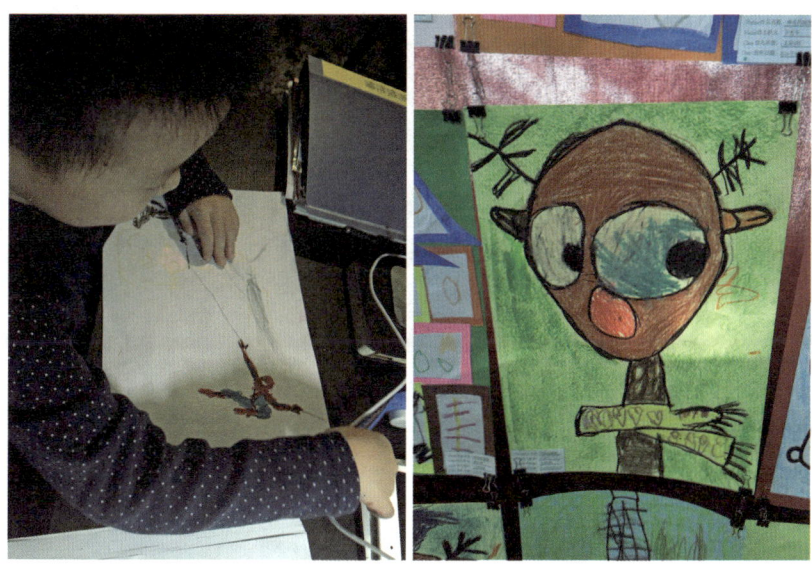

图 5-23 ~ 5-24　Oliver 5 岁《蜘蛛侠》，5 岁半《小鹿》

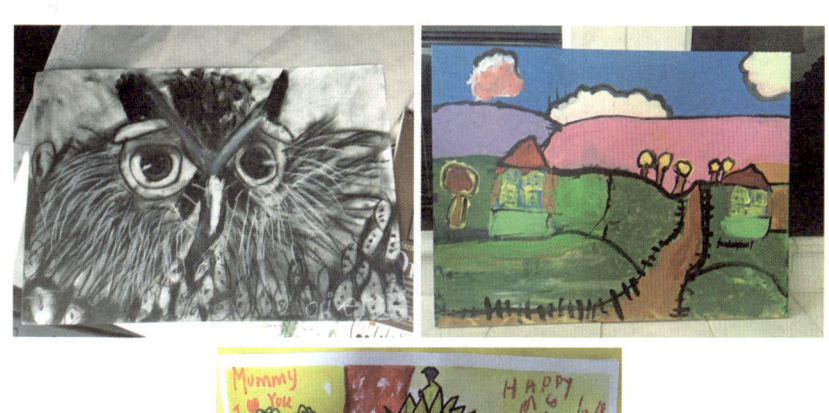

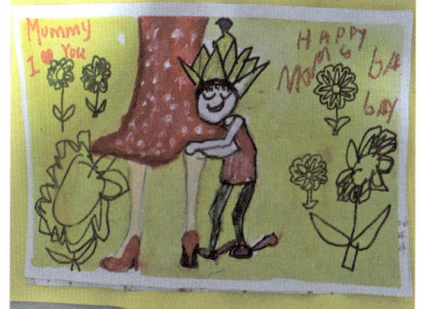

图 5-25 ~ 5-27　Oliver 5 岁 10 个月《猫头鹰》，6 岁 5 个月《荷塘》，6 岁 8 个月《妈妈母亲节快乐》

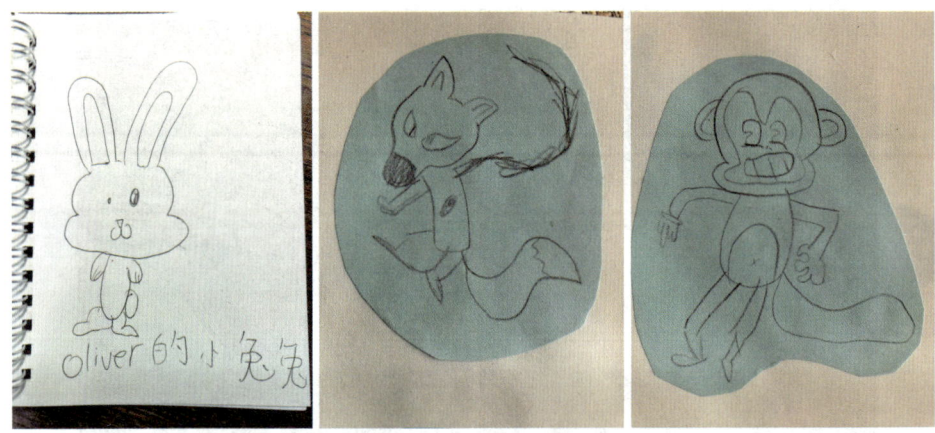

图 5-28～5-30　Oliver 7 岁《小兔兔》《小狐狸》《小猴》

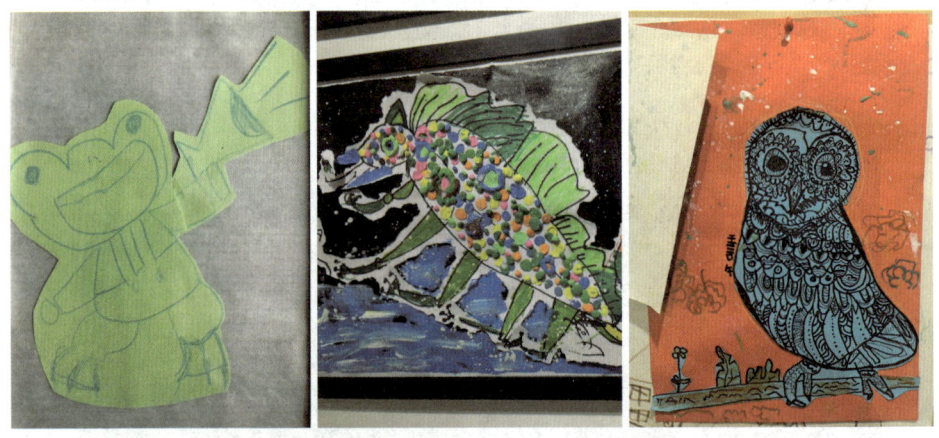

图 5-31～5-33　Oliver 7 岁《小青蛙》，7 岁《蜥蜴》，7 岁 3 个月《猫头鹰》

（四）绘画第四阶段：写实阶段（The Fourth Stage of Painting: The Realistic Stage）

这个阶段有的专家称为前青春期阶段（preteen stage）或团帮阶段（gang stage），这个阶段一般是 8～10 岁。这个阶段，孩子的绘画变得更加详细。更多的空间视角是显而易见的。这个阶段的孩子如果无法创造出逼真的画面，他们可能会变得非常沮丧。这是孩子们可能会表达"我不会画画"的时候，是孩子们尝试创作符合成人标准的艺术作品的阶段；然而，他们创作的作品仍然无意中包含了示意图阶段的许多特征。例如，一张图片可能包括一个看起来很自然的地平面，其中的树木逐渐缩小到远处。但是，孩子们的图片可能包括游泳池的俯视图，并在纸的边缘放置几个僵硬的人物。少数进入这个阶段的孩子会到达一个高度，而不会进入现实主义阶段。需要指出的是，当代的孩子，由于电脑的普及，卡通片形象的连环画的风靡，用电脑技能绘画这个时候成为典型，下面例子可以看到细节的追求，并不在于对现实生活画面而是对理想造型的模拟写实创造。

写实阶段绘画插图：

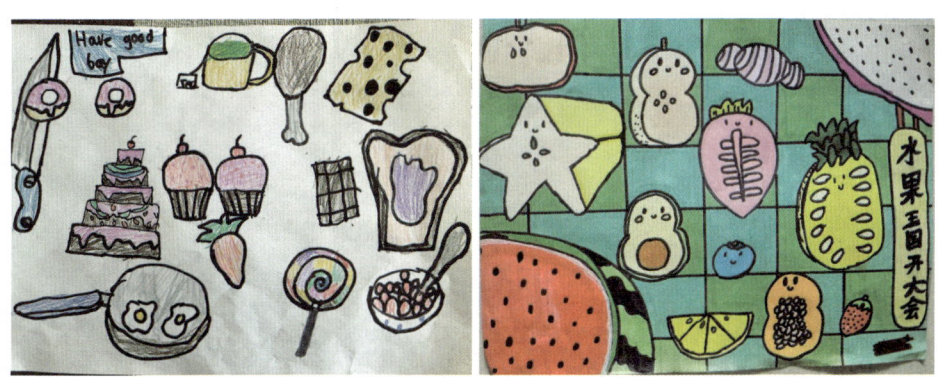

图 5-34～5-35　Oliver 8 岁《我的美食》，嘟嘟 8 岁 7 个月《水果王国开大会》

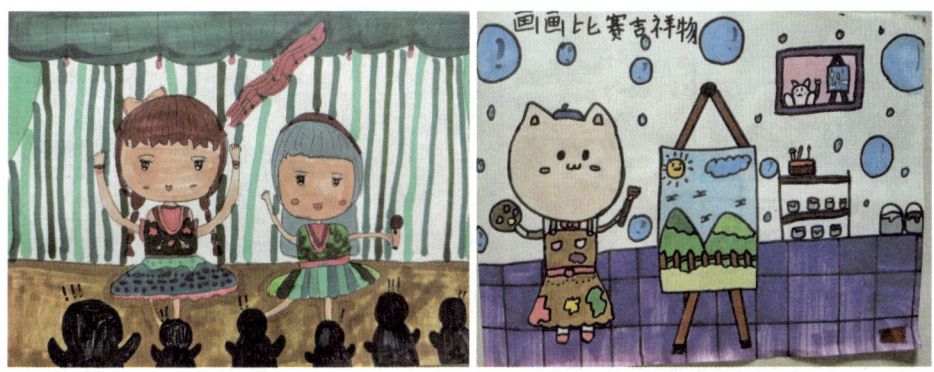

图 5-36～5-37　嘟嘟 8 岁 7 个月《舞台表演》《画画比赛》

艺术表达 与心理健康

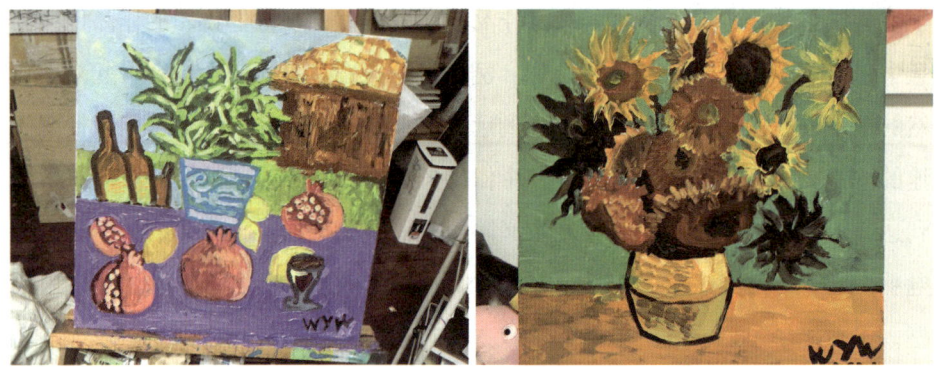

图 5-38 ~ 5-39　Oliver 9 岁写生画，9 岁《向日葵》

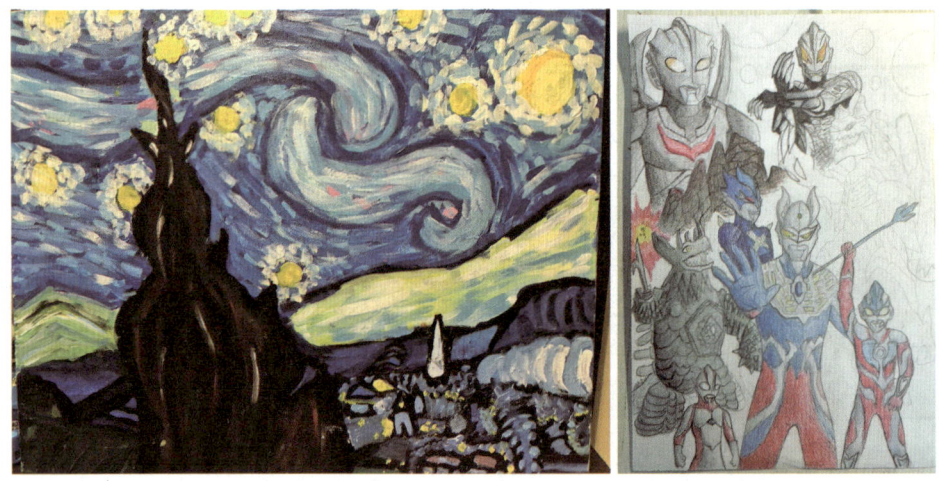

图 5-40 ~ 5-41　Oliver 9 岁《星空》，10 岁《奥特曼打怪兽》

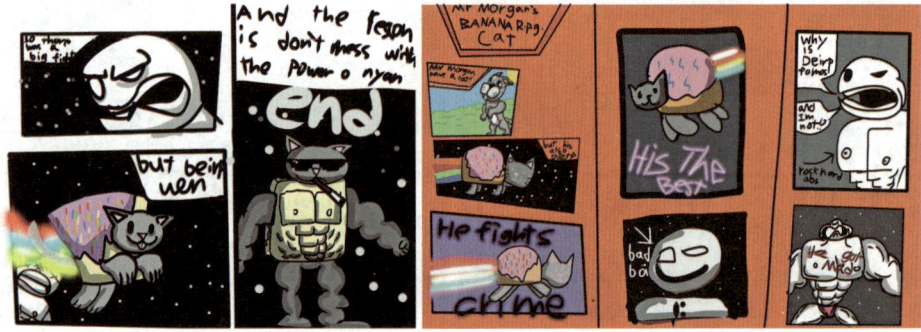

图 5-42 ~ 5-43　Oliver　10 岁用电脑画的小漫画

（五）绘画第五阶段：拟真自然主义阶段（The Fifth Stage of Painting: The Pseudo-naturalistic Stage）

所谓拟真自然主义，从本质上解释也就是心理拟造自然主义。这个阶段一般是 11～13 岁。这个阶段的孩子对自然环境高度关注，在绘画的比例、角度、色彩、丰富性、细节以及性别、性格特征方面更有兴趣。在制作艺术的前几个阶段，所涉及的过程对孩子来说是最重要的。现在产品变得最重要。一些孩子对视觉刺激表现出明显的偏好，而另一些孩子则更关心对主观体验的解释。视觉类型更多地集中在整体上，试图描绘观察到的光、空间和颜色等光学效果。场景被描绘成好像他们是从外面看的观众。非视觉类型的人会主观地参与到他们的工作中，并且经常会忽略绘画周围的环境而专注于情感方面。这时，孩子们进入了一个他们已经发展出足够的智力来解决大多数问题的阶段。孩子们正在朝着批判意识发展。让孩子们以一种让他们对自己的工作感到自豪的方式进行创作的准备是一项挑战。我们可以从以下的插图看到这个阶段孩子们在客观和主观两方面的发展趋向。

拟真自然主义阶段绘画插图：

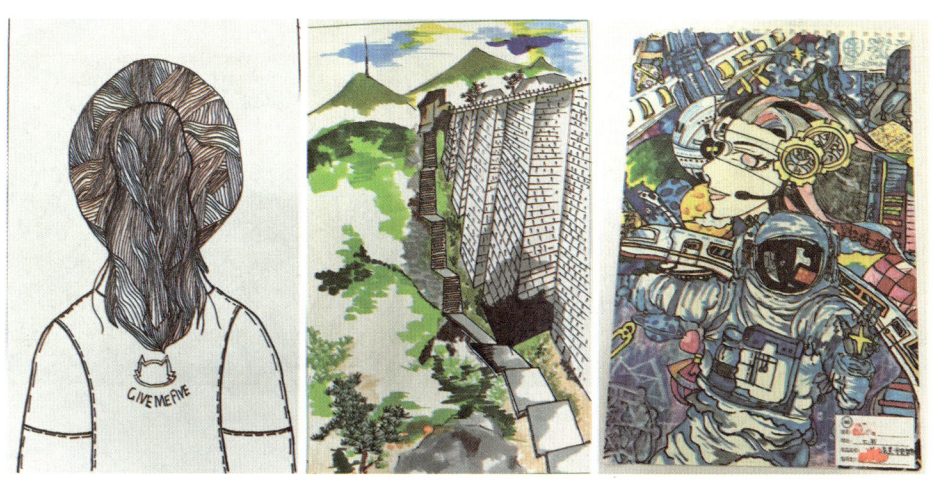

图 5-44～5-46　C12 岁《线与造型》，H13 岁《写生》，G12 岁《星星守望梦想》

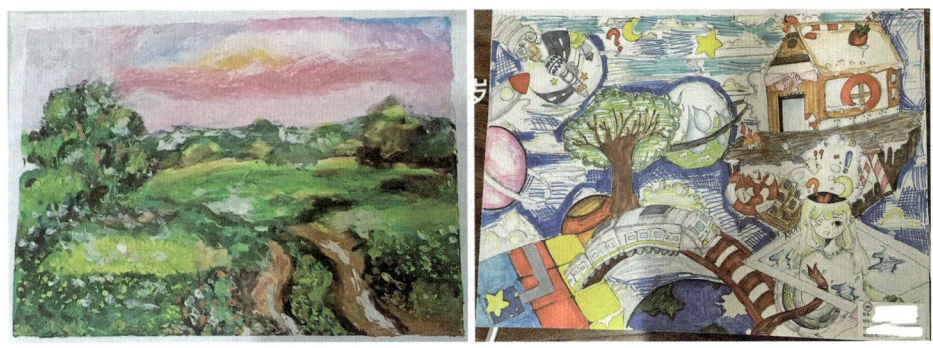

图 5-47～5-48　L12 岁《风景写生》，G12 岁《魔幻巨变》

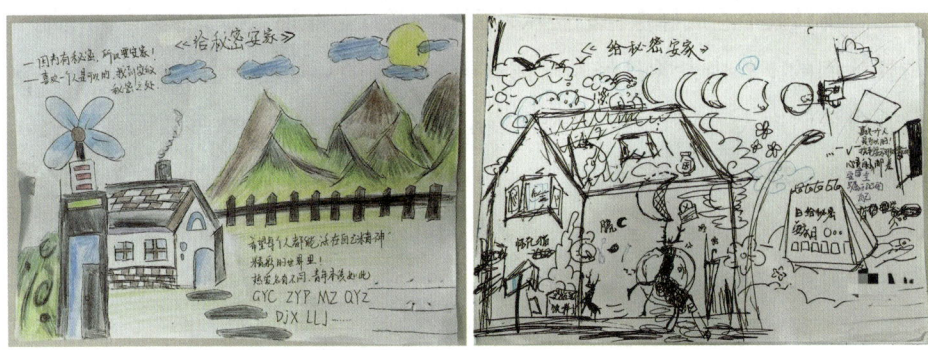

图 5-49～5-50　M13 岁《给秘密安家》，Y12 岁《给秘密安家》

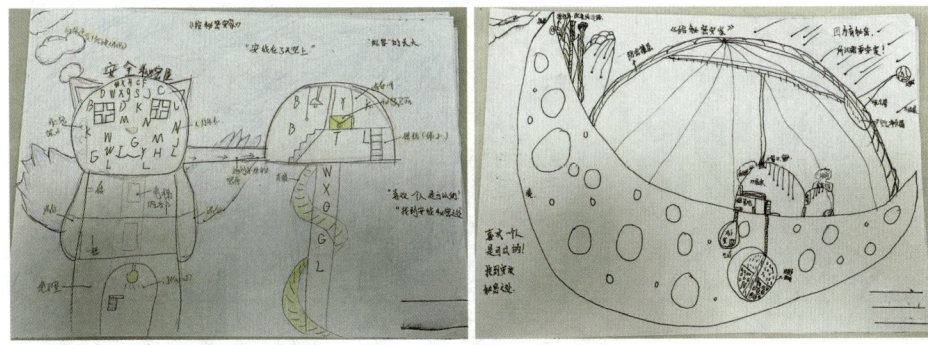

图 5-51～5-52　F12 岁《给秘密安家》，W13 岁《给秘密安家》

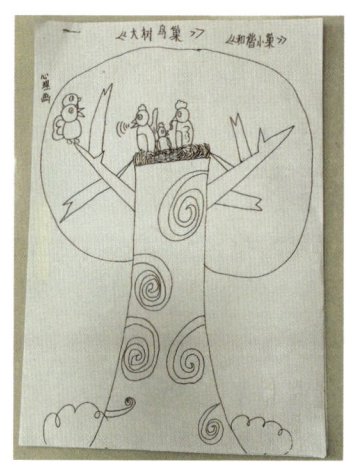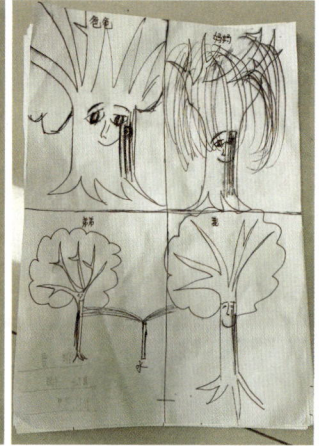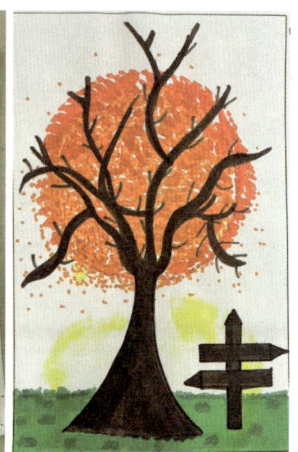

图 5-53 ~ 5-55　Q13岁《鸟巢》，P11岁半《家庭树》，Z12岁《树》

当然，每个孩子在绘画能力上的发展不一样，不是所有的孩子都通过绘画来展示其身心能力的成长，但了解这个绘画发展的阶段性，和了解孩子的肢体动作的成长阶段性、戏剧玩耍的成长阶段性一样，给我们提供了观察、理解孩子心理动态，以及启发、帮助他们身心健康发展的艺术性途径。绘画不仅在许多方面帮助孩子们成长，而且通过这项活动还可以一睹孩子们的发展里程碑，并在许多方面补充他们的学习。绘画可以培养孩子们的精细运动技能（使用手和手指完成各种任务）。可以向孩子们介绍不同的绘图工具，以进一步提高他们的精细运动技能。绘画可以提高孩子们的创造力。让孩子随心所欲地自由绘画，帮助他们发挥创造力。

第二节
美术治疗的机制结构
Section 2　The Mechanism & Structure of Art Therapy

一、问题引入 | Checking in Questions

（一）问题（Questions）

从情感经历上，你在过去的一周里有什么亮点和暗点或者说是高峰和低谷经历？如果用色彩描绘是一种什么颜色在你内心的体现？

（二）回答范例（Answer Examples）

1. 这一周我的亮点是我的妈妈来学校看我，我们一起吃火锅，好开心好温暖，感觉就是火红的暖色；暗点是宿舍的一个同学莫名其妙闹情绪，大发脾气，弄得大家都不开心，那一天感觉像深灰色，乌云密布。

2. 我这周的高峰是我的论文选题和提纲得到导师的称赞，使我感到充满信心，用色彩描绘是金色，很阳光；我的低谷感受应该是那天因为和女友在电话里吵架，她提出分手，我彻夜失眠，感觉心里像夜幕压着，很沉重，绝对的黑色。

3. 我的亮点是去参加了街舞，跳得好疯狂，好释放！跳完后抬头看蓝天，一片湛蓝，感觉好爽快！如果用色彩描绘，就是蓝天的蓝色吧。暗点嘛，应该是当导师表示不同意我的选题的时刻，一下让我觉得堕入冰窟，浑身发冷，可以说是冷调的灰白色吧。

二、学习要点 | Learning Points

了解美术治疗的基本理念在临床工作中的体现，以及美术如何作为心理治疗模式多层面地服务于精神障碍患者。

三、美术治疗的机制结构 | The Mechanism & Structure of Art Therapy

美国著名美术治疗师凯茜·马尔基奥迪（Cathy Malchiodi，1953—）博士在《美术治疗资料册》（Art Therapy Sourcebook）[1]一书中介绍了美术治疗的基本美术元素及其基本使用工具，美国高级美术治疗师帕梅拉·海耶斯（Pamela Hayes）在《美术治疗概述》（Introduction to Art Therapy）[2]视频演讲中概括了美术治疗的基本性能、基本模式和基本效益，美国高级美术治疗师朱迪思·A.鲁宾（Judith A Rubin）博士的教学片《艺术治疗具有很多面貌》（Art Therapy Has Many Faces）[3]阐述了美术治疗的临床范畴和治疗时段的程序。参照她们的思路，总结出美术治疗的基本机制结构：

（一）美术治疗的美术元素（Art Elements of Art Therapy）

和普通的美术创作一样，美术治疗中有七个基本美术元素：

元素1：线条（line）——线条是美术最基本的元素，一条线可以被认为是一个移动的点，如果一条线连接起来，就会形成轮廓。轮廓创建形状。线条可以是长的或短的，直线的或曲线的，粗的或细的，可以是之字的或对角的，可以是三维的或假想的。

元素2：形状（shape）——当一条线相遇并包围一个空间时，就形成了一个形状。形状可以是几何的（规则的）或有机的（随意的）。记住形状元素的最好方法是想出一个轮廓。

---

[1] MALCHIODI C. Art therapy sourcebook [M]. New York: McGraw-Hill, 2007.
[2] HAYES P. Introduction to art therapy [EB/OL]. https://www.youtube.com/watch?v=YunfvQuVWJA.
[3] RUBIN J. Art therapy has many faces [EB/OL]. https://www.youtube.com/watch?v=ZX1EaOlo25w.

元素 3：形态（form）——形态是形状的进一步发展，为其添加深度以创建三维形式如正方形（形状）与立方体、三角形与圆锥体等。形态包含体积，即高度、宽度和深度。在绘画中，形态只能被暗示，因为它们是二维（平面）媒体。艺术家必须使用技巧来欺骗观众的眼睛，以创造三维即深度的错觉。这被称为错视画，是通过使用明暗（阴影）、颜色和轮廓线等工具来实现的。

元素 4：空间（space）——空间是位于物体之间、物体周围或物体内部的东西。艺术家创造物体之间的这种空间感的手法有：重叠、放置、尺寸、细节、色彩值、透视等。空间有正空间，即物体本身，和负空间，即围绕物体的周围空间。

元素 5：肌理（texture）——肌理是某一物体表面的外观纹理和表达人对此物表面纹理特征的感受。艺术家们在二维平面上绘制质地感对他们来说是一个挑战，艺术家们也可以借助叠加颜料的方式打造三维立体的效果，让肌理更加真实。往往每个纹理表面都以非常特殊的方式反射光线。艺术家通过仔细地观察和明暗值的运用，在画面上、视觉上再现了这种实际的肌理。

元素 6：颜色（color）——在美术中，颜色一般排列在 12 种颜色的色轮上。色轮显示原色（不能混合的颜色）、二次色（通过混合两种原色制成）和三次色（由混合一种原色和二次色制成）。它为创造者提供了参考的配色方案。最常见的配色方案是红色、黄色、蓝色模型。另一种流行的方案使用青色、洋红色和黄色作为原色。颜色元素里还包括色调——颜色的命名（如红色、绿色等），强度——也称为饱和度、亮度或纯度。颜色越纯（混合的其他颜色越少），它就越强烈或饱和。颜值——值是颜色的深浅程度。

元素 7：明暗（value）——这是指不同颜色的明暗程度。有从纯白色到漆黑的明暗等级。颜色的值取决于它与值标尺相比的明暗程度。明暗度使在二维表面上显示三维形式成为可能。通过增加明暗差异，对比度也会增加。当被暗值包围时，高光看起来会更亮。降低对比度会使物体在视觉上退入画面并减少注意力。

这是美术治疗师在进行治疗中使用的基本美术元素。他们从这些元素的使用特点来阅读、干预、启发患者或来访者的自我认知和心理转化。

（二）美术治疗的必要工具（Essential Tools for Art Therapy）

美术治疗使用的材料多种多样，而且很多是即兴捡来。总体概括的常用工具材料有以下这些：

白色绘画纸，速写本那种纸或单张画纸：最好是 45.72cm × 60.96cm（18×24 英寸）的尺寸，这样就可以分割成更小的纸。

铅笔和橡皮，马克笔：细宽头的，至少要有基本的颜色（红、橙、黄、绿、蓝、紫、棕和黑色）。

油画笔（丙烯酸画笔），至少一整盒 12 色的，最好是 24 色的。

彩色粉笔，至少一整盒 12 色的，最好是 24 色的。

拼贴工具：①剪刀；②胶或者胶棒；③美纹纸胶带卷；④ 一个装有各种拼贴材料的盒子，如报纸图片、彩纸、碎布条、棉绳、纱线、拾得物"等"字。

水彩颜料，一盒 12 色，在管子里或简单的托盘里。

蛋彩画颜料或丙烯酸颜料，基本的颜色：红、橙、黄、绿、蓝、紫、棕、黑和白色。

调色用具：①调色盘（松饼盒、铝盘、人造黄油盆或塑料盘）；② 装水的大杯子或罐子。

毛笔或刷子，合成树脂材料的，2.54cm（1 英寸）的平刷，1.27cm（1/2 英寸）的平刷，2.54cm（1 英寸）的圆刷；水彩；7 号或 8 号的圆毛刷。

视觉日记速写本，22.86cm 或 30.48cm（9 或 12 英寸）。

笔记本，以随时记下对自己作品的想法和感受。

在美术治疗中，治疗师会依据治疗目标干预的需要，有时会选择某种特别材料让来访者使用，有时也会让来访者自由选择材料进行表达性创作。

（三）美术治疗的基本模式（Modalities of Art Therapy）

这是从美术治疗师的视角来看，包括以下五种模式：

模式一：进行心理行为的评估。治疗师会在患者进行美术创作的过程中评估他们的心理行为状态，譬如，他们对参与治疗的态度是积极、消极还是对抗，他们能否集中精力，是否焦躁不安，与他人互动的方式是迎合性、回避性还是侵犯性，等等。

模式二：疏导情绪感受的释放。美术治疗师向参与者建议、提供适宜的可以表达内心情感的材料和工具，帮助患者或来访者释放束缚身心的负面情绪能量。

模式三：心理经历的洞察和理解。美术治疗师会通过对患者或来访者的作品的阅读，从其中的色彩、线条、形象、视角等因素来洞察和理解他们此时此刻的心理经历和潜在的意识。

模式四：内在与外在反差的揭示。在美术治疗中，治疗师很注重引导患者或来访者发现自己对外的表情、表现与内在感受和性情的反差，从而帮助他们解放压抑的自我。

模式五：精神心理障碍的治疗。这一般是对有临床诊断的患者使用的模式。譬如：对患有多动症的儿童，美术治疗师会给他们有规范限制的材料和工具、明确的任务指引语和行为要求；对患有强迫症的成人患者，则会鼓励他们使用自己不适应或从没用过的美术材料，并启发随意和即兴创作。

（四）美术治疗的临床范畴（Clinical Scope of Art Therapy）

美术治疗适用于不同程度的精神疾病患者或有心理行为问题的来访者，可以服务于精神病医院住院部、门诊部、心理咨询诊所、学校、社区的健康福祉机构、老人护理院、临终关怀机构，等等。其临床范围包括：精神分裂（schizophrenia），情绪障碍（emotional disorders），行为障碍（conduct disorders），饮食障碍（eating disorders），毒瘾障碍（chemical dependency disorders），癌症康复（cancer recovery），丧失哀痛（grief of losses），人际交流障碍（communicational disorder），灾难生存（surviving of disaster），创伤经历（traumatic expereinces），死亡面对（facing death），家庭问题（family issues），等等。

（五）美术治疗的时段程序（Procedure of Art Therapy Session）

美术治疗的一个治疗时段包括患者美术创作、治疗师的干预等元素，基本程序包括：

1. 治疗师开始患者或来访者的签到（包括自我介绍和当下的感受，有时治疗师会联系治疗目标给一个小题目作签到）。

2. 治疗师给予美术创作的指导语（譬如，用什么材料，围绕什么主题，有什么要求，给予启示，等等）。

3. 患者或来访者进行美术创作的过程。

4. 患者或来访者展示并口头分享自己的美术创作。

5. 组员回馈讨论彼此的美术作品。

6. 治疗师参与反馈帮助患者更准确、深入地理解自己的作品。

治疗的目标、结果：在行动参与和反思过程中找到真实的自我，探索健康转化的方向。

（六）美术治疗的基本性能（Performance of Art Therapy）

这里的性能是从患者，或来访者，或被服务者的视角来看，美术治疗的总性能是治疗性，而其治疗性基本分别从五个方面体现：

1. 作为创意表达的语汇：参与者可以使用各种美术材料的各种造型创造、丰富自己的独特的表达语汇，往往是独一无二的，又是无穷无尽的。

2. 作为身心放松的形式：美术治疗的创作过程可以帮助参与者转移让自己焦虑的焦点，把注意力放到一个自由而富有想象的创造过程中，紧张的心境便自然得到放松。

3. 作为建立自尊的途径：美术治疗的展开通过美术的创作，参与者在没有技能要求、不受拘束的环境里创造自己的作品。这个过程是一个自我表达的过程，也是一个自我实现的过程。每个参与的人都是艺术家，都有自己的艺术作品。这个过程正是一个提高自我意识、自我尊严、自我信任的过程。

4. 作为处理情绪的工具：许多心理行为疾病的共同特征是情绪障碍，换句话说，各种患者都会在不同程度上经历情绪失控或极端的挑战，从某种意义上说，美术治疗提供的艺术创作工具也正是调整、处理、安排情绪的有效工具。美术创造过程可以是调节神经系统的过程，使理性造成的紧张在形象的感觉抒发中得以减缓。

5. 作为思维转化的过渡：虽然美术治疗中的艺术创作多以情感表达为基调，但情绪行动往往由思维方式驱动，美术治疗中的艺术创造过程对参与者来说是从消极思维转向积极思维，或者说是从封闭式思维转向开阔型思维方式的过程，是一个通向健康思维的桥梁。

（七）美术治疗的特别优势（Advantages of Art Therapy）

美术作为治疗不仅和其他艺术治疗形式一样，带给被服务者许多口头治疗不能达到的效益，还具有自己独特的艺术优势，这里也概括为五点：

1. 作为交流的替代形式。当口头言语不够或不便时，美术治疗提供无言的水彩画、油画、彩笔画、剪贴、手工艺、雕塑等，这些艺术性方式给人提供了多样的视觉表达和交流语汇。美术的创造性过程可以绕过内部传感器触及潜意识，使埋在深层的情绪在不自觉中得到抒发。

2. 允许距离感受。这是美术治疗独具的特点。参与者创造的美术作品可以成为一个客体的存在，让患者自己有距离地观赏、感受、解析。这个过程可以使情绪冷静下来，客观地、有理性地认知自己。

3. 提供安全释放的空间。心理障碍或精神创伤患者往往难以触碰情感，美术治疗向他们提供一个安全的空间，捏泥、剪贴、水彩，不用直接触碰情感；只是释放能量。在这个行动参加、精神投注的创造过程中，身心积蓄的紧张、恐惧、焦虑、愤怒、沮丧、悲哀这些能量流动的情绪障碍得以突破。

4. 以后可以重温。在美术治疗中，治疗师往往会鼓励患者把自己的作品保存下来，隔一段时间后，再进行重温，尤其是有系列作品的时候，患者往往会有新的认知和感悟，或者看到自己变化进程走过的足迹。

5. 有助于将人们联系在一起。这个联系的促进从两个方面体现：一个是治疗师与来访者，小组成员彼此进行互动性美术创作，从而达到一种精神能量的凝聚；另一个是治疗师与患者或来访者，小组成员之间从对创作过程及作品的分享、反馈讨论中获得理解和支持。

第三节
美术的自我疗愈途径
Section 3　The Path of Self-healing through Art

一、问题引入 | Checking in Questions

（一）问题（Questions）

如果用一个大自然中的形象作为此时此刻的自我的象征符号，你选择哪个形象？为什么？

（二）回答范例（Answer Examples）

1. 我特别喜欢看鸟，有一次我去看一位催眠心理咨询师，他说我的灵魂是一只飞鸟。所以，如果用一个大自然中的形象作为此时此刻的自我的象征符号，我肯定选择鸟，而且是海鸟——军舰鸟，飞行时都不用扇动翅膀，只是滑翔，并且拥有天空和大海，是我的自由精神的象征。

2. 我想我要选择岩石，因为我很喜欢爬山，喜欢那种与岩石靠近或登上岩石的感觉。加上我的性格比较倔，比较能吃苦，生活的色彩也比较单一，像岩石一样。

3. 我想把自己比作天上的星星，我喜欢在夏天看满天的星星，哪怕没有星星，我也拼命去找星星，找到一颗，我就很高兴。我觉得星星闪闪的，就像好奇的眼睛，又像有很神秘很深奥的故事。我就爱想问题，喜欢探索神秘的东西。

二、学习要点 | Learning Points

从意识与美术的关系和个人实践经历理解美术作为心理表达符号或媒介

对自我认知和自觉建设的意义和方法。

三、情感表达与思维重塑 | Emotional Expression & Thinking Reconstruction

美术可以清洗灵魂，疗愈创伤。世界著名的艺术大师巴勃罗·毕加索有这样一句名言："艺术从灵魂上洗去了日常生活的尘土（Art washes away from the soul the dust of everyday's life）。"表达性美术创作，在平平常常的安逸生活中，可以作为一种审美享受、性情陶冶的高雅娱乐；而在风风雨雨的创伤经历后，又可以成为面对噩梦、走出阴影的深度疗愈。通过美术，我们可以改变我们所感受到的痛苦，克服创伤包括通过利用创造力重塑使我们不知所措的创伤状况。这有助于将痛苦转化为学习和成长的动力。

表达性美术可以促进思维方式的转变和重塑。美国认证美术治疗师丽塔·格廷（Rita Guertin）在北师大艺术治疗研究中心组办的"艺术表达治疗研修班"的教学中说道："作为美术治疗师，我帮助患者使用美术的元素——线条（line），形状（shape），颜色（color），肌理（texture），形态（form），明暗（value），空间（space），通过写作和绘画的方式讲述自己的故事或者创造一个新的故事。美术治疗领域的研究证实了创造性的过程，包括艺术性的自我表达，可以帮助人们：探索感受；促进发现和自我觉察；专注或转换注意点；改变情绪，降低悲伤和抑郁的严重程度；管理行为；减轻焦虑；深入了解当前的问题；不仅与身体连接，还与自己的头脑、情绪状态以及精神层面相连接，增强自尊心。"这一节从我们大学生如何把美术作为心理疾病预防、行为健康自我建设的工具，如何做自己的美术治疗师的角度，来展示美术在表达情感、重塑思维模式中的一些基本用法。

大学生迈出家庭，进入校园，开始独立人生的旅程，面临种种新的挑战——紧张的学习任务，多层次的人际关系，对个人信念体制的探索，对未知前途的憧憬和担忧，往往会形成心理空间的挤压荷重感，尤其一时没有述说去处，或不愿述说，或找不到准确的词汇来表达，可以拿起美术材料——彩笔、画纸、剪刀、粘胶棒、废画刊等，用色彩、线条、形象作日记，随时调整心态，确信自我，提高认知，预防抑郁焦虑，开拓身心健康发展的方向和道路。后面，我们从三个角度来理解这个自我疗愈的途径。

四、自由地扩展心理空间 | Freely Expanding Psychological Space

美术治疗的诞生是由于人们有兴趣在解释儿童美术的同一动力下，对精神错乱者的美术作品进行解释。这在19世纪末很明显，美术老师不给孩子注入先入为主的观念，而是开始鼓励孩子无畏地表达自己的创造力和想象力。美术创作提供最安全的地带让情感得以释放，换句话说，美术是最安全的释放情感手段。围绕这个主题可以有这些美术创作实践：

1.情感风景图：不受材料的限制，以自然风景作为象征，绘画出表现自己当下的情绪经历，可以是一种情绪，可以是多重情绪，可以是风暴，可以是平川，可以是乌云密布，可以是阳光和煦……没有局限。

作品插图和创作者的分享：

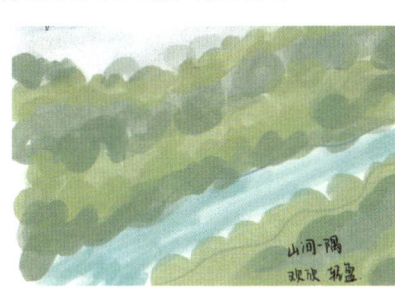

图 5-56　山涧一隅

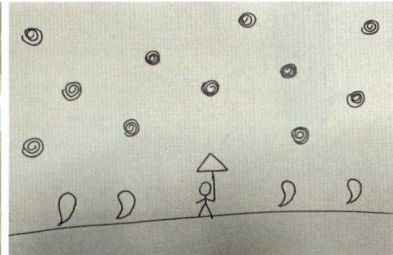

图 5-57　在雨中

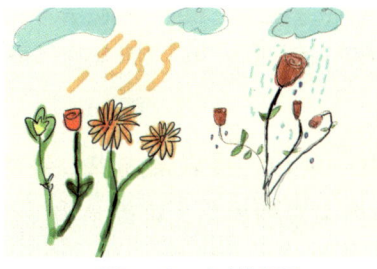

图 5-58　玫瑰的眼泪

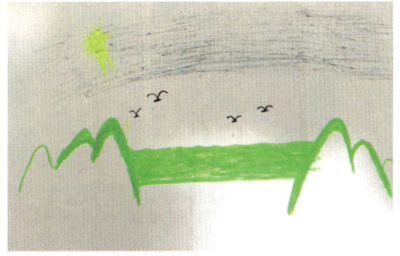

图 5-59　清晨飞鸟

插图补充说明：

图 5-56 作者分享："表达欢欣、轻盈、舒展、开阔的感受。"图 5-57 作者分享："雨滴很大，是我感受压力和失落的时刻。"图 5-58 作者分享："我觉得自己像一棵离群的玫瑰，雨水是我的泪，感到伤心、孤独。"图 5-59 作者分享："这是我刚走进校园时的憧憬和希望。"

艺术表达 与心理健康

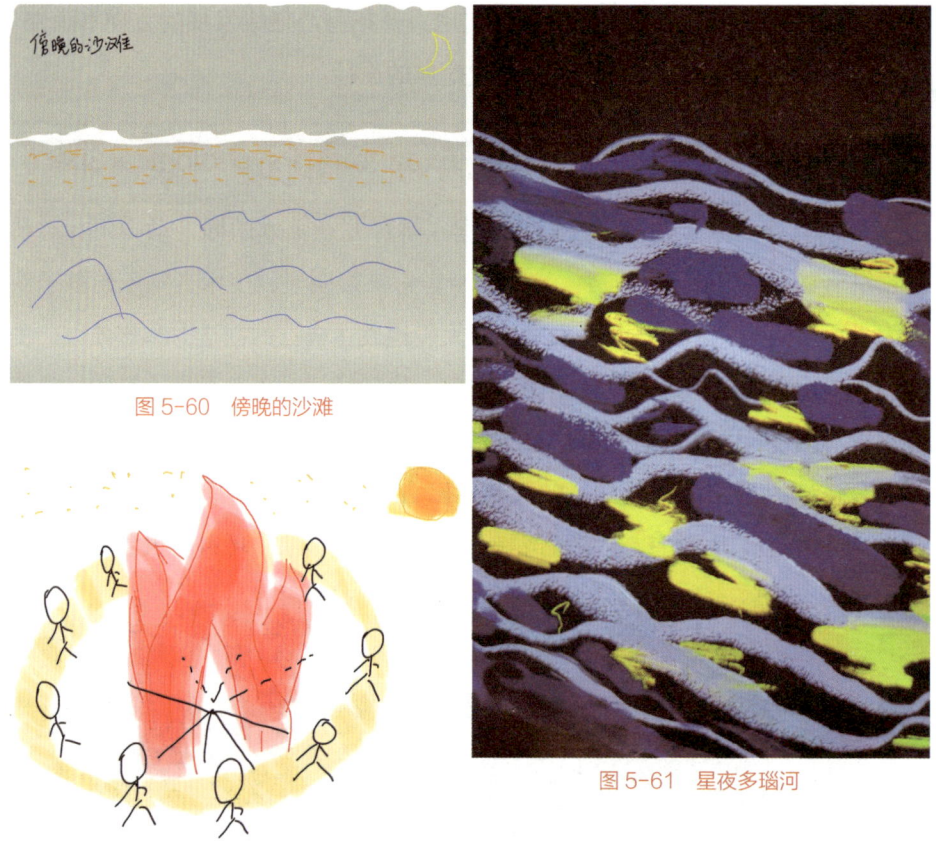

图 5-60　傍晚的沙滩

图 5-61　星夜多瑙河

图 5-62　篝火

插图补充说明：

　　图 5-60 作者分享："我表现的是暴风雨来临前的宁静，这是我常有的一种状态，看上去很安静，但在等待暴风雨的来临。"图 5-61 作者分享："我喜欢这样的美，深沉、神秘、生生不息。"图 5-62 作者分享："围着篝火舞蹈，表现炽热、火红、跳跃，充满活力。这是我目前的内心感受。"

　　2.打开门你看见什么：想象面前有一扇门，可以是你内心经历的大门，可以是你记忆的大门，可以是你憧憬未来的大门，可以是当下屋内或屋外的现状或理想等，可以用形象的或抽象的绘画，也可以结合剪贴来表现。

　　作品插图和创作者的分享：

第五章 美术、意识与重塑

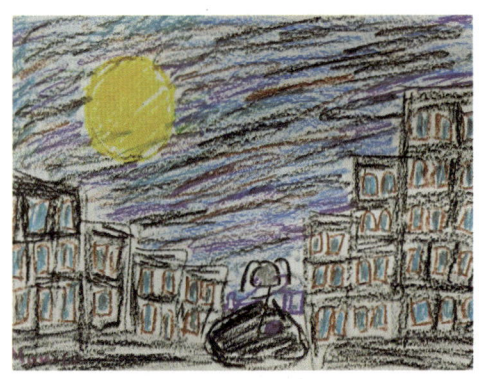

图 5-63　童年记忆

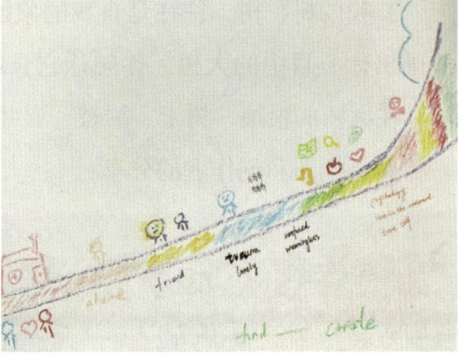

图 5-64　Find & Create

插图补充说明：

　　图 5-63 作者分享："看到儿时的我，独自坐在大石头上看十五的月亮，就好像通过月亮能看到月亮后面的东西，当时有一种对宇宙无限的好奇和探索的那种感觉。但现在我对这个场景记忆的感受却有孤独和空虚。"图 5-64 作者分享："看到一个场景，好像找到了我的使命的那种感觉。思考了一下，这里是关于寻找自我、创造自我的过程。"

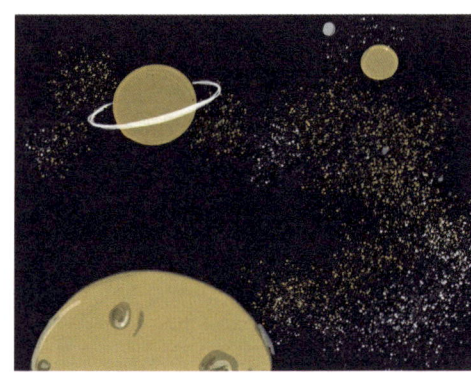

图 5-65　面前的宇宙

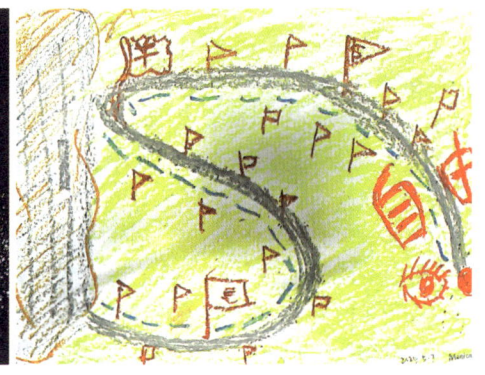

图 5-66　门外的景

插图补充说明：

　　图 5-65 作者分享："打开门，我看见浩瀚的宇宙星河，感到人生的深邃和自己的渺小，同时又生出一种崇高和超然的境界。"图 5-66 作者分享："左边网格是门，象征着禁锢，门打开是一条通往自由的路，自由是终点，同时也可以看到更多可能，因此有一只眼睛。路是黑色的粗线条，代表着清晰且有力的方向和途径。路上面是一个一个的小旗子，旗子上有金钱的标记，代表着金钱是达到目的地的重要元素和目标。黄色的底色表示这是充满希望的。"

艺术表达 与心理健康

3. 我的树：树，往往是自我的象征。让想象驰骋，不受任何现实的局限，绘画出你心目中的大树，你想让它长成什么样，什么颜色、形状，在什么环境，在大树的根须、树干、树枝、树叶、果实（如果有）上写下代表什么。

作品插图和创作者的分享：

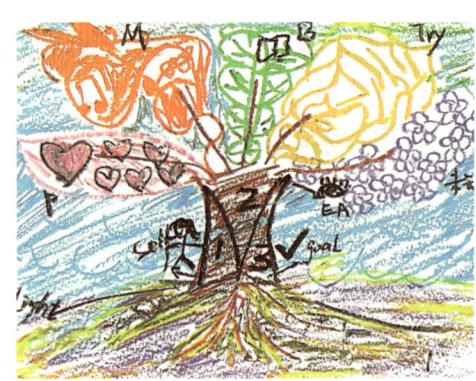 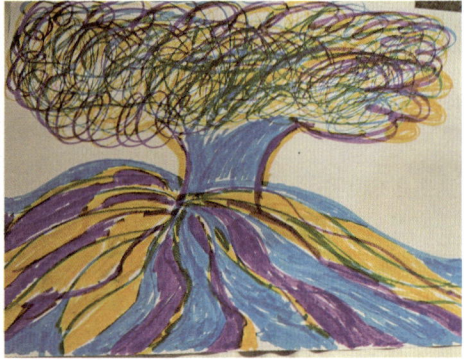

图 5-67　我的树　　　　　　　　　　　图 5-68　我的树

插图补充说明：

图 5-67 作者分享："蓝色的背景是大海，树是长在海里面的，根是延伸在海底的，黄色代表光亮，这种扎根给世界留下了一些什么，或者它照亮了一些什么。这个枝干有三个部分，'1' 是个小人儿，self，代表整个的我，我的特质，我的自我价值。'3' 是 goal，一个对勾儿，展示重要的学业、职业等人生重大的目标。'2' 很重要，是对于 '1' 和 '3' 的理解，对自己个人体验的欣赏和解读。上面的枝叶有五个部分，延伸很开，相当于我接触世界的触角，这个触角分为五种：粉色的桃心代表着人际；橘色代表的是我喜欢的艺术；绿色的上面有一本书，是知识，通过前人留下来的丰富的精神价值的文字版本来感受这个世界；黄色旁边有一个 try，代表尝试，体验；紫色的花代表的是未知。"图 5-68 作者分享："我的树来自地下源源不断的能量，根部就像是泥土里涌动的黑色石油那样的质感，蔓延到四面八方，很有力量，根部强壮，这股强大的能量从地面涌出来，形成树干、茂密的树冠，并没有清晰的干枝叶，就是强大的能量涌动，从地下冒出来。"

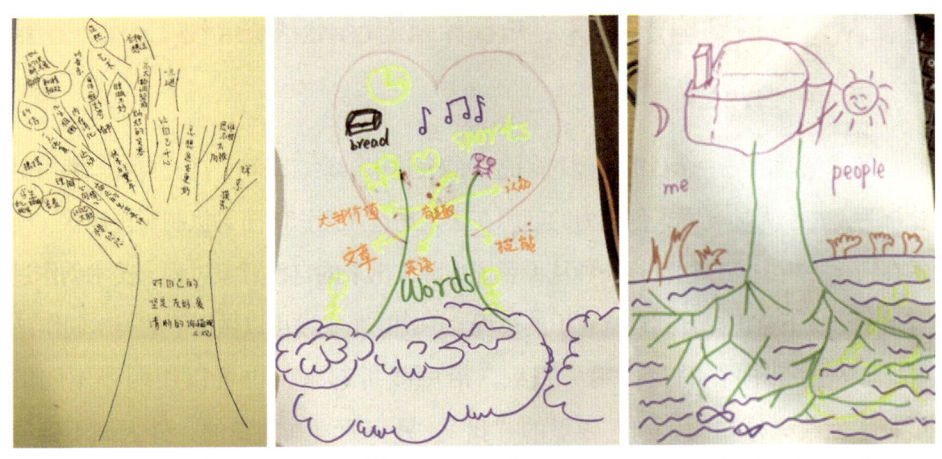

图 5-69 我的树　　　　图 5-70 我的树　　　　图 5-71 我的树

插图补充说明：

图 5-69 作者分享："我用黑笔画，觉得它很真实，左边那些枝干是我已有的，右边三个小枝干是我想要的，很多但不太清楚到底想要的是什么。左边那些是我清清楚楚知道的，有一些叶子形状的，里面写的是我觉得不好的地方，比如'睡眠不好'，'身体一般'，'茫然'，'纠结'。枝干和圆形果子形状的是我觉得比较好，或是比较正常的。树干我写的是'对自己的坚定、友好、爱、清晰的三观'，这是对我来说最重要的事情。整个树很大，有很多枝干。我就感觉组成我的东西太多了，它是一个还在生长的状态，没有画完，因为我还不太清楚。"

图 5-70 作者分享："这是一棵飘浮在空中的树，下面让它来吸收养分的是云朵。它飘浮在空中，代表了我的半理想主义。树干有一个 words，表示我对自己的期待，希望自己能够成为一个才华横溢的人。这个树的树冠是一个爱心状，它是被爱包围着的，表现了我当下的内心，柔软的状态，平静的状态，也希望能够更多地爱自己，也可以去爱其他的人，可以给自己和身边的人带来更多的快乐，表现温暖善良。这棵树右边有两个小人，那是我的爸爸妈妈，我是最小的一个，爸妈为我们付出了很多，一生都在操劳，我就希望我，虽然是最小的，可以成为那个最有能力的，可以带给他们更舒服、更温暖的生活。我把他们放在这个爱心当中，因为他们在我的心里。再往上可以看到一个黑色的面包。我感觉现在需要一定的能力去维持自己的生活现状，这个面包代表了一个物质基础，现实主义，这与我的理想主义有一定的平衡。"图 5-71 作者分享："我是偌大森林当中的一棵树。我的一方土地很贫瘠，周围没有任何的东西，都是荆棘。我生活在这个偌大的森林当中，也感受到森林带给我的幸福。我的根须千丝万缕，伸向了地面。我的地面被海洋覆盖，海里面有很多的鱼，还有鲸鱼……这样一些浪漫幻想在支撑着我，让我不断地往上生长。我的周围也有很多的草。我是一个独立的人，但有千千万万个人像我一样，我们一起在这样一个日升月落的环境当中，每天都去制造着自己的烟火，制造着自己的一个底色，所以在上面画了一个烟囱。上面飘着无穷无尽的烟火，这是我的比较写实的想法，也是我最近在思考的一个问题——我们都是平凡的，但我们并不平庸。"

五、从潜意识到自觉意识 | From Subconscious to Conscious Awareness

美术活动的另一个目的是通过创造性的表达来洞察、认知、洗礼自我。弗洛伊德认为,在个人冲突中,创造力的起源在于人通过无意识的防御机制对抗症状。美术在精神分析中的作用,是一种从无意识中释放出来的自发意象过程。美术创作过程是一个从下意识提升到自觉意识的过程。围绕这个主题可以做以下的美术创作:

1. 外在和内在的我:用一张纸,沿中线折起来,也可以用两张不同的纸,一面绘画外在的、别人眼里的"我",另一面绘画内在的、外人见不到的"我"。可以是具象的,也可以是抽象的。

作品插图和创作者的分享:

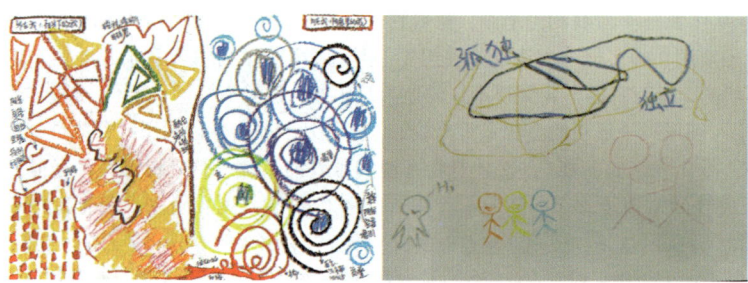

图 5-72 ~ 5-73　外在的我和内在的我

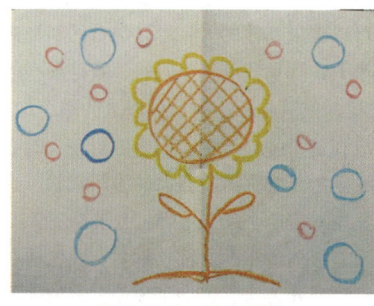

图 5-74A　外在的我

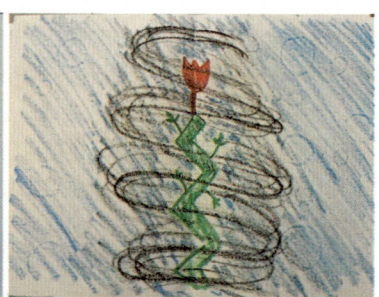

图 5-74B　内在的我

插图补充说明:

图 5-72 作者分享:"左边是外在的我——阳光、自由、清晰、锐利;右边是内在的我——柔软、阴郁、空虚、混乱、爱、渴望。"图 5-73 作者分享:"图的下部展示外在的我——独立、开心、善于社交;图的上部展示内在的我——孤独的大鱼,渴望关怀。"图 5-74 作者分享:"第一张画我用向日葵和彩色泡泡展示外在的我——温柔、与人善良、乐观、富于幻想;第二张我画了被风雨困扰的玫瑰花,展示内在的我——困扰、压抑、焦虑、曲折经历,坚强的生命力。"

第五章 | 美术、意识与重塑

2. 心理防御机制洞察：自我观察在与他人交往时，使用怎样的潜意识的自我保护机制，用一种象征性的形象展示出来。在分享之后，再对这个防御机制的形象进行观察，看看如何可以有一个积极的突破，在原有的形象上，把这个突破也用象征性形象符号添加上去。

作品插图和创作者的分享：

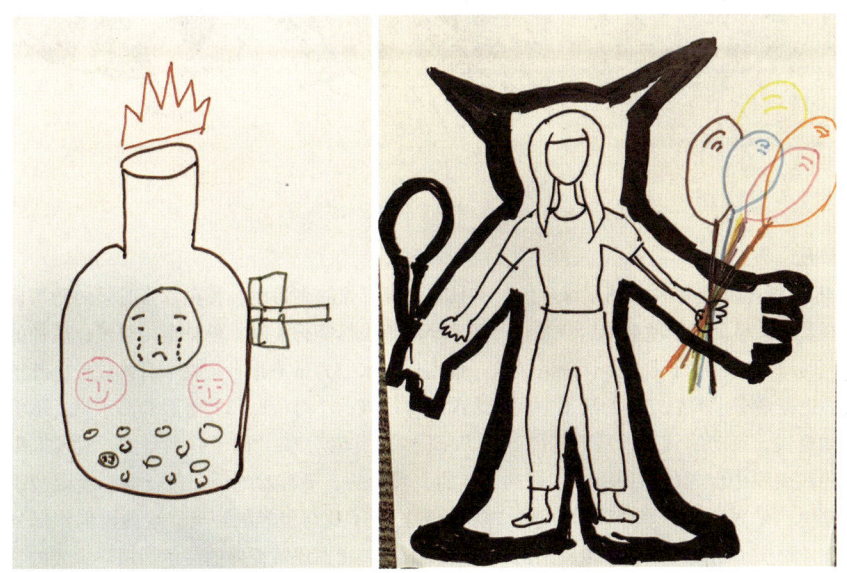

图 5-75　瓶子　　　　　　　　　图 5-76　盔甲

插图补充说明：

图 5-75 作者分享："我的原画是一个瓶子。我是个很包容、善良的人，在生活中与人相处很和谐，不喜欢与人撕破脸皮或恶语相向，也不懂得拒绝。但实际是我给所有人都发了一个小瓶子，他们对我的负能垃圾、有意或无意伤害、无理要求都会被我默默存在属于他们的瓶子里面。一旦瓶子被存满了，我对这个人就会直接爆发，然后切断所有联系，必须是那种人生最好不再相见的状态。在添加部分，我画入了笑脸和一把锤子。我告诉自己，存在瓶子里面的不应只有不好的，还可以是好的。我更想用锤子把瓶子敲开，给我更多的缺口，改变瓶子的形态，不要让瓶子再被爆掉，逐渐去改变我对人态度容易走两极的状态。"图 5-76 作者分享："我画了一副盔甲。我的防御方式是做一个对别人有价值的人，又厚又重的盔甲和武器能够有效帮助我解决各类难题变得有价值，但同时也让我感觉沉重，疲惫不堪。转化绘画时，许久仍不知如何冲破那厚重的盔甲，后来我想起了给我带来过轻快和愉悦的五彩气球，画完后突然发现，画面里周身厚重的盔甲变成了二维平面上的一个框，抓着五彩气球的我无论是向前还是向后迈一步，其实就都可以离开这副盔甲的限制！此刻我明白了，我不需要敲碎它，它也曾保护过我，它是我的来处；而我也并非一定会被它围困在内，可以进退自如，可以拥有更多空间和可能性。"

艺术表达 与心理健康

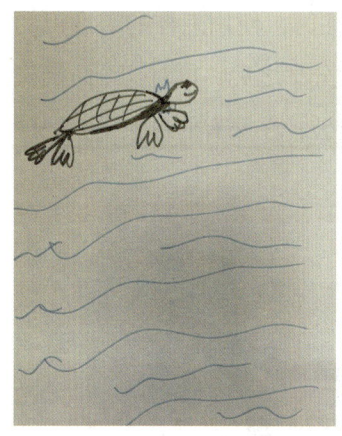

图 5-77　小海龟

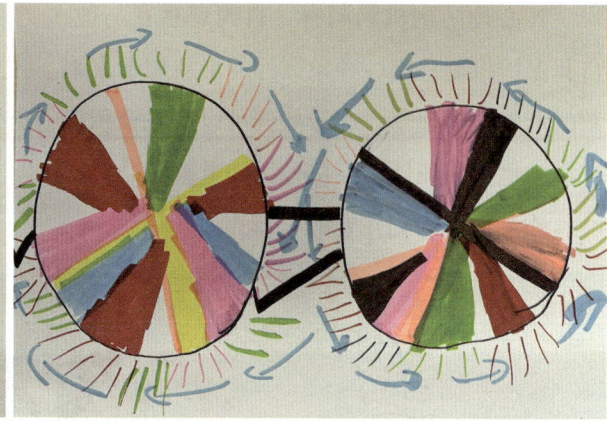

图 5-78　镜的世界

插图补充说明：

图 5-77 作者分享："原图是绿色的、一只有手脚有壳的小海龟，我在紧张时候的防御机制就是后背发紧，整个脖子就会和后背缩在一起，小海龟虽然能行能动，但是走得很慢；后加的部分是蓝色的海洋以及脖子上一个伸缩的波纹。借用外界水的力量来让自己整个身体放松，脖子得到放松后也逐渐有了前后左右的活动空间。之前走得很慢的小海龟回归到舒服的海水里，不但行动的速度更快，行动的状态也是更畅快自如。"图 5-78 作者分享："画了一副眼镜，眼镜框里的不同颜色代表眼中世界的不同板块，好的、坏的、喜欢的、不喜欢的。颜色就像一座雕塑镶嵌在眼镜框里，是固定的，不可移动位置。这些色彩拉开了我与世界的距离。绘画再创作部分是在眼镜框外添加了不同的颜色，以放射的状态展现出来。我发现镜框外的颜色像两只大大的、会眨眼、会发光的眼睛，在告诉我这个世界是温暖的、是有光的、是可以拥抱的。然后我在两只眼睛外又添加了 8 字箭头，瞬间感受到两只眼睛有股能量变成了会转动的、会变魔术的风火轮，它是那么的神奇，让我感受到了我与世界的距离由远变近，让我用一种信任而且积极向上的态度来接纳这个美好的世界。反观原来绘画的部分，发现自己内心是用一种既定的原有模式，它以固化的，不可改变的状态来观察世界。在原有绘画上再创作的部分，激发了我内心深处可以用不同的角度来观察世界，没有好坏之分，它就在那里，是本来存在的物质，是流动的、有正能量的世界。"

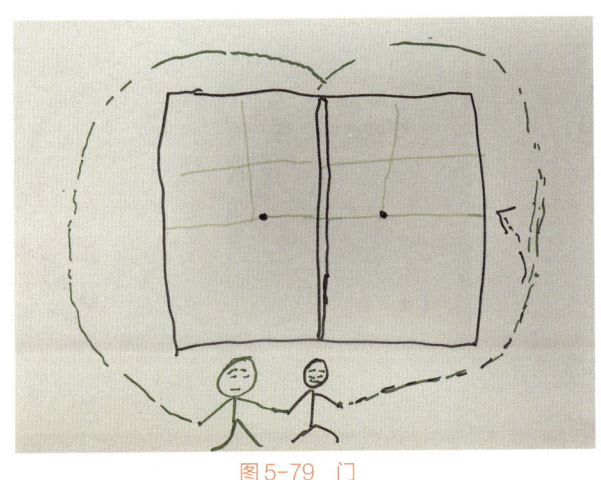

图 5-79 门

插图补充说明：

图 5-79 作者分享："我的心理防御机制是一扇门，因为每次当我遇到危险或者我害怕的事情就会关上门而且马上逃跑，如同我平时生活模式一样：遇到对方对我有敌意或让我不能如意的时候，我会立马抽离躲得远远的，绝不正面回应。但是后来，我愿意将自己的防御大门变成两扇窗户，我从窗户里观察外面的世界，我愿意和外面的人进行简单交谈，觉得OK了，我再请他进入我的心里。"

3."理想之我"拼贴画：①在一张画纸的中间画上一个心的形状；在心的两边分别画出两只手的轮廓；②从画报和杂志上剪下最能体现理想的、本质的你的图片、字词和句子，在心的轮廓里，贴上或画上自己的激情所在或最爱和追求；③在每个手指上写出，或画出自己可以达到理想所具备的特长、能力、优势、可能性等；④在两个手掌心中贴上，或画出，或写出自己生活中的座右铭。在这个创作过程中，许多人惊讶地发现自己的很多梦想、喜好、兴趣和优秀特质被忽略了。

"理想之我"拼贴画插图：

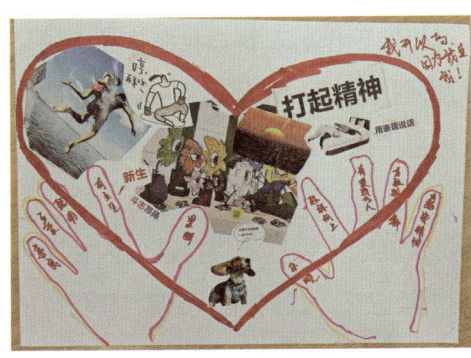

图 5-80 我可以的

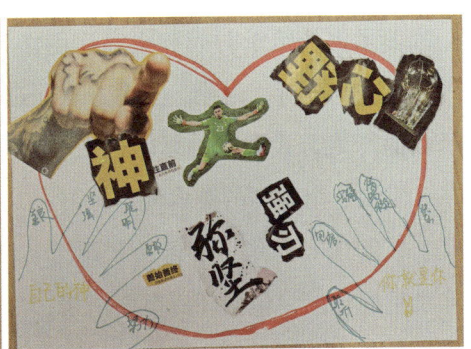

图 5-81 你是你自己的神

艺术表达 与心理健康

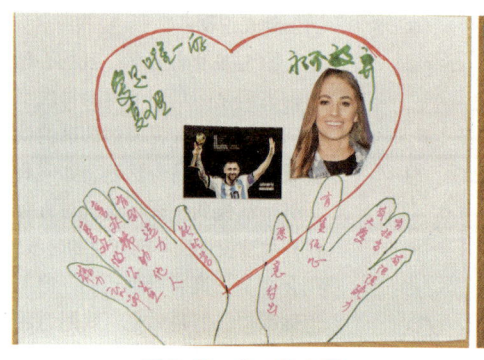

图 5-82　永不放弃爱

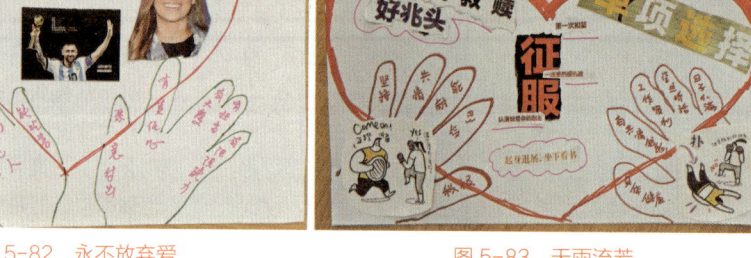

图 5-83　天雨流芳

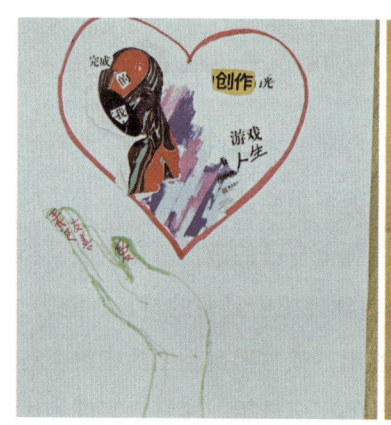

图 5-84　无限人生

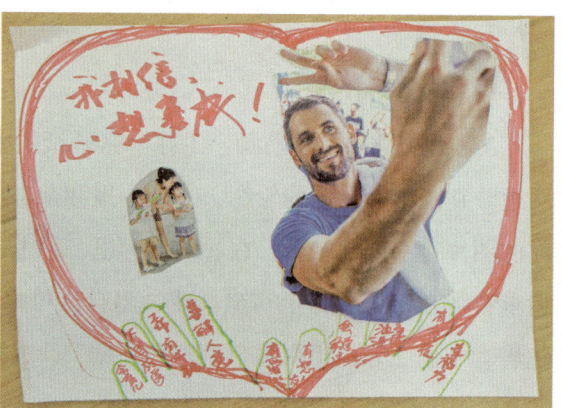

图 5-85　我相信

六、思维与心态的重塑 ｜ Reshaping of Thinking & Mentality

美术创造给予时间和距离让创作人可以在创作后观察自我在作品中的呈现，并进行分析、讨论、思考，从而进行再创作，新的替代形象可以为自我展示新的行为方式选择的可能性。在形象再造中探索健康的思维方法和心理状态。围绕这个主题的美术创作练习：

1. 卸压和升华：准备两张画纸。在一张画纸上写下干扰自己的内在障碍和负重的包袱，包括任何负面情绪，任何消极念头，任何不良习惯，任何环境压力，任何人际矛盾，等等。写满一张纸，看着它，然后用力揉成团，一条条撕成碎片，放到一边。用另一张纸，勾勒出一个你想用来负载、转化，甩掉这些负重压力的形象。可以是展翅的大鸟，可以是飘浮的云朵，可以是土地和大树，可以是海涛波浪，等等，驰骋你的想象；用你撕碎了的纸片贴来装饰和丰满这个形象，最后用彩笔涂色，完成。

作品插图和创作者的分享：

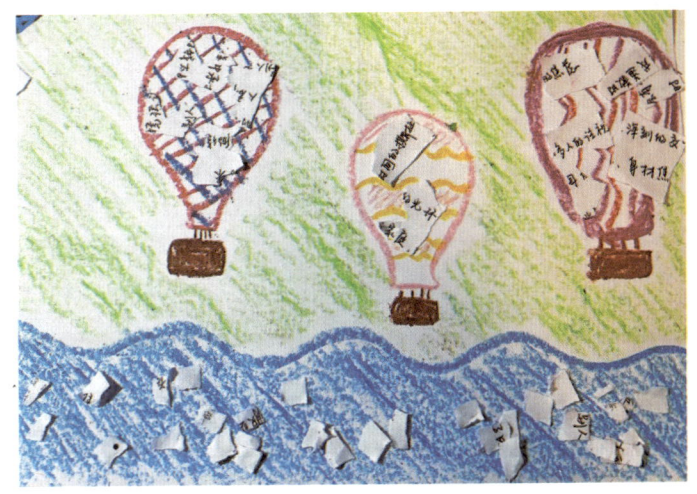

图 5-86　热气球与河流

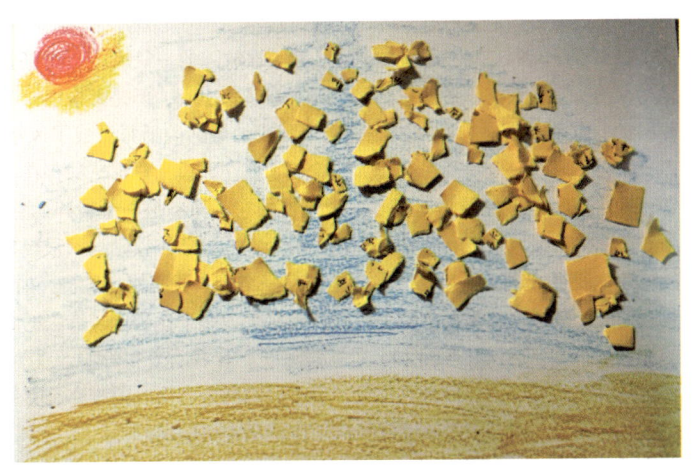

图 5-87　大海与太阳

插图补充说明：

　　图 5-86 作者分享："我想到了两个意象，一个是热气球，另一个是一条穿行在田野中的河。我怀宝宝的时候这个意象在我的梦里出现过很多次。我感觉这条河承载了很多，能够让我心里的压力和堆的一些垃圾，随着这条河奔涌向海。同时这条河里也会涌现出很多珍珠，像深藏的宝藏一样。在我心中，这条河的两岸是非常丰收的原野，带给我很多希望。我小时候特别爱听的一首歌就叫《在希望的田野上》。在这个田野的地平线上有三个大大的热气球，它们飞在半空中，承载了我的很多的压力和紧张。它们随着风飘走，飘到远方去了，我的心情就会轻松很多。"图 5-87 作者分享："我想表示沙滩和那种无限延伸的大海，想让这些烦恼随海流去。我现在可能还没有这个能力去处理我现在的这些问题，而且我会觉得它有消极的特质，这种东西很难在短时间内改变，我就画了一个太阳。我觉得，虽说有一些东西可能没有办法完全改变，但是事情都是两面的，要辩证地去看。"

艺术表达 与心理健康

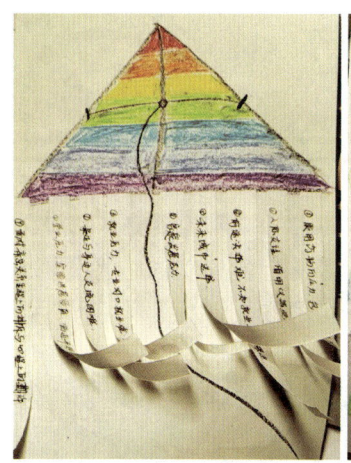 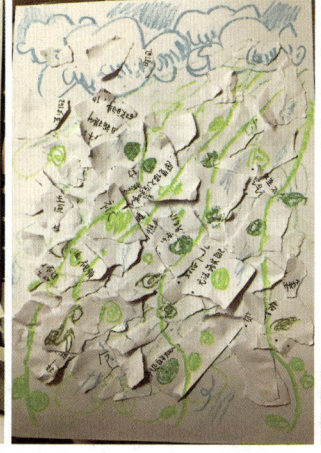 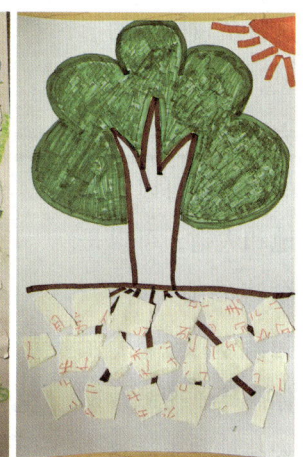

图 5-88　放飞的风筝　　　图 5-89　风中的柳叶　　　图 5-90　滋养根系

插图补充说明：

图 5-88 作者分享："我画的是我最后一次放飞的一只风筝。我很享受看到它飞在天上的那种感觉，抬头看着天空，看着它。虽然被一根线牵引着，但是那根线给我的感觉不是束缚，而是一种保护。有一种被保护的自由。我把列满我的烦恼的纸张做成了风筝的尾巴，我不想让它消失掉，我也不想把它变得面目全非。我希望它就在那里，尊重它的存在。我也想要很平和地去面对它，我希望我能做到的是，面对一个完整的它，而不是一个破碎的它。"图 5-89 作者分享："我画的是柳叶在被风吹着。我喜欢柳树，因为它的枝条比较轻盈，很轻易地就能动起来。而且柳树的绿色让我很舒服。我自己的名字里面有一个柳，我妈妈也姓柳，所以对柳的亲切感更强一点，我画的柳叶被风吹起来了。顶上是白云和蓝天，一个让我比较舒服的画面，因为有风就可以把我的那些烦恼吹走，又把柳叶和云给吹过来了，让我看着很舒服。"图 5-90 作者分享："唯物辩证法的对立统一规律，任何事物都包含着矛盾的两个方面。困难亦是养料。这幅画的意象是，把困难转化为养料，滋养根系，助我长成一棵健康中正的树。"

2. 困境和重塑：折射你处于最困境的情绪、思维、行为状态，用画笔画出这个状态的经历，沮丧，痛苦，绝望，愤怒，焦躁，恐惧，否定一切、怀疑未来、怀疑猜忌，孤独自处，喝酒浇愁，等等；然后有距离地观看自己的绘画，看看可以怎样在这个基础上做些改变，用剪子做一些剪裁；用另一张纸，把这些剪下的图案重新组建，绘画出不失原色彩和形象，但有新的因素、新的组合、新的视角的作品。探讨在这个改变、重组绘画的过程中产生的新感受、新思维或新打算。

作品插图和创作者的分享：

| 第五章 | 美术、意识与重塑

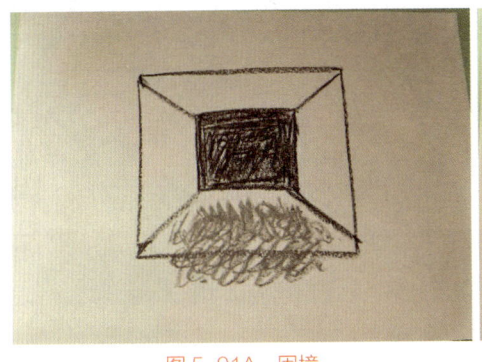

图 5-91A 困境

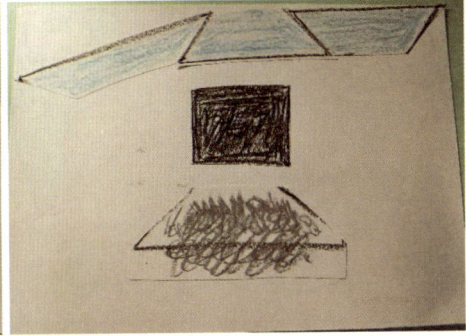

图 5-91B 重塑

插图补充说明：

图 5-91A 作者分享："底下灰色的部分很混乱，没有意义感，空虚感。黑色部分是我觉得看不到出路的感觉，前面一片黑暗，我不知道我要怎么走，不知道是恐惧还是什么。"图 5-91B 作者分享："我把它们剪开，正好可以拼成那个蓝天的感觉，可能因为这个问题我已经解决了一部分，我就会觉得，天地之大，最后总是能够解决的。我也会觉得，就算我没有解决它，但是因为每一件事情它都是辩证的，没有绝对好的事情，也没有绝对不好的事情，所以哪怕我没有解决它，我可能走了另外一条路，我也会有新的收获。"

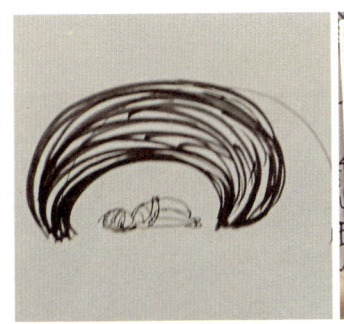

图 5-92A 困境

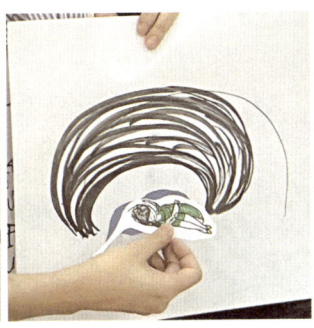

图 5-92B 转化

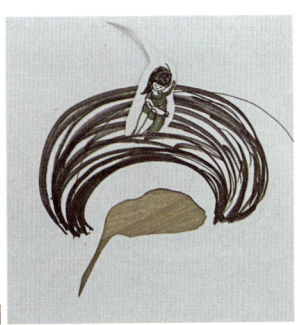

图 5-92C 重塑

插图补充说明：

图 5-92A 作者分享："当我身处最大的焦虑和恐惧困境当中时，我通常会感觉自己仿佛蜷缩着躺在一个小小山洞里，虚弱、无助、无力、面目模糊，也无法动弹。"图 5-92B 作者分享："当老师引导我们试着对这个场景进行转化时，看着画面我突然发现这个山洞很像一个子宫，而蜷缩在其中的我就好像一个胎盘，也像一个茧，而我是那茧里的蛹。想到这里时我顿时感受到了一丝生长的力量，因此我给这个小人添加了绿色的衣服、黄色的鞋子、微笑的脸，也调整了左手的姿态，这个时候我看到她从蜷缩受伤的形象一下子变成了扭动着身体的玩耍形象。"图 5-92C 作者分享："之后我把这个小孩剪了下来，又在山洞/子宫/茧剪开了一道口子，这个全新形象的小女孩便从那道口子里'长'出来了，重获新生！面对困境，山洞/子宫/茧不仅仅是我的避难所，也能够给我滋养和力量重新生长、积攒力量再次面对。"

艺术表达 与心理健康

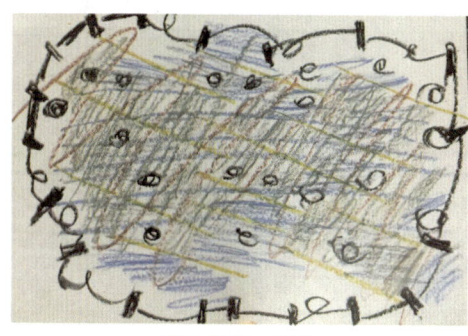
图 5-93A　困境

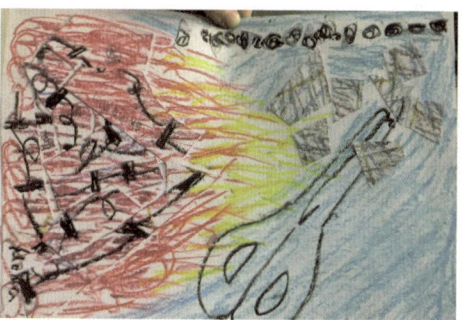
图 5-93B　重塑

插图补充说明：

图 5-93A 作者分享："我这一幅画是很郁闷的时候画的，可能有各种各样的情绪，里面不同的颜色代表不同的情绪。蓝色可能是伤心，灰色可能是沮丧，绝望黄色是很复杂、说不出来的情绪，咖啡色是自我责怪之类的。不同的感觉杂糅在一起，就像一张网一样。网的中间有很多小点。这个小点也许是事件，也许是一些不断侵入的想法。比如说发生一件事情，我会有很多情绪在里面，之后就会有一些指责自己的想法。这些黑点就是这些想法。同时外面有一圈黑色的铁链把它给牢牢地框起来。"图 5-93B 作者分享："我把外面的那个枷锁给剪了，剪了之后，画了红色的一团火焰，把那个枷锁全部都烧掉。之前的图里面包括三个部分：外面的枷锁，里面的想法，还有一张情绪网。画了一把剪刀，把情绪网给剪成了碎片。画了一条黑色的圈圈的线，我的意思是把所有的想法厘清，让它先变成一条线，再变成一缕烟，飘走。最后画了蓝色，可能代表的是天空，也可能代表的是流动的水，表现接纳和平静的状态。"

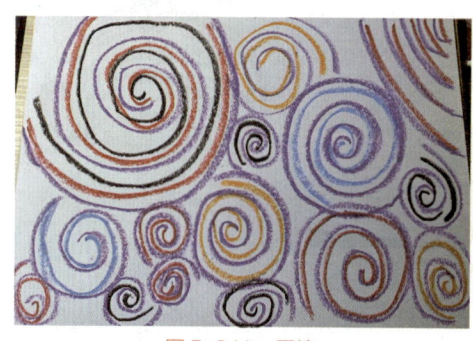
图 5-94A　困境

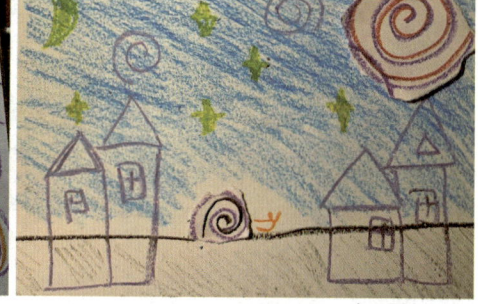
图 5-94B　重塑

插图补充说明：

图 5-94A 作者分享："我注意到自己在很难受的时候会出现一种反刍的思维，总会来回来去地去想一些让我不高兴的事情。就像大大泡泡卷一样，不断地越卷越大，越卷越多。同时我觉得压力过大，或者过于疲惫的时候，会给我带来一些眩晕感，就像这个紫色和不同颜色叠加起来会让人觉得有点晕一样。"图 5-94B 作者分享："我从原来那个画上撕掉了两个圈圈，一个大圈，一个小圈。小圈圈变成了一个蜗牛的家，它在一片星空下面朝着家前进。大圈让我想到了那个梵高的《星空》，我就把它放在了天上。当我把它放在天上的时候，我感觉似乎这些旋转着旋涡一样的烦恼就离我远了起来，到天上去了，我只是在地面上去看着它而已，我仍然脚踏实地一点点向家的方向走去。"

| 第五章 | 美术、意识与重塑

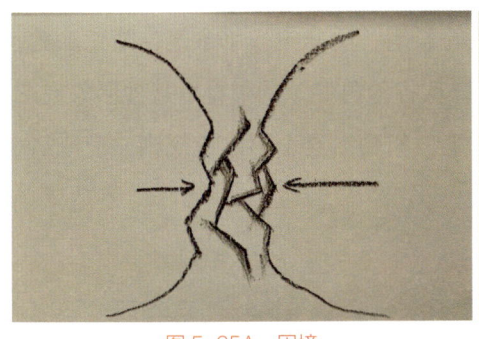

图 5-95A　困境

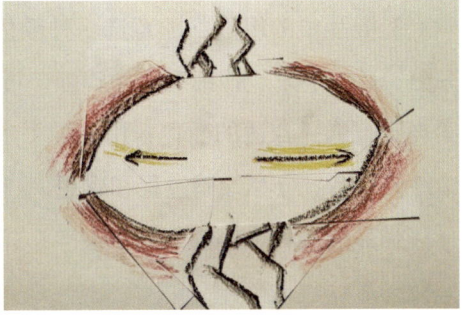

图 5-95B　重塑

插图补充说明：

图 5-95A 作者分享："它很像一个被捏扁的易拉罐。我感觉到紧张，感觉到抑郁，感觉到生活一片灰暗的时候，都是这种感觉。它是一种向内收缩的，我被自己压扁了，而且它是不断向里收缩，就像易拉罐一样，它被塑形了，我无法从里边再挣开它。我好像已经被这样框定了，我好像只能这个样子了，整体的色调完全是黑色和灰色，因为在那些时刻我的感觉是没有希望，所以在那些时候看不到任何其他的颜色。" 图 5-95B 作者分享："我把中间的那个被捏扁的部分剪成了两部分，剩下的部分我把它翻过来了。老师提到换一个角度看，我想从内部看一下它。好像把一根管子，从内到外看，我就感受到里边的东西，它不单纯是黑白的了。可能对于我来说，外界给我的感觉是黑白的，但是在我内心，它依旧是有血有肉的颜色，有鲜活生命的颜色存在。两个箭头，我把它转变成了一种从内向外的破除这种困境的力量。加了两笔淡黄色，给我安心的颜色。我处在这种困境中的时候，能做到的其实是靠自己温柔地去关怀自己，从内部打开自己，才能去与外界联通，去进一步地接受自己，帮助自己走出困境。至于那个被捏扁的部分，就把它放在一个并不是那么中心的部分去。即使它已经被塑形了，已经不可救药了，但是我依旧可以选择我看到它的态度，在我能力不可及的时候暂时地忽略它，这样至少会让我变得舒服一点。"

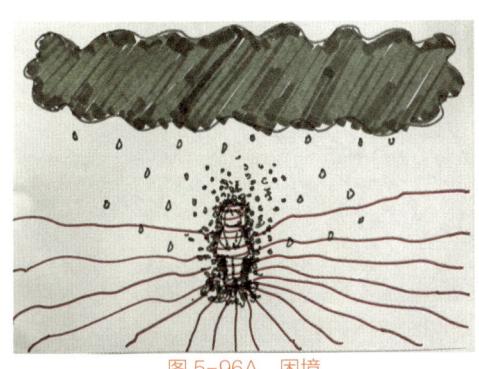

图 5-96A　困境

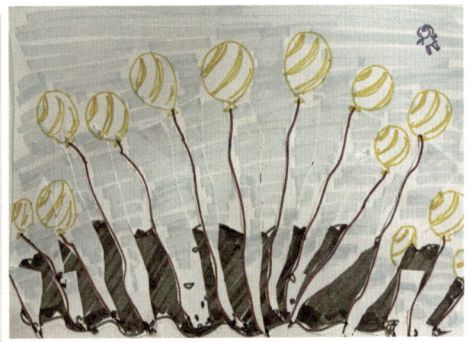

图 5-96B　重塑

插图补充说明：

图 5-96A 作者分享："压力绝望的时刻，就好像乌云压顶，被骤雨捆绑住。" 图 5-96B 作者分享："我剪开乌云，接上氢气球，把自己释放出来，可以透透气。"

3.混乱中的组建：随意选一种颜色的彩笔，用非主导手拿笔，随意涂鸦，一分钟后停下来。仔细观看涂鸦画，可以从各种角度，从中看出某种形象或图案规则，选择合适的颜色，用主导手拿笔，勾勒出这个形象或规则。完成后，给绘画命名。分享绘画过程和感想。

作品插图和合作者的分享：

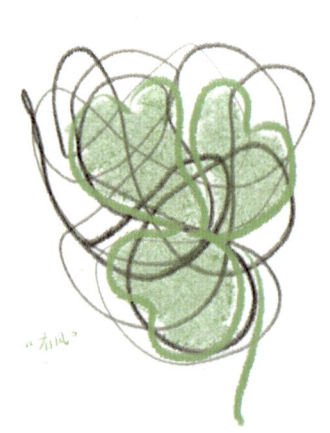

图 5-97　春风　　　　图 5-98　攀登者

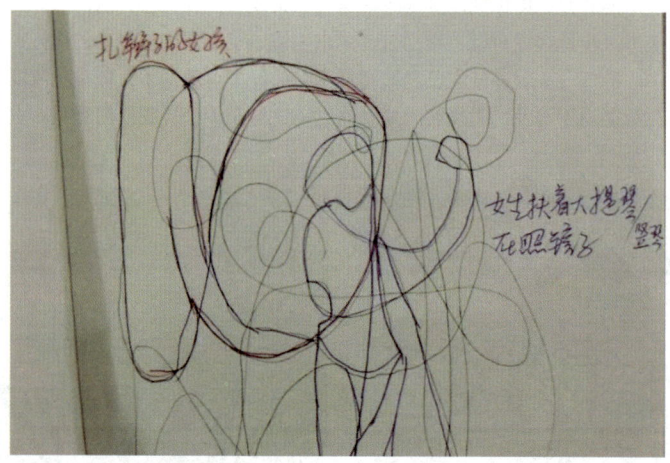

图 5-99　扎辫子的女孩和扶大提琴的女生

插图补充说明：

图 5-97 作者分享："我在随意的涂鸦中看到了飘动的树叶，就用绿色勾勒并涂色，我感到了春风。"图 5-98 作者分享："我在涂鸦中好像看到一个人，就用色彩突出出来。我感到这个人是我自己，在努力攀登。"图 5-99 作者分享："我在随意的涂鸦中好像看到一个扎辫子的女孩，和一个女生扶着大提琴在照镜子。我把两个形象勾勒出来后，感觉似乎是我自己的成长经历。"

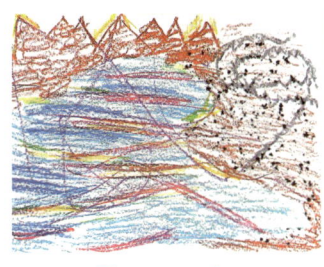 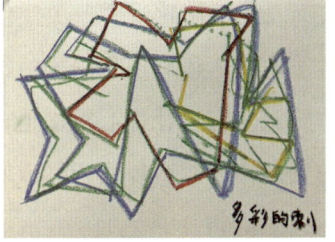 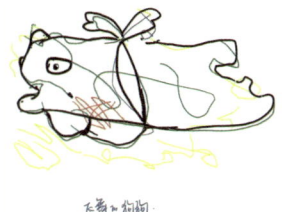

图 5-100　金　　　　　图 5-101　多彩的刺　　　　图 5-102　飞舞的狗狗

插图补充说明：

图 5-100 作者分享："在涂鸦里看到的是海边的沙滩。顶上是一排山，左边是海，右边是沙滩。山顶上有洒下的金色余晖，彩色的海洋是浪头在阳光下的熠熠七彩。沙滩用了真的沙砾点缀，沙滩上还有一串串脚印。"图 5-101 作者分享："我在混乱的涂鸦中看到斑斓多彩的、有棱角的刺。"图 5-102 作者分享："我喜欢小狗，很有意思，我看到一只飞舞的狗狗。"

七、美术创作的自我解析方法 | The Self Analysis Method of Art Creation

表达性美术创作往往是下意识的，从艺术治疗的视角来解读自己的作品看，可以是一个有益且富有洞察力的过程，可以对自己的创作有更深层的理解。总结一些美术治疗师的建议，有以下几个步骤适用于我们非美术治疗专业的学生采用：

步骤 1，观察视觉元素。①颜色——考虑你使用的颜色。它们会唤起特定的情感或记忆吗？例如，红色和橙色等暖色可能代表激情或活力，而蓝色和绿色等冷色可能代表平静或内省。②构图——看看你如何在你的作品中排列元素。是否有平衡或紧张？有没有焦点？构图可以揭示潜在的感受或意图。③线条和形状——分析你创建的线条和形状。它们是流体还是刚性的？曲线可能暗示运动或情感，而锐角则可以传达紧张感。

步骤 2，探索象征主义。①个人符号——反思你的作品中反复出现的符号或主题。可能是你个人的，也可能具有更广泛的文化含义。②隐喻——考虑你的作品中的形象是否可以作为其他事物的隐喻？这些隐喻与你有什么关系？

步骤3，体验情感共鸣。①情绪感受——关注你的作品所唤起的情感。当你看到它时，你感到喜悦、悲伤、愤怒还是平静？②身体感觉——当你参与美术创作时，注意任何身体感觉。它会让你心跳加速，还是感到放松？③记忆与联想——当你看着自己的美术作品时有什么记忆或联想涌现出来（譬如，某个人，某个地方，某件事，一个诗句，等等）？

步骤4，叙述和讲故事。①创建一个故事：想象一下你的艺术作品背后的故事。②探索驱动力——是什么驱动你创作这些字符或元素？可能代表什么？

步骤5，重审材料及工艺。①媒介——想想为什么你选择一种特定的媒介（例如绘画、雕塑、拼贴）。②材料——选用不同的材料可以表达不同的情感或经历（例如用水彩、粉笔、丙烯画笔、布料等）。

步骤6，回顾创作过程。①意图和主题——你是从一个特定的意图开始的，还是随着你的工作而生发或演变主题的？②创作的感受过程——你是如何经历创作这个艺术作品的，有没有沮丧、心潮澎湃或惊讶的时刻？

步骤7，最后的自我反思。①日记——写下你对自己的艺术的想法、感受，以及与之相关的任何记忆。②对话——想象一下与你的艺术作品进行对话。它会对你说什么，你又会说什么？③交流——如果在一个小组，与他人分享交流以获得反馈，并从中得到启示。

我们在理解自己作品的实际过程中，可以参考这些步骤，但往往并不是那么绝对，主要还是要听从自己的直观感受和独特经验。而且，往往不是所有步骤都使用，只需使用其中的某些方法和视角。总而言之，这是以一种能够揭示更多意义并有助于探索你的潜意识的方式来分析你的艺术作品。使用这些技巧来更多地了解你自己的心理，并深化你的创造性自我疗愈实践。解析在这里意味着对自己有更多的了解和理解，弄明白在自己潜意识或自觉意识中的事情。但这里不作为专业美术治疗师的眼光来解析，因为那需要很多专业知识和训练。这里使用战略性提问的步骤来对待你的艺术作品，可以揭示并让你在艺术作品中找到更多意义，而不是说仅仅是颜色、形状和线条而已。

需要强调的还有，在解读自己的美术作品时有几个必须的注意事项：

1. 解析绝不是评价和批评或给自己贴标签，而是作为一个理解并接纳自己的开始。

2. 艺术分析是主观的，并且没有正确或错误的方式来解释你的作品。相信你的直觉，让你的艺术作品引导你更深入地了解自我。

3. 这个解析在不同的时间、不同的特定场合环境下会有不同。因为解析来自你的内心感受和认知，所以解析也会随着你的感受和认知的变化而变化。

4. 单从一个美术作品不可能完全解释一个人的。

5. 如果你对专业指导感兴趣，请考虑寻找经过认证的艺术治疗师，他们可以提供个性化的见解和支持。

八、体验实践 | Experiential Practice

从自我疗愈的三个内容中各选一个主题，用绘画或拼贴的方式进行表达。建议：

1. 情感风景图。

2. 拼贴画"我是谁"。

3. 困境和重塑。

完成创作后，试用美术治疗师的视角进行作品的自我解读。

艺术表达 与心理健康

第四节
美术创作的互动效应

Section 4　The interactive effect of art creation

一、问题引入 | Checking in Questions

（一）问题（Questions）

当你在与他人或团队一起创造一个东西时，你有什么心理经历，与个人单独创造有什么不同？困难的还是积极的？

（二）回答范例（Answer Examples）

1. 我很享受与同学一起做项目的过程，有许多思想火花的碰撞，互相启发灵感；同时也很好玩，大家在一起逗乐，增加了工作的趣味性。

2. 我是一个比较独来独往的人，喜欢自己做事，我不太善于与人沟通交流，主要口头表达不够好，这是我的缺陷，我也想有所突破，这也正是我选这门课的原因之一。

3. 我感觉与团队合作可以向他人学到不少东西，另外，当自己的作品受到大家的注意和肯定时，觉得很开心，很增加自信心。

二、学习要点 | Learning Points

通过学习和实践集体表达性创作，理解并掌握美术作为连接、沟通和增强凝聚力的方式，并体验与他人共创过程的审美和疗愈的心理效应。

三、周氏兄弟绘画现象 | Zhou Brothers Painting Phenomenon

与他人共同进行美术创作具有独特的心理效应。世界著名的旅美中国画家周氏兄弟（周山作、周大荒）展示了世界画坛罕见的现象——两兄弟在同一时间画同一幅画。记者问他们："你们如何能够达成默契，如何知道想画的是什么？"大荒说："早期画画时，我们还会事先交流商量，希望以此取得和谐，体现最佳。后来我们领悟到，其实并不需要如此，我们需要的是反常规，打破禁锢和理性思维，因为每个人要打破框架、去否定自己是最难的，两个人的合作的目的就是相互否定斗争的过程，从而擦出艺术的火花，最终的效果可能是两个人都未知的。"①

山作这样描绘他们的共创过程："有时候，过了一会儿，你们俩都看到了一些东西，这很好。你停在那儿，画就完成了。"他们是在合作的过程中不断感到了这种创作形式的价值。"一开始，我们知道这很有趣，但我们不知道它有多么特别……但随着我们越来越多的合作，我们意识到了合作的价值。人们认为我们有相同的想法，并带来了和谐。这是错误的。合作的价值在于它打开了无法以任何其他方式发生的事情。"大荒指出："合作的价值在于开启了其他方式不可能发生的事情。当你自己作画时，无论你是多么伟大的画家……你都没有勇气毁掉自己的画。你认为你总是对的。但是两个人在一起，他们不在乎。你画了一些惊人的东西，但他毁掉了它，因为他的看法不同。通过这种战斗，画中出现了以前从未发生过的事情。这是一个谜，它创造了一种新的魔法。"②

四、互动的美术治疗效应 | Interactive Art Therapy Effects

在多年的艺术表达治疗临床实践中，我们也看到了许多互动美术创作的积极效应。一个10岁的男孩听说母亲诊断出了癌症，十分气愤，拒绝母亲、和心理医生说话。医生找到我们中心的美术治疗师侯赛（Jose）。侯赛没有让

---

① 范迪安.周氏兄弟让世界惊呼：China is coming！［N］.广州日报,2012-09-30.
② 引自周氏兄弟官方网站 http://www.zhoubrothers.com/.

艺术表达 与心理健康

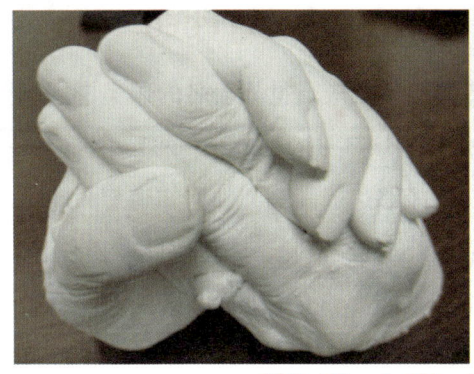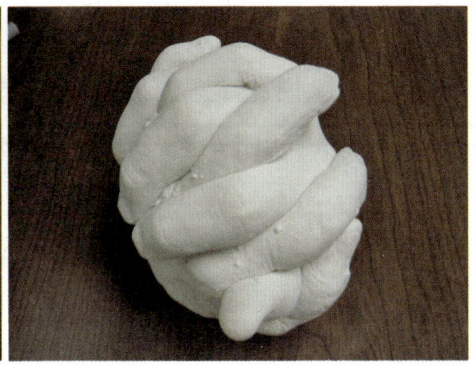

图 5-103 ~ 5-104　Jose Alcantara《握手》

　　男孩说话，只是建议他和母亲一起创造一个握手的石膏模型。男孩眼睛一亮，欣然同意。在与母亲共同创造"握手"的过程中，他无言地表达了对母亲的爱，他愤怒背后藏着的深深的爱。母子交流开始了。

　　美术治疗师还将这种握手石膏造型创作带进临终关怀服务，深受患者及其家人的热爱。在握手的美术造型过程中，他们一起积极地面对死亡，深情地传递彼此的心声，留下永久的充满生命热度的真切的爱的记忆。这是一个充满了审美意义的崇高精神境界的道别仪式。后来，许多家人都把这些握手石膏美术造型放在遗体告别和追悼会上。

　　还记得笔者在化学品毒瘾症的艺术表达治疗小组，在做了冥想练习后做曼陀罗涂色绘画放松。分享感受时，一位兼有严重焦虑症的妇女说，她因为焦虑酗酒加重，很苦恼自己年少的女儿不和自己交流，一开口就呛。曼陀罗涂色很让自己心情放松。我给了她一些空白的曼陀罗图画，让她平时作为自我放松的工具。过了两天，她在医院的过道里喊住我，满脸笑容。她兴奋地告诉我，她每天晚饭后就把我给她的空白曼陀罗图案拿出来涂色。没想到她女儿也产生了兴趣，坐下来拿起一张来涂色。母女在一起做曼陀罗涂色的过程中，开始了从来没有过的心平气和的、推心置腹的交谈。这个现象，正是舞动表达章节中谈到的和弦舞蹈、镜像互动、视觉和动觉的共情。一起绘画，就像一起舞蹈，一起唱歌，创造一个共同的旋律。尤其曼陀罗图案设计本身有一种太极的和谐韵律。以下的曼陀罗插图就是心理治疗师、曼陀罗绘画疗愈大师盖尔·亚历山德拉（Gail Alexandra）为心理疗愈设计的曼陀罗涂色画系列中的摘选。①

曼陀罗插图：

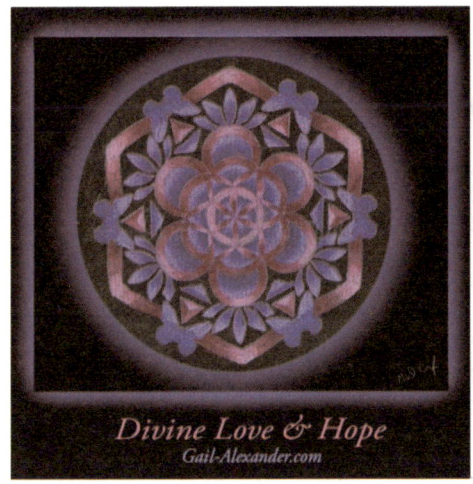

图 5-105　Geil Alexandra《疗愈矩阵》

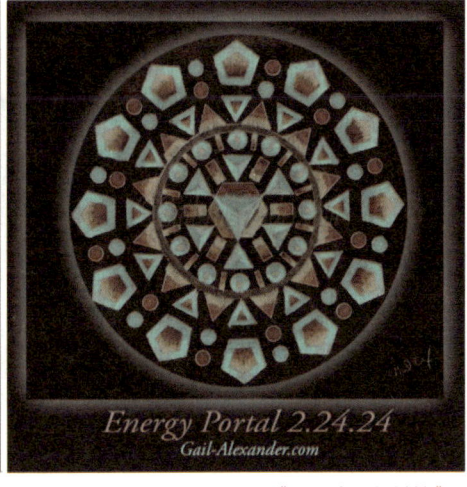

图 5-106　Geil Alexandra《爱的多方位链接》

五、团体美术创作活动的意义 | The Significance of Group Art Creation Activities

美术表达的心理健康效益很多时候体现在集体创作过程中。英国社会学专家伊莱恩·阿盖尔（Elaine Argyle）博士和英国教育学家吉莉·博尔顿（Gillie Bolton）博士在她们写作的文章《在小组工作环境中使用艺术》（*Using Art in Group Work Settings*）中通过对三个不同类型的小组（单亲小组，"高危"人群小组，青少年和父母小组）的美术团体活动实践的效果信息数据的总结研究，提出了团体美术创作小组活动的普遍意义在于："艺术项目的参与者从参与中获得了许多积极的好处，他们发现艺术创作过程是一种治疗和放松的体

---

① ALEXANDRA G. Mandala Gallery［EB/OL］. https://gail-alexander.com/gallery/.

验，而技能和成就感的获得有助于提升自信和自尊。小组进程也受到影响，参与小组的成员之间的社会关系得到加强，这种关系本身可以被视为促进心理健康的一个重要因素。从美术活动中获得的这些多重好处表明，需要更广泛和持续的资金，以在社区环境中促进这一方便、多功能和成本有效的健康手段。它们还有助于突出小组工作与当代社会护理实践，尽管近年来被边缘化。"[1]

总结团体美术创作活动的意义，有以下的特别体现：

1. 二分法的混合使用。这是基于积极的小组工作从整体上突出了促进互动中的作用。传统型的团体活动一般是在成员之间互相支持的言语型（口头分享讨论）和任务型（行动任务操作）小组工作的二分法中进行，而团体美术创作活动则把两者混合到了一起。这种口头分享式表达与行为操作式表达的混合尤其促进了交流与沟通。

2. 特助弱势人群。强和弱两种元素可能在任何一个小组中都有机会得到展示，但团体美术创作活动的小组的内容调整是不断根据团队成员的反应来进行的。这样每个人在小组工作中的参与是平等的，互助的，每个人也应该在这个过程中发挥越来越重要的作用，这便使弱势群体的心理健康得到增进。

3. 提升自尊和自信。团体美术创作活动本身可以持续和积极地影响参与者的心理和社会福祉。艺术项目的参与者从他们的积极经历中受益，在艺术创作的过程中体验疗愈和放松的技能，从而获得成就感，这很有助于提升自信和自尊。团体美术创作不断延续的过程也会增强各个成员之间的社会关系，而关系本身可以被视为促进心理健康的一个重要因素。

4. 加强支持的持续性。团体美术创作活动后参与者带着温暖回到家里。很多组员还会把作品拍成照片留下纪念，与家人和朋友分享，余味无穷。如果成为一种长期的或定期性的活动，组员会获得大家庭的亲密感、支持感和责任感。每一次的新创作活动都会是一个期待、惊喜、更新的过程。

---

[1] ARGYLE E, BOLTON G. The use of art within a groupwork setting [J]. Groupwork, 2004, 14 (1): 46–62.

六、团体疗愈性美术创作活动建议 | Suggestions for Group Therapeutic Art Creation Activities

1. 传递绘画：给每人一张纸，让大家选一种颜色的马克笔或铅笔。指示参与者开始绘画，用 1~2 分钟，画一个形象或形状。1~2 分钟后，指示绘画停止，让参与者把自己的画纸传给右边的组员，请组员看着面前的他人的绘画，感受其形象，请每人在面前的画纸上接着画，1~2 分钟后，指示停止。以此类推，到最后，自己最原始的绘画回到自己面前。观看最后的经过大家加工的绘画，感受，命题。最后，分享这个创作的经历：对别人的添加和给别人添加，喜欢的、不喜欢的、舒服的、不舒服的。作为转圈绘画参与者，你对自己有什么新的发现？

2. 创建理想社区：把大面积的卷纸展开，铺满桌面，大家围绕桌面，讨论想建设一个怎样的社区环境，需要什么建筑，什么服务行业，什么样的街道，等等，然后分工，各自出力。也可以是自发性的，每人画出自己最喜欢的，然后连接在一起，给社区起名字。最后分享讨论。在讨论中，大家可以表达对目前所处现实环境的那些不满意，可以总结一个理想环境需要的因素，可以探讨自己应该或能够为健康社区建设做出的贡献等议题。

3. 海洋里的群岛：每人一张纸，按自己的想象设计理想的小岛，并给小岛起名字。然后，大家拼到一起，成为群岛，共同绘画海洋区域，并设计互相交流的渠道和方法，可以是小船，可以是海底通道，可以是直升机，可以是海里的动物输送，也可以是超现实的交流方式，等等。如果人多，可以分成几个小组来创作。

4. 设计博物馆：分成几个小组，首先讨论要设计的博物馆的主题，可以是军事博物馆、历史博物馆、艺术博物馆、儿童博物馆、科技博物馆、宇宙博物馆、动态视觉艺术博物馆，然后讨论需要哪些部分来架构这个主题博物馆，最后分工，集体完成绘画设计。可以使用大面积的卷纸。如果没有那么大的纸，可以把各自的画纸拼粘起来。完成后，各小组轮流访问参观，被参观的小组的组长介绍该博物馆的设计意图和共同创作的过程。大家给予反馈。

5.探险取宝途径图：首先讨论要探取的宝藏是什么，这里多是与健康有关的象征性宝藏，可以是快乐秘诀，能量宝石，智慧宝囊，等等，是大家共识的向往；然后讨论探险队的成员性格角色，再设计地图，探险过程要遇到的自然障碍，比如风暴、森林、山峰、火焰、激流等，以及越过障碍的武器和技能；在绘画中可以即兴创作探险过程的故事，每个性格角色都在每次故事中起到什么作用。完成后，分享这里的象征性探险与自己生活的联系和启示。

团体绘画插图：

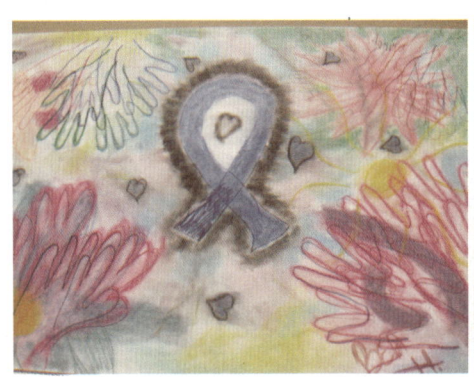

图5-107　集体创作——疗愈之旅

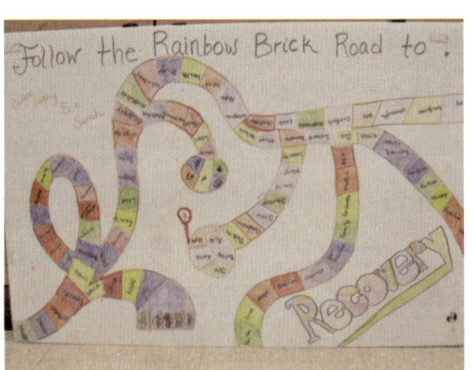

图5-108　集体创作——沿着彩虹路走向康复

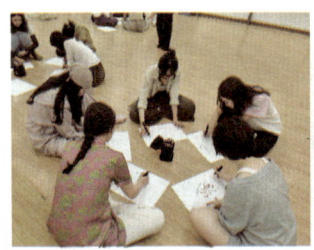 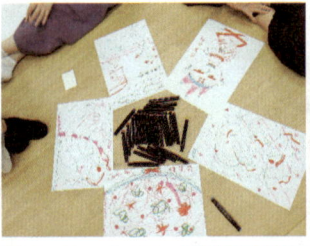 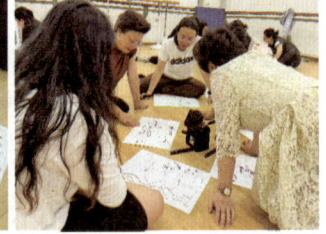

图5-109～5-111　传递互动绘画

插图补充说明：

图5-109每人选一种颜色，画一个形象，然后把自己的画传给右边组员，在他人的画上增加色彩形象。依次类推。图5-110每人面对最终的回到自己的画并为之命题。图5-111小组成员分享为他人和被他人添加笔墨的感受。

七、体验实践 | Experiential Practice

1. 梦幻校园：分成 4～5 人的小组，尽情畅想超出现实的校园，可以是跨年代的，可以是跨地球的，可以是科幻的，可以是远古的，不受任何限制，但要有共识的主题。完成绘画后，经过讨论，一起向全班做展示，展示的目的是吸引大家申请这个大学校园。

2. 生意合伙人：找到一个伙伴，两人作为生意合伙人，设计一个生意或产品广告。完成后，向大家展示你们的广告，目的是推销你们的生意或产品。

3. 集体曼陀罗：拼接成一张很大的画纸，铺在地上，或贴在墙上，画一个大圆，然后每人轮流在圆中画几笔，在绘画过程中，感受彼此，链接情感和能量，形成共振的旋律，创造出和谐的集体曼陀罗。绘画结束后，共同给出命题。

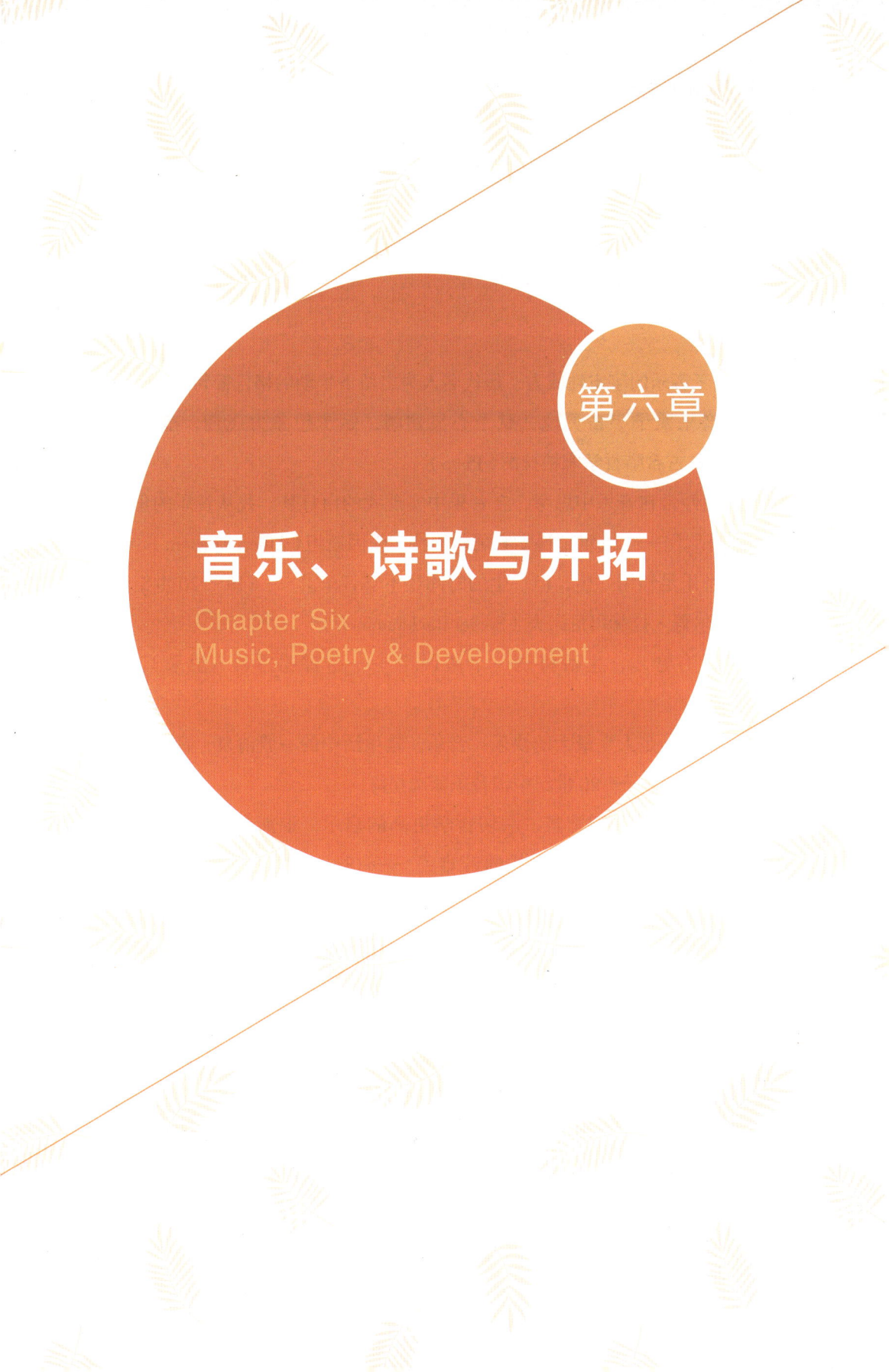

第六章

音乐、诗歌与开拓

Chapter Six
Music, Poetry & Development

艺术表达 与心理健康

导语：音乐——灵魂的语言，生活的清泉
Prologue: Music - the Language of the Soul, the Spring of Life

由于音乐的宇宙性威力，历代名人为之留下生动的格言警句：

"音乐赋予宇宙灵魂，赋予心灵翅膀，赋予想象力飞翔，赋予万物生命。"——古希腊哲学家柏拉图（Plato）

"我经常在音乐中思考，在音乐中实现我的白日梦。我从音乐的角度看待我的生活。"——20世纪科学家阿尔伯特·爱因斯坦（Albert Einstein）

"音乐足够用一生，但一生的时间还不够音乐。"——19—20世纪俄国音乐家谢尔盖·拉赫玛尼诺夫（Sergei Rachmaninoff）

"没有音乐，生活将是一个错误。"——弗雷德雷西·尼采（Friedrich Nietzsche）

"音乐，是人生最大的快乐；音乐，是生活中的一股清泉；音乐，是陶冶性情的熔炉。"——20世纪中国音乐家冼星海

"音乐是比一切智慧、一切哲学更高的启示，谁能参透我音乐的意义，谁便能超脱寻常人无法自拔的苦难。"——18—19世纪德国音乐家路德维希·范·贝多芬（Ludwig van Beethoven）

这一章，我们同样不会涉及任何音乐的专业技能，而是关注、理解和体验音乐对我们从大脑到心理，从生理到情感的影响威力，从而自觉地让音乐融入我们的生活，提高我们的生活品质和身心养育。这一章的内容包括音乐与大脑启动，节律的同步效应，在诗歌中升华自我，音乐与其他艺术形式的综合性使用。这一章的题目提到开拓，是希望在这一章的学习里，我们能够增强自我突破、自我开发、不断追求的意识、方向和行动感。学习过程中，鼓励自发的音乐或歌词创作表达，可以携带自己喜欢的乐器。

| 第六章 | 音乐、诗歌与开拓

第一节
音乐与大脑启动

Section 1　Music and Brain Activation

一、问题引入 | Checking in Questions

（一）问题（Questions）

你在童年最熟悉或最喜爱的是哪一首歌？它带给你什么记忆或感受？

（二）回答范例（Answer Examples）

1. 我在童年最喜欢的歌曲是动漫片《神兵小将》里的主题歌《梦的光点》，因为那是我百看不厌的动漫片，所以主题歌就印在我的脑子里，并且总伴随着神兵小将的形象，那是我心目中最早的偶像，一听到这个歌呢，就感到一种要当英雄的气质。

2.《世上只有妈妈好》，小时候妈妈常对我哼唱这首歌。她告诉我："因为宝宝有妈妈，所以是有人疼爱的珍宝。"从小，我在充满爱的环境里长大，如今，妈妈走了，但只要听到这首歌的旋律或看见它的歌词，就会立刻在当下浮现妈妈的样子、妈妈的气味、妈妈的呢喃。《世上只有妈妈好》这首歌被不同年代的人几经演绎和传唱，成为一直流传的经典，连接着我们不同代人相同的、有关爱的记忆。

3. 我最熟悉和喜爱的童年歌曲应该是电视剧《家有儿女》的主题歌《快乐女孩，快乐男孩》，到现在我也喜欢，这首歌的节奏和歌词总是给我一种跳跃感、欣喜感，对生活充满了热情，生活好阳光！当我为世俗的事情绪低落时，我会听它，让它为我洗去世俗的尘埃。

二、学习要点 | Learning Points

本节的学习要点是理解音乐对大脑的影响作用及其导致的心理行为现象。

三、什么是音乐 | What is Music

之所以提出关于音乐的定义，是因为关于音乐有许多不同定义和各种主观描绘，它们都从不层面说明了音乐的意义。

《法拉克斯词典》(*The Free Dictionary by Farlex*)提出音乐是："通过旋律、和声、节奏和音色及时安排声音以产生连续、统一和令人回味的作品的艺术。"[1]

《韦氏词典》(*Merriam Webster Dictionary*)指出音乐是："连续、组合和按时间关系排列音调或声音以产生具有统一性和连续性的作品的科学或艺术。"[2]

维基百科(Wikipedia)提出音乐是："安排声音的艺术。它是所有人类社会的普遍文化方面之一。音乐可以用强调、淡化或省略有组织声音的常见元素（如节奏、音量和音高）的风格来定义。"[3]

玛利奇博士在她的《舞蹈正念：治愈和转变的创造性路径》一书中谈音乐时讲道，希腊音乐词典里指出，音乐（Music）一词"来自希腊语，mousike techne，意思是'缪斯的艺术'。另一个希腊词是 mousikos，意思是'属于缪斯的'。根据希腊神话，鲜为人知的女神之一沃斯通过歌唱创造了世界。"[4]

"没有音乐，我们将永远不会成为人类。"[5] 由于音乐对人类行为进化的奇妙影响，在古人的心里，音乐创造了世界；在现代人心里，音乐则是人类健康发展的灵丹妙药。当代科学解开了音乐与人类关系的奥秘：音乐全方位地启动人的大脑，包括：胼胝体（Corpus Callosum）——连接大脑两侧，运动皮

---

[1] FARLEX. The Free Dictionary by Farlex [EB/OL]. https://www.thefreedictionary.com/music.
[2] WEBSTER M. Merriam Webster Dictionary [EB/OL]. https://www.merriam-webster.com/dictionary/music.
[3] WIKIPEDIA. Wikipedia, the free encyclopedia [EB/OL]. https://en.wikipedia.org/wiki/Music.
[4] MARICH J. Dancing mindfulness: a creative path to healing and transformation [M]. Woodstock: Skylight Paths Publishing, 2015: 21.
[5] ABC SCIENCE. Power of music on the brain | dementia & parkinson's [EB/OL]. https://www.youtube.com/watch?v=rnUSNbqtVJI&t=1326s.

层（Motor Cortex）——参与在跳舞或演奏乐器时的运动，前额叶皮层（Frontal Cortex）——控制行为、表达和做决定，伏隔核和杏仁核（Nucleus Accumbens & Amygdala）——参与对音乐的情感反应，感觉皮层（Sensory Cortex）——在演奏乐器或跳舞时控制触觉反馈，听觉皮层（Auditory Cortex）——听声音、感知和分析音调，海马体（Hippocampus）——参与音乐的记忆、经历和内容，视觉皮层（Visual Cortex）——包括阅读音乐或观看自己的舞蹈，小脑（Cerebellum）——参与在演奏乐器或舞蹈时的动作及情感反应。

四、音乐的心理现象 | Psychological Phenomena of Music

随着当代对音乐的研究，我们对音乐意义的理解已深入到科学层次。2019年，一个心理教育组织制作的影视节目《关于音乐的 7 个有趣心理事实》（7 Interesting Psychological Facts about Music）中介绍道："音乐是灵魂的语言，千百年来，人类创造了迷人、鼓舞、催眠的歌曲和交响乐。我们的历史和文化与音符紧密交织。毫不奇怪，音乐对人类的头脑有着深刻的影响作用。我们都曾感受过音乐让我们放松、让我们起鸡皮疙瘩，也鼓励我们将自己推向极限。"①

这个视频教学提出了与音乐相关的七个心理现象：

第一，莫扎特事实。这是一个关于音乐的最普及的科学理念。它是由戈登·肖（Gorden Shaw）博士在 20 世纪 90 年代末验证的。他的实验展示了以莫扎特为典型的古典音乐提高智商 IQ 9 分，这个大脑活动用于数学、象棋、设计、科学等方面。其理据在于：聆听古典音乐可以增加大脑的空间推理。

第二，音乐治疗有助于修复脑损伤。大脑创伤可以给人心理造成很大损害，严重影响他们的生活质量。新的科学研究证实，音乐可以实际修复大脑，事实论证了这样的命题：音乐治疗能帮助神经再生（neurogenesis），即增加新的脑细胞。

第三，在梦中听到音乐是非常罕见的。2018 年的科研调查显示，只有 6%

---

① ELLIOT F. 7 interesting psychological facts about music [EB/OL]. https://www.youtube.com/watch?v=HcFFwK4ot1k&t=8s.

的梦携带音乐。不奇怪，从事音乐工作或常听音乐的人梦中会出现音乐。但仍然很少见。

第四，当你听音乐时整个大脑都会被激活。这些大脑部分包括情感区域、创造性区域，甚至动作功能区域。

第五，音乐可以提高语言能力。语言和音乐的关系是心理学领域最奇妙的现象之一。2012年的科学研究改变了传统的关于大脑左半球管理语言，右半球管理音乐的理论，指出左右脑半球同时都具有音乐和语言的功能。这表明音乐能促进语言功能，反过来也一样。从某种意义看，两者在同一水平的肌肉张力上发挥其作用。

第六，对音乐的品位很大程度上反映了个人的性格。一个人特别喜爱的音乐另一个人可能会很厌烦。研究发现，一个人欣赏的音乐类型与他的人格特性相关。譬如，2004年的研究显示，性格外向的人，大多对音乐的兴趣体现于普遍性，尤其喜爱流行歌曲。想想你喜爱的音乐，它们对你的性格特点说了些什么？

第七，音乐治疗是帮助自闭症儿童的理想方法。音乐点亮整个大脑，当大脑的两个半球同时都被启动了的时候，孩子们在与他人的连接中得到自我认知。音乐治疗鼓励孩子们在演奏或玩耍乐器同时与他人互动，一个小乐队，在努力协作中创作着音乐。

五、音乐修复大脑 | Music Repairs the Brain

音乐对大脑的积极影响是在医学领域的令人震撼的临床效应显示。2016年ABC科学组织制作的纪录片《音乐对大脑的威力：痴呆症和帕金森病》(*Power Of Music On The Brain : Dementia & Parkinson's*) 通过生动的示例和科学验证，从不同层面展示了音乐全面启动大脑活动的威力：从唤醒记忆到平静焦躁，从协调动作到激发情感，从增强交流到升华精神。这是一个令人折服的优秀的纪录片。

首先，我们看到音乐对痴呆症患者的记忆唤起和思维启动。那些住在护理院的患者，有的是退伍老兵，有的是年迈老母，有的是职业女性，有的表情痴呆，有的语无伦次，有的焦躁不安，有的完全不认识自己的亲人。当专业人员分别给他们戴上耳机,播放他们年轻时最熟悉和喜爱的歌曲时,奇迹出现了,他们开怀唱起来,踏着节奏舞起来,笑容可掬,他们不再烦躁,与亲人和护理人员有了目光交流、肢体的情感传递。贝蒂(Betty)是一位从乡村走出来的职业女性,总是勾背呆坐,双目无光,面部僵硬,一动不动,像个木乃伊,对环境动态毫无反应。当工作人员给她戴上耳机,放起她年轻时最熟悉的歌曲《家乡的大山》(The mountains of my hometown)时,她身子挺直起来,眼里闪出光亮,跟着音乐唱起来了。唱着唱着,她微笑了,能与人交流了。"我有幸福的感觉。"她说。她流泪了,她找回了自我的存在感。

影片进一步展示了音乐对帕金森患者的肢体动作协调掌控能力的帮助。两位帕金森患者,一位男士,一位女士,都展示出严重的行路障碍。男士走路向前小步快速蹭步,经常出现冻结步态和脚粘在地板上,无法稳步前行,难以站稳;女士则是失去对平衡的掌握,难以协调四肢。音乐一起,我们看到神奇的突变,随着音乐的旋律节奏,男患者迈步把握了平衡,不再跟跟跄跄、跌跌撞撞。女患者与护士携手,翩翩起舞,步伐均匀,动作协调。实验显示,音乐激发了大脑的多巴胺化学成分。多巴胺的缺乏是帕金森病的化学致因。影片还介绍了一位严重脑创伤的年轻人的故事,展示了他如何在音乐治疗的帮助下,开始恢复记忆、语言和自理能力。

影片还展现了一个重要研究成果即音乐对增强集体互爱和凝聚力的作用。专家们做了一个团组测试,在一起演唱音乐之前和之后做了结合激素/催产素(bonding hormone oxytocin)测试,出现明显的递增。拥抱、亲吻、互动、热情在音乐中实现。测试显示:音乐使结合激素/催产素得以增加。

影片最后展示了音乐激发活力、放松肌肉和神经、安宁情绪等方面的大脑神经测试。从事这些实验的工作人员,被一个个由音乐改变行为的现象和科学数据震惊和感动。他们说,"音乐就像进入大脑的侧门","音乐比药物更好","音乐是纹身在大脑上","音乐激活记忆和情感","音乐催发多巴胺、荷尔蒙……"[1]

---

[1] ABC SCIENCE. Power of music on the brain | dementia & parkinson's [EB/OL]. https://www.youtube.com/watch?v=rnUSNbqtVJI&t=1326s.

当代大量的临床实践和科学论证已经在卫生健康领域形成了日益强化的共识：音乐可以成为治疗大脑疾病和后天性损伤的有力工具，帮助患者恢复记忆、语言、听力和运动技能。基于音乐的疗法可以触发神经可塑性，促进局部连接和远程通路，从而补偿大脑受损区域的损伤。研究表明，与其他活动相比，音乐可以独特地在大脑中形成新的连接，并更好地改善神经元修复。音乐被认为对大脑有持久的影响。

六、音乐治疗的唱歌疗法 | Singing Approach in Music Therapy

科学家们注意到了这样一个奇特的现象：中风、痴呆、多发性硬化症、癌症和帕金森病可以导致人们无法说话，但不知何故，患者仍然能够唱歌。不能说话的人却有这种不寻常的能力，他们可以完整地唱出歌曲。但直到最近他们才开始了解这种现象背后的科学。伦敦神经康复研究所音乐治疗国际研究员温迪·马吉（Wendy Magee）博士指出："当语言等特定功能的神经通路受损时，音乐神经通路实际上要复杂得多，并且在大脑中分布得更广。"因此，音乐是"大脑的超级维生素"，"是帮助脑损伤患者的有用工具"[①]。

根据哈佛大学神经学副教授、医学博士戈特弗里德·施劳格（Gottfried Schlaug）的说法，当大脑的某个部位（例如大脑左侧或言语和语言能力控制中心）发生损伤时，大脑的右侧有能力改变结构来进行补偿。施劳格认为音乐制作是一种非常有效的干预措施。他指出旋律语调疗法是让患者先唱音调，然后根据这些音调说话。这项练习允许患者将这些发声技能转移到他们没有接受过训练的口语中。

为了克服失语症并恢复沟通技巧，必须提高患者大脑做出适应性变化的能力，即神经可塑性。神经可塑性使人的大脑能够将受中风影响的功能重新连接到健康、未受影响的大脑区域。促进神经可塑性的最好方法是重复。特定任务和高度重复的练习加强了对大脑功能的需求，这鼓励了神经适应性变化。歌

---

① EDITOR. Music therapy techniques [EB/OL]. https://www.allpsychologycareers.com/therapy/music-therapy-techniques-nterventions/.

唱治疗失语症是有效的，因为它鼓励个人在使用右脑半球的同时重复练习他们的语言技能。这可能有助于促进语言技能转移到大脑右侧。此外，持续训练个人使用常用短语可以帮助患有失语症的人弥补造句或找到合适单词的困难。

歌唱疗法作为一种引人入胜的语言疗法形式，鼓励个人反复练习唱出他们想说的话。他们练习得越多，语言功能的新神经连接就应该变得越强。随着时间的推移，唱词可能会转变为口语。歌唱疗法可以作为中风后失语症的有效治疗形式，因为它可以促进大脑重组其神经回路的能力，并做出称为神经可塑性的适应性改变。大脑的语言中枢位于大脑的左半球，而歌唱则由右半球调节。歌唱疗法鼓励个体通过唱歌而不是说话来参与右脑活动。对于这些患者来说，唱歌又是很愉快的活动，让他们从疾病引起的压力和不适中解脱出来。

肿瘤患者音乐治疗插图：

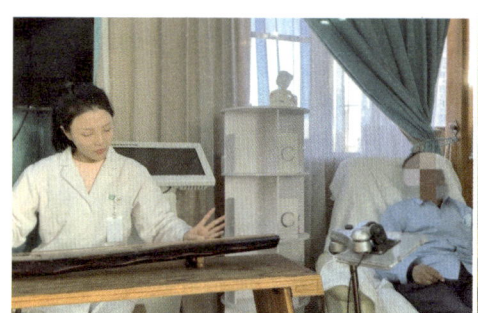

图 6-1　结合乐器演奏的再创造式歌唱互动

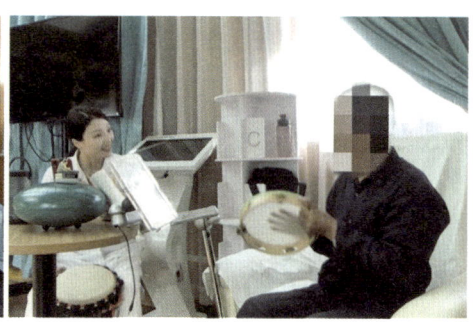

图 6-2　现场演奏的音乐放松与音乐想象

七、体验实践 | Experiential Practice

1. 分别播放 3 ~ 4 个不同类型的音乐或歌曲，每播放一个音乐或歌曲，在画纸上绘画出音乐引起的生理感受、情感记忆或思维联想。

2. 分享一首你喜爱的歌曲，分享你为什么喜欢，它与你性格的联系。

3. 演唱或演奏自己创作的歌或曲，分享你的创作初衷和演奏经历。大家给予聆听中的感受反馈。

第二节
节律的同步效应
Section 2　Synchronization Effects of Rhythms

一、问题引入 | Checking in Questions

（一）问题（Questions）

你有听一首曲子感到旋律与自己合拍或者与他人共享一种节奏的经历吗？那个时刻你有什么心理感受？

（二）回答范例（Answer Examples）

1. 有一次，我参加同学聚会，一位同学随意地唱起周杰伦的说唱，很快，其他同学的身子都跟着他的节奏震颤起来，虽然大多数人不知道歌词，但也能跟上频率，结果全场都跟着晃动和哼唱起来。很有情绪，很有意思。

2. 我就特别喜欢运动会的开幕式，运动员在进行曲中进场，全场情不自禁地按着节拍拍手，形成强烈的心理情感共振，激昂亢奋。

3. 我就记得小时候，我依偎在妈妈怀里，妈妈搂着我唱着儿歌歌谣，我们的身子一起跟着儿歌的节奏摇晃，那是我记忆中最甜蜜的时刻。

二、学习要点 | Learning Points

理解音乐疗愈的一个重要渠道是理解节律同步的道理和作用，并能积极地用于实践。

三、韵律携带与生物体同步 | Rhythmic Entrainment

音乐治疗的一个重要干预理念和方法是韵律携带（rhythmic entrainment）。携带，是一个物理学术语，用于解释两个一起运动的物体比两个沿相反方向运动的物体消耗的能量少，所以即使它们的运动方式不同，如果它们彼此相邻放置，随着时间的推移，它们的运动也会开始同步起来。韵律携带研究所（Rhythmic Entrainment Institute）的主任杰夫·斯特朗（Jeff Strong）说道，许多研究证明了韵律携带的使用"可以激发神经系统，增加神经元活动并刺激整个大脑区域，即使在患有严重神经系统疾病的人中也是如此。不可预知的或变化的节奏会导致神经系统激活，显然要努力破译它并找到一种模式。这可以增强团队合作和创造力"[①]。

生物音乐学意义上的携带是指有机体与人类音乐和舞蹈等外部感知节奏的同步，例如踩踏、拍手、击鼓等。这种韵律携带的效应即是人的生物体同步。我们中的大多数人天生就有感知节奏的能力，甚至可以移动我们的身体以适应这种节奏。例如，当我们想锻炼时，我们会听快音乐，当我们想放松时，我们会听慢音乐。我们的大脑听到不同的节奏，我们的心率开始与这些节奏相匹配。

音乐治疗中的节奏引导是一种专门的实践，用于帮助人们更加合拍自己的节奏和周围世界的节奏。音乐治疗师经常与世界其他地方"不同步"的人一起工作，譬如，发育迟缓、脑瘫和自闭症等遗传疾病，或创伤性脑损伤、中风、阿尔茨海默病和帕金森病患者。在这种情况下，音乐治疗师将这种物理现象作为一种干预手段，帮助人们更加了解他们的个人节奏和周围世界的节奏。

美国科学杂志《神经心理学》（*Neuropsychologia*）在 2017 年 2 月第 96 期刊登了一篇题为《韵律携带作为一种音乐情感感应机制》（*Rhythmic Entrainment as A Musical Affect Induction Mechanism*）的学术文章。该文章指出："韵律音乐的一个特别重要的特征是它包含听众的身体节奏可以适应的周期性。最近的心理学

---

① STRONG J. Rhythmic entrainment intervention for autism and other disorders [EB/OL]. https://latitudes.org/rhythmic-entrainment-intervention/.

框架引入了韵律携带的概念，以及其他机制，作为情绪诱导原则。"① 该文通过人类的四个夹带层面——感知、自主生理、运动和社交，讨论了韵律携带作为一种情感诱导机制，如何可能导致主观感觉成分。它在阐述了关于韵律携带的理论意义和实证发现后提出：韵律携带，"作为通过音乐进行情感诱导的重要原则，因为它依赖于音乐的时间维度，这是音乐作为情感刺激的特殊性"②。由此可见，韵律携带和生物体同步是当代音乐治疗中的新术语，也是治疗干预的重要的原理。

对于有感觉处理差异的个体，音乐治疗中的节奏引导可以帮助组织思维模式、言语发展和运动规划问题。这些人中的许多人似乎很孤僻或自我陶醉，但是，通过有节奏的引导技术，我们可以帮助他们与自己的身体节奏联系起来，并为他们提供一种非语言的方式来与其他小组成员联系。患有脑性麻痹的人可能非常僵硬，由于身体限制，他们的身体无法按照节奏移动，但他们仍然受益于有节奏的牵引技术，因为他们的身体在循环和细胞水平上仍然在有节奏地运作。神经音乐疗法的研究表明，即使低于意识阈值，大脑仍然可以感知到有节奏的刺激。音乐治疗的一个重要干预手法就是有意向的节奏同步化。

四、击鼓圈 | Drumming Circle

击鼓圈是音乐治疗常见的形式，这种形式的使用和效益正是韵律携带和生物体同步的体现。当一个人开始击拍节奏时，其他人能够匹配该模式并复制或增加它。通俗地说，击鼓圈是一群有鼓的人，他们通过分享他们用鼓制作的音乐来学习表达自己并与其他成员交流。击鼓圈打破社会障碍，将人们聚集在一起。

击鼓圈不仅仅是击鼓娱乐，更是健康和保健的有效工具。击鼓圈创造了一个有趣、支持和安全的环境，它让我们在支离破碎的压力世界中呼吸新鲜空气。大量研究表明，疗愈性的击鼓圈是减轻压力的有利选择，鉴于压力是精神

---

① TROST W J, LABBE C, GRANDJEAN D. Rhythmic entrainment as a musical affect induction mechanism [J]. Neuropsychologia, 2017, 96: 96.

② 同①.

和身体疾病的先兆,在一个新颖的击鼓圈音乐治疗小组中,使用来自世界各地的各种鼓(非洲鼓、日本鼓、萨满鼓、铃鼓等),在治疗师的引领下,当即感受到它的效益价值。

击鼓圈除了给人带来极大的乐趣外还有种种效益:清晰头脑,增强体能,调整情绪,减轻压力,促进交流,建设社区,增强免疫系统;降低慢性疼痛;建立与自我和他人的联系感;帮助我们体验与生活的自然节奏产生共鸣,释放负面情绪、阻塞和情绪创伤,提供个人自我实现的媒介。

击鼓圈也是治疗的有效方法。在美国米德维尔(Meadville)医疗中心的身心健康中心,比特曼(Bittman)博士带领 8 名哮喘儿童组成了一个鼓组,这是一种教孩子们更好的呼吸技巧的有趣方式。他让孩子们把鼓挂在脖子上,这样鼓就贴在胸前,孩子们一只手放在鼓上,另一只手放在肚子上。现在他让他们用膈膜呼吸,观察鼓的运动。很快,孩子们用自由形式的击鼓、大笑及创造节奏和节拍来代替呼吸练习,使他们愉快地同步在一起。鼓向危及生命的孩子传授重要的呼吸技巧,同时也提供放松和与他人建立联系的方式。

击圈鼓更适用于心理行为障碍的治疗。它是与患有多动症和行为障碍的儿童和少年工作的有效方法。在音乐治疗小组里,通过轮流做击鼓领队人,孩子们学会了等待、聆听并配合他人的尊重性行为。节奏《回音谷》的击鼓游戏亦是很有效的干预。一个成员作为"发音人",创造自己的节奏击打出鼓声;另一个成员作为"回音谷",必须首先认真倾听鼓点,才能做出正确节奏"回音",重复"发音人"的鼓声。孩子们在这种富于趣味的、创意组织的节奏共振过程中发展大脑的集中能力,重新建设人际交流的行为模式。

击鼓圈还是治疗抑郁症、焦虑症的有效干预手段。治疗师鼓励患者用节奏击打出内心的担忧、愤怒、郁闷、悲哀,全组以鼓声回应以给予接纳、理解、支持;治疗师又引导指挥分成小队的鼓声"交响乐",鼓声此起彼伏,快慢交接,强弱更迭。这个韵律携带、生物体同步的击鼓过程使能量大大转化,从恐惧到勇敢,从纠结到放手,从郁闷到快乐,从消极到积极。笔者在医院治疗过的一位严重抑郁症患者曾说,击鼓圈使他感到了"尊严、自信和支持";

他决定出院后参加社区的一个击鼓圈团队，作为不断自我疗愈的方法。

音乐疗愈即兴鼓圈插图：

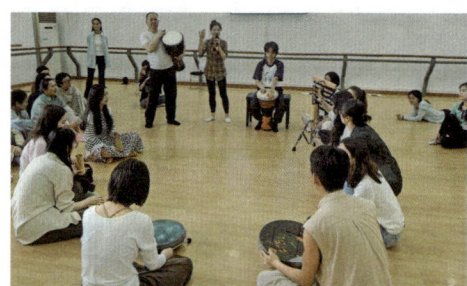
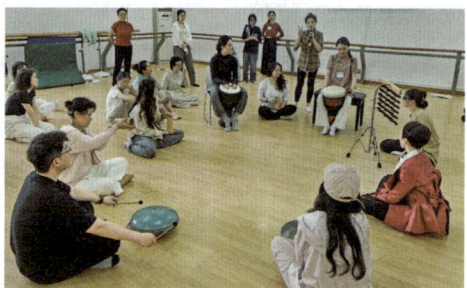

图 6-3～6-4　击鼓圈击打乐即兴表达

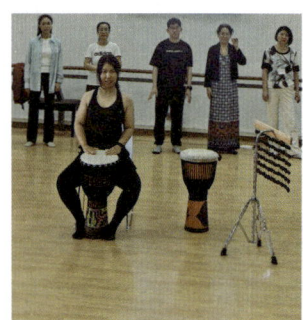
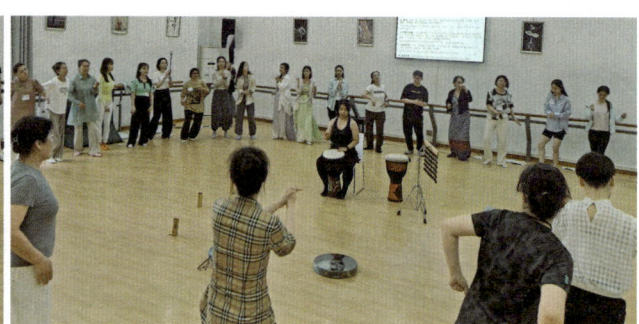

图 6-5～6-6　即兴击鼓节奏引领及跟随身体击打表达

五、心跳音乐疗法 | Heartbeats Music Therapy

心跳的扑通扑通，是我们身体的主要节奏，它控制循环系统，循环系统贯穿全身并为血液充氧。含氧血液进入大脑，大脑控制中枢神经系统并告诉身体如何以及何时移动。当我们兴奋或紧张时，我们的呼吸和循环速度会增加，而当我们安静或睡觉时，它们会减慢。这是我们身体的自动反应。

"韵律携带法将一个人与他自己的身体节奏联系起来，也将他与其他人非言语地联系起来。"[①] 音乐治疗使用心跳的节奏治疗患有脑神经障碍的疾病，比

[①] BHARATHI G, JAYARAMAYYA K, BALASUBRAMANIAN V, et al. The potential role of rhythmic entrainment and music therapy intervention for individuals with autism spectrum disorders [J]. Journal of Exercise Rehabilitation, 2019, 15（2）: 180–186.

如发展性障碍、注意力贫缺多动障碍、自闭谱系障碍等，安抚他们不会言语的疼痛，修复他们失调的心率和呼吸。

"心跳音乐疗法"是一种非常酷的音乐治疗干预。其基本程序和概念是：音乐治疗师记录下患者或者他们亲人的心跳，然后可以对其进行编辑、循环并用于创作音乐。心跳是创作的节奏基础，是患者或他们亲人的最有价值的象征物。有时，当患者无法说话，或者当任何一种口头语言很困难时，我们仍然可以通过他们的自然节奏进行交流。

2009年1月1日，美国CNN电视台报道了在美国诺顿癌症研究所（Noton Cancer Institute）工作的音乐治疗师布赖恩·施雷克（Brian Schreck）创造的"心跳音乐"（Heartbeat Music）和他使用这种方法治疗各种创伤儿童的奇迹。

施雷克使用数码听诊器，把它直接连接到电脑上；然后使用蓝牙播放器，将它放在病人身边，通过这个让患者听到自己真实的心跳声；进一步，他保持现场音乐演奏干预，使患者在听音乐的同时听到自己心跳的录音；再进一步，让病人也跟着他们的心跳唱歌，收到十分积极可观的效果。有的患者说："我没有任何节奏。"他便说："你有一个惊人的节奏，让你的整个身体现在都在运动。""听听这个，你有一个非常独特的节奏，让我们从这里开始吧。"即使当事情进展不顺利时，以"心跳音乐疗法"来启动治疗时段也是一个能让患者感到温馨的开端。

施雷克治疗师发展"心跳音乐疗法"，对录下的心跳进行编辑、重复，并添加不同成员的心跳，拼贴上声音，创造出奇妙的作品。在诺顿癌症研究所，施雷克一直在记录癌症患者的心跳，并将其融入与患者或其家人一起创作的独特音乐作品中。他说："每个人的心跳都是独一无二的，每首音乐作品都成为对每位患者个人美丽和精神的颂扬。"①

其他医院也有使用心跳音乐治疗。在美国许多儿童医院，音乐治疗师记录孩子父母的心跳节奏，放给手术前后的孩子听，孩子和家人都很欣赏。一些

---

① SCHRECK B. Heartbeat songs and music therapy with brian schreck［EB/OL］.（2022-06-13）. https://www.youtube.com/watch?v=IWSKyNsRrFQ.

专门从事母子生育的音乐治疗师,就是用母亲的心跳节奏,帮助有出生创伤的婴儿疗愈,婴儿听到在子宫里熟悉的节奏,他们自然地与之同步,安静下来,恢复正常呼吸。

六、脑电波及其效应 | Brain Waves and Their Effects

与脑电波频率吻合的音乐冥想是音乐治疗和疗愈的最常见、最随手可得的方法,应该列入我们的日常生活程序。

我们需要了解"脑电波"(brian waves)这个概念。脑电波是通过频率来测量的,即每秒的周期数或赫兹(Hz),其范围从非常快到非常慢。与大脑意识、心理活动关联的脑电波从高到低有以下五大基本频率:

第一,伽马波(gamma waves):伽马波的频率往往高于35赫兹,它们的振荡速度可高达100赫兹。在这个频率范围,人的大脑意识活动处于高度集中,包括警觉感知、解决问题、全力以赴的状态。这个脑频更高的时候又被称为"天才脑力频率"(genius brain power frequency)。研究表明,学习困难或心理处理受损的人可能不会产生那么多的伽马波。

第二,贝塔波(beta waves):贝塔波的频率往往在12到30赫兹。贝塔波是我们处于清醒意识时大脑中最常见的电波活动类型。包括说话和参与谈话,逻辑性和分析性思考,精神集中和专注,学习新技能等状态。很多时候我们需要这种类型的大脑活动。从本质上讲,贝塔脑电波是当我们体验正常、警觉和清醒意识时在我们的大脑中发生的一种电活动。

第三,阿尔法波(alpha waves):阿尔法脑电波发生在8至13赫兹振荡频率。当你不太专注于任何特定的事情时,譬如,早上刚醒来伸展懒腰,完成任务后松弛下来,处于清醒的休息状态,你的大脑会产生这些波频率。无论你在做什么,你都可能感到相对平静和放松。2009年的一项研究表明,当人冥想时,可能会在大脑后部产生更多的阿尔法波。这时的大脑并没有完全休息,但它并没有试图处理任何需要集中注意力的大事。

第四,西塔波(theta waves):西塔波测量范围为4至8赫兹。西塔电波往往发生在人睡眠很轻或做梦状态，但不会出现在睡眠的最深阶段。它们可能发生在即将入睡或就在人醒来之前。西塔脑电波也可能在人清醒时出现，但处于非常放松的精神状态，一些人可能将其描述为"自动驾驶"的状态。但是，如果在清醒时经历高水平的西塔波，人可能会感到有些迟钝或注意力分散。专家认为，它对于处理信息和记忆很重要。

第五，三角波（delta waves）：三角波是最慢的脑电波类型，频率往往在0.5至4赫兹。当人处于无梦的深度睡眠，身体意识丧失的状态时，大脑会产生三角波。

根据韵律携带原理，依照大脑电波频率制作音乐，通过聆听不同电波频率的音乐，可以对人们进行脑电波同步的干预，这是当今音乐治疗或疗愈的一大普遍的途径：①以伽马波为频率基调的冥想音乐意在"激活100%潜能天才的大脑频率"，每天做30分钟的伽马波音乐聆听，会达到修复大脑，提高专注、灵感、高层次学习能力；②以贝塔脑电波频率制作的音乐聆听可以帮助提神、专注、记忆力和敏锐思考；③以阿尔法波频率制作的音乐聆听，可以帮助心理放松、宁静、大脑清晰，富于想象创造性，提高学习效率，做出正确决定；④以西塔波制作的音乐，往往用来进行催眠术训练实践，它会引导深度的减压，潜意识的记忆追踪，以及积极信息的输入，精神的链接与升华；⑤三角波频率的音乐聆听，自然最好用于躺在床上，开始睡觉的时候，音乐旋律会帮助你放松，进入深沉的睡眠。

七、音乐冥想引导 | Guided Music Meditation

学习冥想练习是当今社会流行的解压放松以自我疗愈、自我建设的方法。冥想的练习有多种类型。这里介绍两种最常用、最容易的冥想方法和指导语。在实践这些冥想练习时，如果是白天，可以播放放松的缓慢的阿尔法波音乐；如果是夜里，想帮助睡眠，可以播放西塔波音乐，有的可以配有大自然的声音。

（一）正念冥想（Mindfulness Meditation）

焦虑很多时候来源于对过去错误或遭遇的悔恨、不满或者对未知将来的担忧、恐惧。正念冥想的目标多是帮助人们锚定当下，放手成见，接纳自我。这里介绍两个不同层面的正念冥想引导语：

1. 锚定当下（Be Present）。

引导语：

找到一个舒适的空间，坐下，脊背挺直，让两臂柔和地下垂休息。当你准备好了，便闭上眼睛，把全部注意力放在此时此刻，安顿下来，让你的身心静止，保持开放，有耐心和好奇心。把你的注意力带到呼吸上，深深地呼吸进，再完全地释放出来。跟随你的呼吸，在全身进与出……最后一次吸气，让呼吸慢慢安顿下来，感觉自然、轻松，不要用任何方式强行或调整呼吸，只是让它自然地自行流动……我们现在扫描肢体，注意力从一个部分到另一个部分。从头顶和头皮开始，感受有什么发生在这个区域，你也许感到刺痛或炙热、颤抖或轻柔的振动，或者强烈的感受，或者没什么感受。现在把注意力放到你的前额、脸面、下颚，让这里的肌肉放松，溶解这种感觉；把注意力下移，让喉咙、脖颈的前后左右松软，关注任何肌肤表层或内在深处的感觉；现在把注意力放到肩膀处，注意到任何紧张和僵硬，让呼吸通过你的肩膀，如任何部位感觉发紧，让它们放松下来；把你的意识延伸到手臂，走向手背、手心、手指头，下一个呼吸时，让它们松软下来；下一步来到胸口，观察它的随着每一次呼吸的起伏，关注到肺部的扩展和收缩；指引你的注意力到上脊背和下脊背，这里可能会有一些紧张僵硬，往往这里承受压力，如果你注意到任何不舒适，让每一次呼吸使之再松软一些；移动你的注意力到腹部一带，关注到它的扩展，装满了气流，并慢慢地随着呼吸而清空；把注意力带到骨盆，关注到你的骨盆与地面或座椅的连接，把呼吸引入这个区域，放松到宁静；现在扫描你的双腿，观察你的大腿，注意到它们与椅子或坐垫的联系；注意力下移到你的膝盖、小腿、腿肚，让腿部松软，张力释放；当你准备好了，呼吸进入你

第六章 | 音乐、诗歌与开拓

的脚腕、脚心、脚背和脚趾头，让他们放松、变软，沉浸到一个放松的意识状态；当我们接近结束，用一刻时间，关注你感受如何；你也许感受更放松了，这是一个常见的结果。当我们接近尾声，把你的注意力带回到房间来，摆动你的手指和脚趾，慢慢地睁开你的眼睛，希望你享受了这个练习，把这个平和的状态带入你的一天。①

2. 接纳与放手（Acceptance & Letting Go）。

引导语：

容许自己这段时间在自己内部找到令人舒适的平衡和中心。找到一个能让你集中注意力的舒适的地方。开始轻轻地呼吸进，呼吸出，注意到你的呼吸模式，让你的胳膊、腿释放紧张，让地心力轻轻地把它们往下拉，感到轻柔的呼吸进来出去，你慢慢地、舒适地上下移动着，下一个呼吸，让你的四肢更放松，释放任何那些剩余的紧张，在这个时间里，你可能会特别注意自己的感官，你触摸房间里光线的表面的感觉，你会听到可能没有被注意到的详细声音，所有这些都很好，只要让自己体验这些感觉就行了，接纳它们，没有评判。轻轻地呼吸，进来，出去，舒适地坐着，花点时间找到当下的中心感觉，随着你变得越来越有意识和越来越集中，你现在可以开放地思考这个冥想的主题：接纳与放手。继续轻轻地呼吸，提升认知，感觉环绕你的空间，你聚焦于这个接纳和放手的概念。用一点时间想象在久远过去的一件让你后悔的事，有些东西常常不时地跳进你的脑海，也许是你说错过什么，也许是你伤害了他人的感受，也许你为自己做的某件事而尴尬，不论是什么，想想你的思绪为回顾这件事花费的时间，当你看这个内容时，似乎并不觉得是浪费精力，也不觉得不必要。那么，重温过去的这些时刻对我们有什么作用？回答常常是：没有任何！当然，对我们的错误有认知总是好的，并在必要的时候纠正错误，但是，我们也要学会如何认清有益的意识，抛弃无用的遗憾，焦虑只会让我们感觉不好，不能解决任何问题。当你继续关注这个念头的时候，让我们保持注意

---

① LEVITT T. Daily calm | 10 minute mindfulness meditation | be present, calm[EB/OL].(2016–10–02). https://www.youtube.com/watch?v=ZToicYcHIOU.

我的声音、你的呼吸和环绕你的空间，来进一步加深理解，呼吸进，呼吸出。我们可以通过生活在当下的时刻来学会接纳。我们可以通过生活在现在而学会放手。你还可以把这个认知用于那些做了对不起你的事情的人，就像你如何思考对待你自己犯的错误一样。使用这个关注当下和看到一个对过去更清楚的画面，并修筑一个更清楚的如何解决这种状况的途径。重复一遍，沉溺于负面的思维无助只能消耗你的能量，夺走你的安宁。随着你继续聚焦于轻柔的呼吸，请你跟着我慢慢倒数，我将请你重复我说的话，你可以说出声，也可以不出声在心里说。轻柔地，慢慢地，五——认知我的思绪，四——认知当下的时刻，三——放手悔恨，二——原谅他人，一——接纳。我们继续保持注意力集中，深深的安宁，再来倒数一遍：五——认知我的思绪，四——认知当下的时刻；三——放手悔恨；二——原谅他人；一——接纳。认识到，过去就是过去，未来只是一个将会发生什么的想法。我们可以用平静的注意力集中的方式一步一步地解决问题。聚焦于当下的时刻，学会接纳和放手。

（二）视觉化冥想（Visualization Meditation）

视觉化冥想的目标有不同，一般是通过想象的过程让自己进入深层的放松。有的还会在放松的基础上引导自我成长。视觉化冥想的导语有很多。有想象蓝天白云，有想象走过森林，有想象草地花丛或小桥流水。下面介绍两种不同主题的冥想引导语。

1. 深层放松（Deep Relaxation）。

引导语：

坐下或躺下，从一个放松的呼吸技能时间开始，通过你的鼻腔深深呼吸进，保持片刻，并把你吸进的气推向你身体的末梢，头、手和脚，现在慢慢地从你的嘴唇呼出。重复几次。当你呼出时，感觉任何紧张都从你的脚或脊背消失，这取决于你是坐着还是站着。通过你的鼻腔深深吸进，保持片刻，并把你吸进的气推向你身体的末梢，头、手和脚，现在慢慢地从你的嘴唇呼出。现在闭上你的眼睛，在你的内心创造一个地方或一个景象，可以是某个你去过或想去的地方，这个地方会让你感到快乐和安宁；可以是一个沙滩，闪闪发光的白色沙滩和清澈的水；可以是一个小木屋，坐落在白雪皑皑的树林里；可以是一个美丽的花园，一片茂密的森林，一汪湖水，一条江河，可以是你想要的任何地方任何景象。现在想象这个景象出现在一个大型电视或电影屏幕上，保持你的眼睛闭着，看着这个画面，当它在你的内心变得很清晰时，想象你自己进入这个画面……看你自己在那里就像真的一样现在正在发生……你放松了，微笑着……看见你穿着什么，听见周围的声音，也许是小鸟歌唱，水浪拍岸，风吹树叶……现在感受触觉，微风温暖抚摸你的肌肤，土地在你的脚下，嗅觉空气的味道，图像达到最高清晰度，像现实一样清晰……在你理想的地方待一会儿，让在此地的快乐感受沉溺进你的心和身……当你准备好了，轻柔地走出画面，把它揣到你内心的一个角落……记住，你可以随时回到这里，或者创造另一个佳境走进去，你的想象是没有禁区限制的。你将发现，你做得越多，就会越容易，并且安宁的感受就会更深、更大。①

2. 发现理想的自己（Discovering Your Ideal Self）。

引导语：

欢迎参加这个引导的冥想，此冥想专注于为成长而改变和发现你的价值。找到一个让你舒适的姿势，关闭所有的干扰，在接下来的20分钟内安顿下来。闭上眼睛，把你的认知带到你的呼吸上，不改变呼吸，不带有任何应该或不应该的期待，注意到呼吸进入你的鼻腔并把生命填充进你的身体，当呼吸流出时，带走任何物理的和精神的紧张，好像这些紧张从你身体中永远地融化而去。当还有些思想经过头脑，你从远处注意它们，好像是一个观察者，然后让思想过去。你可以在心里说让那些思想继续前行，并让注意力回到你的呼吸和我的声音，作为你的放松与发现旅行的引导。现在当你开始加深吸进与呼出，注意到在吸进与呼出之间的静止。随着呼吸的加深，再把注意力放到每一次呼吸之间的静止，再一次缓慢地深呼吸，做你最深的呼吸，完全填满你

---

① LLYOD-PENNELL S. Deep relaxation：guided 10 minute visualization meditation［EB/OL］.（2019-10-22）.https://www.youtube.com/watch?v=GZiXPBGxKSE&t=18s.

的肺部，然后用嘴释放呼吸，就像发出叹气，完全清空你的肺部，感到你身上所有的紧张松弛下来，然后请你的呼吸回到自然的节奏。让每一次呼吸加深你的放松，再深呼吸一次，做你最深的呼吸，让自己完全被下方的表面支撑。关闭所有的干扰，对舒适状态带来的可能性持开放态度。当你更深度地进入这个冥想，接近它，带着放弃期望，放弃攀比的意图，只是发现，没有评判。现在把你的注意力放在你的头顶，想象有一束温暖的灯光环绕着你，保护着你，想象着这束光，看到这束光，看到光的颜色，看到温暖光束的闪亮，当光束经过你的身体，逐渐地使你松弛，释放每一处肌肉，小的和大的，从你的头颅一直往下到你的脚趾头，你开始感到前额柔软光滑，你的眉毛、眼睛融化，围绕你眼睛的微小肌肉释放了，你感到眼皮很沉重，你的面颊在你的脸两侧拉长，分开牙齿，解开下颌，放松舌头，感到喉咙柔软下来。像眼睛周围的肌肉和下腭放松一样，身体的其他部位也都知道怎么去做，也释放掉任何紧张。你看到并感到亮光向下移动，就像一个波浪冲刷着你，继续这个放松。感觉紧张融化出了你的肩膀，下移到你的胳膊，紧张通过手指尖流出你的身体，感到身体的每一部分变得沉重，与地气相接，当你容许放手，这股连接的气能将支持你今天的自我发现之旅。随着每一次呼吸，你的胸部和腹部感到沉重，在继续放松的过程中，你完全被环境支持着，被这束闪亮的宁静的光保护着……注意到，当你继续使放松进入更深、更深，你的呼吸变得多么深入和安宁，这束光继续在你的身体上往下移动，释放下后背和臀部的紧张，你的大腿和骨盆感到很沉重，向你底下的层面下坠，你的膝盖酥软，你的小腿融化。当你的身体继续沉重地休息时，你的脚腕和脚释放身体仍然感到的其余残存的紧张，成为彻底的放松、安全、被支持的。现在，用一点时间进行全身扫描，感觉任何遗留的僵硬疼痛或紧张，让呼吸穿过那些部位，这样你可以彻底地放手和向大地引力的沉重投诚。现在你沉重的身子与大地紧紧连接、扎根于地球的能量，我们在这个世界上与每一个生物都联系在一起，我们之间没有间隙，我们不断地相互交换分子，与动物、与树木、与水，我们是一个集体的能量场。

| 第六章 | 音乐、诗歌与开拓

现在你完全放松，开始用你的想象力看见自己在树木繁茂的小径上，用你所有的感官感受周围的环境。你可以看到柔和的阳光从树枝上射进来，阳光柔和地温暖你的皮肤，你感到温度宜人完美，空气纯洁、新鲜、干净，关注到你的双脚在小径上，感受脚与地面接触的感觉，看看你周围的环境，欣赏大自然的所有景象。在这条小路上，十分平和宁静，你可以感到身体保持平静放松，感到很安全。你开始在小径上行走，你的注意力被路那边有一定距离的小湖吸引，水面很静，但你仍然能听到随风而动的声音。你朝着水的方向慢慢走去，一步一步，你到达倾斜的水岸，看着树木和太阳在玻璃水面上的倒影，站在湖岸上，你的双脚向下扎根，感觉地球的能量向你的身体传来，将这种能量带入你的身体，它会让你立足并集中。你感到这股能量一直进入你的头部和环绕全身，保护你，支持你；你感到大地的能量进入你的心和灵魂，这股能量让你更深度地放松，感觉并连接大地气能，是支持和快乐的，这个能量是纯粹的爱。现在想想你的脚生长根须深入地下，它们很有威力，让你坚定而强壮。看到这些根须进入大地，深深长入土壤，支持你度过最强烈的风暴，最挑战的时刻。现在你已经接地并连接到你周围的集体能量，吸收爱的能量，把它带入，开始连接你的心，探索你在此时此刻的感受。如果有思想出现在你脑海，带入认知，让它们像天上的云朵，你保持回到肢体，简单地感受为你升起的感觉，你与地球能量建立的联系是基础，你强大的根将支持你的发现和成长旅程。在你开始探索你的价值观时，在你的脑海中继续独自行走在树木繁茂的小路上。每走一步你会发现自己越来越放松。让你的头脑充满好奇和想象力，你知道你的想法，你知道你有能力从消极的想法转变为积极的想法，只是通过认知，你知道只要一个想法就能改变。你决定改变的那一刻就改变了你的生活。你选择如何生活。你知道你不是环境的总和而是你选择的总和。所以，你选择与对你真正重要的事情保持一致。现在开始想象如果你不能失败，你的理想自我会是什么样子。以生动的细节看到自己的形象，那里没有财务或时间的局限，没有任何障碍，什么是你最渴望的目标和梦想，这可以一试你想怎么样地生活，你喜欢怎样展示在这个世界上，你喜欢什么感觉，或者你喜欢成就什么，最重要

的是，当这些目标和梦想是你的现实时，你会有什么感受。在你的生活中，什么感觉对你来说是重要的。什么情感你想在生活中培养更多。在这个理想的生活中什么是个人的价值观指导你做决定，什么并且谁对你是最重要的。在你周围的世界里，做你喜欢做的事，给你带来更多的价值，这对你来说是什么样子的，那会是怎样的感觉？现在就把这些感觉带到表面上来。虽然你可能不清楚自己的未来，但你的价值观和愿景正在浮出水面，变得更加具体。现在你有了你真心想要的清楚的形象，你知道你正朝着这个愿景前进，这个理想的自我，这个理想的你。当你做选择的时候，你知道该怎么做才能与你真正想要的保持一致。你可以清楚地看到，你有依靠的锚，这是你理想生活的图像，这是你真正想要的。如果你不确认你在生活中想要的，就很容易出轨，现在你知道了，你可以看见它，甚至感受它，它正在发生，你知道你在正确的轨迹上。你正在向着理想的自我成长。不论什么时候你做选择，你会发现很容易地对自己说，这是我的生活，这是与我真正想要的一致，这对我是重要的。当你的目标和梦想开始在你脑海中展开，你会感觉到一种增强的动机和目标感在你的内心产生，你开始意识到要改变任何事情，这个改变必须从你开始，你准备好了朝着你理想的生活采取行动，你为你的未来播下了种子。再想想，当这些目标和梦想成为现实时，你会有什么感受……现在你有了未来的景象，认识到你是一个自信的人，你相信你的能力，你完成你的目标，你为你的成功而感激，你的思想是积极的并给予你自信去成长，并实现你的目标。这种自信让你充满动力，愿意走出自己的舒适区域。你专注并开放于积极体验的可能性。带着清楚的价值观，你的道路向你闪光。机会经常出现，你已为遇到的任何事情做好准备。

　　在你的脑海，你的思想是积极的，你知道选择你想要的生活。在你的内心，思考你做的选择，并跟着我重复这些句子：我选择深深地爱，我选择深深地呼吸，我选择欢笑和感受快乐，我选择富有激情的生活，我选择勇敢，我选择全心全意地生活，我选择在生活各个方面都丰富，我选择本真的生活，我选择在这个改变和成长的旅途上有耐心。多用一点时间思虑你想怎样选择你的生活，现在放弃所有对你无用的消极思想，看到你的局限性信念和行为消失，自我怀疑和恐惧是过去的事情，你用自信和勇气取代它们。你相信你的直觉和能力，你知道没有失败只有学习和成长的机会。在这里，你播下了理想生活的种子，你自信并积极，朝成功达标的正确方向采取行动，你对各种可能性持开放态度，并致力于与你的个人价值观保持一致。现在把注意力带回木制的小径与平和的环境。在你内心，看到自己的微笑正以积极而有能力的前景沐浴在阳光下，感觉自豪和感恩，感受你实现目标时的感觉。你开始离开湖水，感觉自信，知道你能够并将要成功，当你醒来仍然保持这个感觉。现在把你的意识带到当下的时刻，回到你的物理身体，你身下接触的表面，你感觉放松了并充满活力和自信，你的头脑清晰，你承诺与你的价值观保持一致的生活，你相信自己，你充满动力朝着理想的自我成长。开始轻轻地活动你的手指和脚趾，感觉一股温暖的能量流过你，现在你完全在当下的时刻，感觉充满能量，做一个深呼吸。当你准备好，可以睁开你的眼睛。希望你度过美好的一天。①

很多著名的大脑神经科学、心血管医学、生物化学专家，如丹尼尔·阿门（Daniel Amen）医生，迪帕克·乔普拉（Deepak Chopra）医生，布鲁斯·立顿（Bruce Lipton）博士，坎迪斯·珀特（Candace Pert）博士等，都极力推荐每天进行冥想练习以促进身体疗愈、改善心理状态、提高大脑功能。每人可以按照自己的需要来选择不同主题的自我引导冥想练习，使之形成一种日常生活的习惯。练习时播放自己喜欢的放松音乐为背景，参照上面引导语的基本内容。

八、体验实践 | Experiential Practice

1. 节奏表达：①全班围坐成圆圈；②从一位同学开始，说自己的名字或爱称，拍击自己身体的任何部位，拍击出一种固定的节奏旋律来，全班重复他的名字和节奏两遍；③依此往下轮流，直到每个同学都做出节奏表达。

---

① LES S. Guided meditation for personal development and growth-discovering your ideal self [EB/OL].（2016-09-26）.https://www.youtube.com/watch?v=ILlKOJhFvgY.

2. 节奏回音谷：①从第一位同学开始，选择圈里的任何一位同学做自己的"回音谷"，击拍出有创造性的节奏；②作为"回音谷"的同学认真聆听击拍的节奏，然后重复击拍出同样的节奏；③"回音谷"同学成为节奏创起者，选择另外一位同学做自己的"回音谷"；④依次类推，继续下去。最好每个人都得到了节奏创造和"回音谷"的机会。

3. 节奏交响乐：①一位同学自愿做交响乐总指挥；②分成ABCD 4个小组，每个小组人手一个打击乐乐器（可以是铃鼓、木鱼、木棒、碟盘等），集体创造出一个共识的小组击拍节奏；③总指挥做出手势指挥，哪个小组演奏，哪个小组静止，哪个小组高声演奏，哪个小组低声演奏，哪个小组激烈快速演奏，哪个小组缓慢悠扬演奏；④指挥节奏的高潮演奏。

第三节
在诗或歌创作中升华
Section 3　Sublimate in Creation of Poetry/ Lyrics

一、问题引入 | Checking in Questions

（一）问题（Questions）

当你被一首歌的歌词或一首诗打动的时候，往往是什么地方打动了你？

（二）回答范例（Answer Examples）

1. 能把我打动的歌词或诗歌往往会勾起我的某种记忆，或者欣喜，或者心酸，我是个怀旧的人。

2. 最能打动我的歌词或诗歌，是有一种不拘一格的追求和向往的字句，让我感到人生更深层更神秘的存在，唤起我的激情。

3. 我是一个爱的追求者，最吸引和打动我的歌词或诗歌是那种对爱情的细腻、执着、深刻的表达，像徐志摩的诗。

二、学习要点 | Learning Points

通过欣赏、学习、创作歌词和诗歌的过程，掌握诗或歌用于心理疗愈和情操陶冶的意义与基本方法。

三、"诗和远方" | Poetry & Far Away

"诗和远方"出自高晓松的名句："这个世界不只有眼前的苟且，还有诗与

艺术表达 与心理健康

远方。"这句话因触动了很多"70后""80后"的心灵，成为网络上的著名鸡汤文。2016年，高晓松又凭此句发行了自己的新歌《生活不止眼前的苟且》。之所以用"诗和远方"来做本节的开头，是因为"诗"代表情操，"远方"代表理想。人活着要有情操和理想，而情操和理想正是洗涤我们心灵的雨露和激励我们前行的阳光。

请一位同学来阅读这首歌词：

妈妈坐在门前　哼着花儿与少年
虽已时隔多年　记得她泪水涟涟
那些幽暗的时光　那些坚持与慌张
在临别的门前　妈妈望着我说
生活不止眼前的苟且　还有诗和远方的田野
你赤手空拳来到人世间　为找到那片海不顾一切

她坐在我对面　低头说珍重再见
虽已时隔多年　记得她泪水涟涟
那些欢笑的时光　那些誓言与梦想
在分手的街边　她紧抱着我说
生活不止眼前的苟且　还有诗和远方的田野
你赤手空拳来到人世间　为找到那片海不顾一切

我独自渐行渐远　膝下多了个少年
少年一天天长大　有一天要离开家
看他背影的成长　看他坚持与回望
我知道有一天　我会笑着对他说
生活不止眼前的苟且　还有诗和远方的田野
你赤手空拳来到人世间　为找到那片海不顾一切

请阅读的同学或聆听的同学分享自己对这首歌词的感受。让我们带着这种感受来继续下面的学习。

四、歌词与音乐治疗 | Lyrics & Music Therapy

音乐治疗把歌词作为情绪处理的工具。当用作艺术表达治疗的一个方面时，歌曲共享的使用可以成为一种强大的处理工具。在心理咨询中，治疗师常常使用歌词作为艺术表达形式，作为情感处理工具。这是对音乐的文学探索。这个过程在各种临床环境的实践中得到了积极有效的证实。

在 2005 年，巴瑟（Buser）博士等专业人员进行了歌词对个人身心健康影响的研究项目。他们对来自美国东南部一所私立大学的认证心理咨询教育专业的 28 名研究生进行了定性研究。主要是 20 多岁到 30 多岁的白人女性。这项研究的目的是测量学生对歌词的情绪反应。研究人员对学生进行了两项调查，列出了当前和过去几十年的流行歌曲，要求参与者标记他们每年熟悉的歌曲，然后特别表示歌曲歌词对他们有着特殊的意义。参与者识别出有意义的歌词，并识别出与该歌词相关的情感。研究人员对提供的歌词进行了分析，并对与每首歌词相关的含义进行了情感解释。

在调研中，巴瑟等人发现了与某些歌词主题相关的情感反应。他们的分析发现，歌曲之所以对参与者来说是有意义的，是因为歌词提供了与生活事件的个人联系，参与者感到通过歌词传达的信息的重要性赋予了他们力量，或者他们感受到了所选歌词所激发的放松和快乐。结果显示，一些选择的歌曲与参与者的多个主题相匹配，包括希望、赋权、幸福、悲伤、放松与平和。研究人员确定，一首熟悉的歌曲并不一定会超越这首歌对参与者的情感意义，而是参与者在歌词中找到关于唤起情感反应的主题的意义。

在 2008 年，格拉丁（Gladding）等专家又继续探讨了如何在治疗时段中使用流行歌曲的歌词来建设性地向参与者传达情感。研究人员探索了是什么让歌曲对患者来说令人难忘或有影响力，以及咨询师如何在治疗上利用这种情感联系来使歌词产生治疗性效力。该研究侧重于歌词在辅导悲伤和疗愈工作上的使用。研究人员讨论了特定歌词的用途，这些歌词被发现可以表达悲伤，安抚痛苦。其研究显示：当患者感觉到另一个人正在通过歌曲的歌词分享他们的悲伤、痛苦和伤害时，他们会体验到一种宣泄的释放。研究人员还建议与患者讨论他们共同的情绪，作为对歌词中体现的情绪的反应，以便与他们的反应产生联系并找到悲伤的解决方案，从而恢复和治愈。

心理咨询师德迭戈（DeDiego）博士这样总结道："歌曲和歌词作为艺术表达治疗工具在咨询中的具体使用被证明是强大的，尤其是考虑到流行文化中充斥着音乐主题。能够通过歌曲或歌词在咨询中表达自己的来访者能够更好地外化情绪，帮助咨询师与来访者建立融洽关系和同理心。歌词特别是在各种咨询环境中进行非语言情感表达的有用工具，通过歌词进行交流可以为来访者提供宣泄的释放，然后是希望的输入。咨询师可以通过艺术表达治疗干预使用歌曲和歌词（包括歌曲分享和歌词解释）来帮助来访者表达困难的情绪。"①

用歌词进行治疗的一个常见手法是填词再创造。把一首现成的歌词作为框架，把中间有些主要的描绘性的词汇变成空白，让参与者填写上与形容或表达自己最贴近的词汇。譬如，歌词《小草》，原词是：

没有花香没有树高　我是一棵无人知道的小草

从不寂寞从不烦恼　你看我的伙伴遍及天涯海角

春风啊春风你把我吹绿　阳光啊阳光你把我照耀

河流啊山川你哺育了我　大地啊母亲把我紧紧拥抱

治疗师在让大家一起重温了这首歌的歌词后，把该歌词做了空白填写作业练习：

没有＿＿＿没有＿＿＿　我是＿＿＿＿＿＿

从不＿＿＿从不＿＿＿　你看我的＿＿＿＿＿＿

＿＿＿啊＿＿＿你把我＿＿＿　＿＿＿啊＿＿＿你把我＿＿＿

＿＿＿啊＿＿＿你＿＿＿了我　＿＿＿啊＿＿＿把我＿＿＿

---

① DEDIEGO A C. The use of song lyrics as an expressive arts tool in counseling: a literature review [J]. VISTA Online, 2015, 8.

譬如，有的来访者这样做了填写：

没有天高没有海阔　我是一个不起眼的山坡

从不幻想从不抱怨　你看我的生命不息浪舞翩翩

狂风啊狂风你把我磨砺　暴雨呀暴雨你把我锤炼

野花啊绿草你润饰着我　大地呀黄土你让我心跳永远

大家对自己的确认不同，有的把小草改写为小鸟，有的改写为浪花，有的改写为行星，等等。这是一个探索自我，肯定自我的过程。它帮助人们从平凡甚至卑微的存在中找到个人闪光的价值。一般在完成了填写后，治疗师会让作者本人按自己的歌词来进行演唱。之后，分享感受。大家都可以回家做这个练习，然后分享。

五、诗歌与自我开拓 | Poetry and Self Development

诗句与歌词很接近，许多歌词来自诗句，反之亦然。作诗，有韵有律，念起来，像奏乐一样，如唱歌一般，抑扬顿挫，朗朗上口，所以称为诗歌。

诗歌，作为艺术表达治疗的一部分，促进探索潜意识中的感受和记忆，并确定它们与当前生活环境的关系。诗歌通常可以：被用作表达难以述说的情绪的载体；帮助促进自我反思和探索，提高自我意识并帮助个人理解他们的世界；通过开辟感知现实的新方式，帮助个人重新定义他们的处境；通过帮助人们意识到自己的许多经历是由他人分享来验证情感体验，从而提高团队凝聚力。

一般来说，诗歌治疗师可以从他们认为具有治疗价值的任何诗歌中自由选择，但大多数人倾向于遵循一般指导方针。建议选择的诗歌简明扼要，表达普遍的情感或经历，提供一定程度的希望，并包含通俗易懂的语言。在美国常用于治疗中的一些诗歌有：罗伯特·弗罗斯特的《未选择的路》("The Road Not Taken" by Robert Frost)，玛丽·奥利弗的《旅程》("The Journey" by Mary Oliver)，丹尼斯·勒沃托夫的《与悲伤交谈》("Talking to Grief" by Denise Levertov)，罗伯特·弗罗斯特的《满臂》("The Armful" by Robert Frost)，威廉·华兹华斯的《我孤单如云》("I Wandered Lonely as a Cloud" by William

Wordsworth）。患者可以在这些诗歌中找到情感的共鸣——悲痛、孤独、迷茫、担忧、负重，并得到共情的启迪，以及探索未知、继续前行的勇气。

进行诗歌创作也是艺术表达治疗常用的手法。写作的过程既可以宣泄，也可以赋予力量，通常可以释放受阻的情绪或被埋没的记忆，并表达自己的担忧和优势。有些人可能怀疑他们创造性地写作的能力，但治疗师可以通过解释他们不必使用押韵或特定结构来提供支持。治疗师也可能会提供作诗来工作，或者为那些与意象斗争的人介绍感觉诗。治疗师也可能与个人分享一首诗，然后要求他们选择以某种方式触动他们的诗句，然后用那句诗句开始他们自己的诗。

这里展示几首学生喜爱的诗歌，有的是古词，有的是当代诗，有的是外国诗人的以及他们分享的从中获益的感受：

1.《定风波》，作者：苏东坡

三月七日，沙湖道中遇雨。雨具先去，同行皆狼狈，余独不觉。已而遂晴，故作此词。

莫听穿林打叶声，何妨吟啸且徐行。竹杖芒鞋轻胜马，谁怕？一蓑烟雨任平生。

料峭春风吹酒醒，微冷，山头斜照却相迎。回首向来萧瑟处，归去，也无风雨也无晴。

分享这首诗词的同学谈道，特别欣赏这种淡定的心理状态和对待人生的态度，因为感到自己就常处在这种风雨骚扰的环境，遇到一些令人烦心的事。读读这首词，心情就会渐渐放松、从容起来，有了面对人生的坦然、从容。

2.《麦子黄了》，作者：余秀华

……

在月光里静默的麦子，它们之间轻微的摩擦

就是人间万物在相爱了

如何在如此的浩荡里，找到一粒白

住进去？

深夜，看见父亲背着月亮吸烟

——那个生长过万顷麦子的脊背越来越窄了

父亲啊,你的幸福是一层褐色的麦子皮

痛苦是纯白的麦子心

我很满意在这里降落

如一只麻雀儿衔着天空的蓝穿过

分享这首诗的同学谈道,他首先崇拜这位诗人,她患有脑瘫,历经艰辛,顽强奋斗,成为一名优秀的草根诗人。每次读她的诗都感到贴心和激励。这首诗描绘的景象唤起自己在农村度过的童年记忆,也激起了自己对父亲的敬爱、心疼和感恩。

3.《未选择的路》,作者:罗伯特·弗罗斯特(Robert Frost)

黄色的树林里分出两条路

可惜我不能同时去涉足

我在那路口久久伫立

我向着一条路极目望去

直到它消失在丛林深处

但我却选择了另外一条路

它荒草萋萋,十分幽寂

显得更诱人,更美丽

虽然在这两条小路上

都很少留下旅人的足迹

虽然那天清晨落叶满地

两条路都未经脚印污染

啊,留下一条路等改日再见

但我知道路径延绵无尽头

恐怕我难以再回返

也许多少年后在某一个地方
我将轻声叹息把往事回顾
一片森林里分出两条路
而我却选择了人迹更少的一条
从此决定了我一生的道路

喜爱这首诗的同学分享道:"这首诗我第一次是在李开复的自传《世界因你不同》中所读到的。'未选择的路'可以很好地描绘创业者、企业家们的一生。因为他们一直是在走常人没有走过的路或者人迹罕至的路,这另辟蹊径的探索便是创新。而他们所经历的风景也是独一无二的,这样的人生令我神往。人生中我们有时候也想追随自己的内心,所以才做了另辟蹊径的选择,而我们的选择也成就了我们自身,成为我们宝贵的财富。"

我们可以看到,现有诗歌欣赏疗愈作用都是在与个人特定的心境、特定的经历、特定的追求产生吻合而发生的。这个吻合可以陶冶人们的情操,唤醒性灵之美,鼓舞开拓精神。再者,创作诗歌也是一个常用的心理疗愈的好方法。

笔者平常在艺术治疗小组里使用的干预手段,是鼓励组员们即兴创作一首五行诗。其基本框架如下:

一个形象的名称
用2~3词描绘这个形象
用3~5个词继续描绘这个形象
提出一个与这个形象有关的问题
用你的精神做出回答

这个格式十分简单,没有诗歌创作基础的人也能写。不要求押韵,如有需要突破格局自由发挥的,不限。写完后,我会播放缓慢优美的音乐,让每个成员轮流大声缓慢地朗诵自己的五行诗。每次都产生很积极的效果。

以下是学生在课堂上即兴创作的几个诗歌例子:

第六章 音乐、诗歌与开拓

《太阳》——赵毓曦

太阳，

热烈、耀眼、光芒，

眩晕、幻觉、孕育希望，

如果有一天你的光都暗淡了怎么办？

燃烧自己，只为那最后的灿烂。

《石头》——梁宇

石头，

形状古怪，躺在路边。

不配雕刻，无法冶炼。

我：丑陋的过客呀，你对我有啥用？

石头：我和地球同岁，你才是过客。

《桂花》——璇璇

桂花，

沁甜，金灿却淡雅，

簇簇团团将馨香浸入灵魂。

为什么秋风飘落的花儿温柔地垂目？

原来是夜空中闪耀的星星。

《飞鸟》——黄文华

飞鸟，

自由而不羁，

自由的飞鸟翱翔在天空没有拘束，

我愿化作飞鸟去探索生命的秘密吗？

是的，飞向天空，飞向远方。

艺术表达 与心理健康

《落叶》——季锐

落叶，

干枯，金黄，

踏着秋风唱着悲凉，飘飘荡荡，

枝干，就此别离，我飘向远方去流浪，

飘向什么地方，化作什么模样，不必感伤，

记忆是我的翅膀，沉寂的冬日寻找着方向，

落叶，我们终将相逢在春日的曙光。

在分享中，大家都谈到了一个共同的主题，那就是他们选择的形象在一定意义上是自我性格或内心某种追求的象征。这个创造性表达过程是一个自我点亮、自我肯定、自我伸展的过程。

歌词创作

《我与无我》

崇剑即兴创作，周天歌即兴配乐

（一）

有我，

是痛苦的。

身体的、情感的、思绪的，

有限的小我，

折腾着我。

身体，

亢奋与病痛，

伴随我的前半生，

最终也必将化为骷髅、白骨。

即兴歌词创作与表达插图：

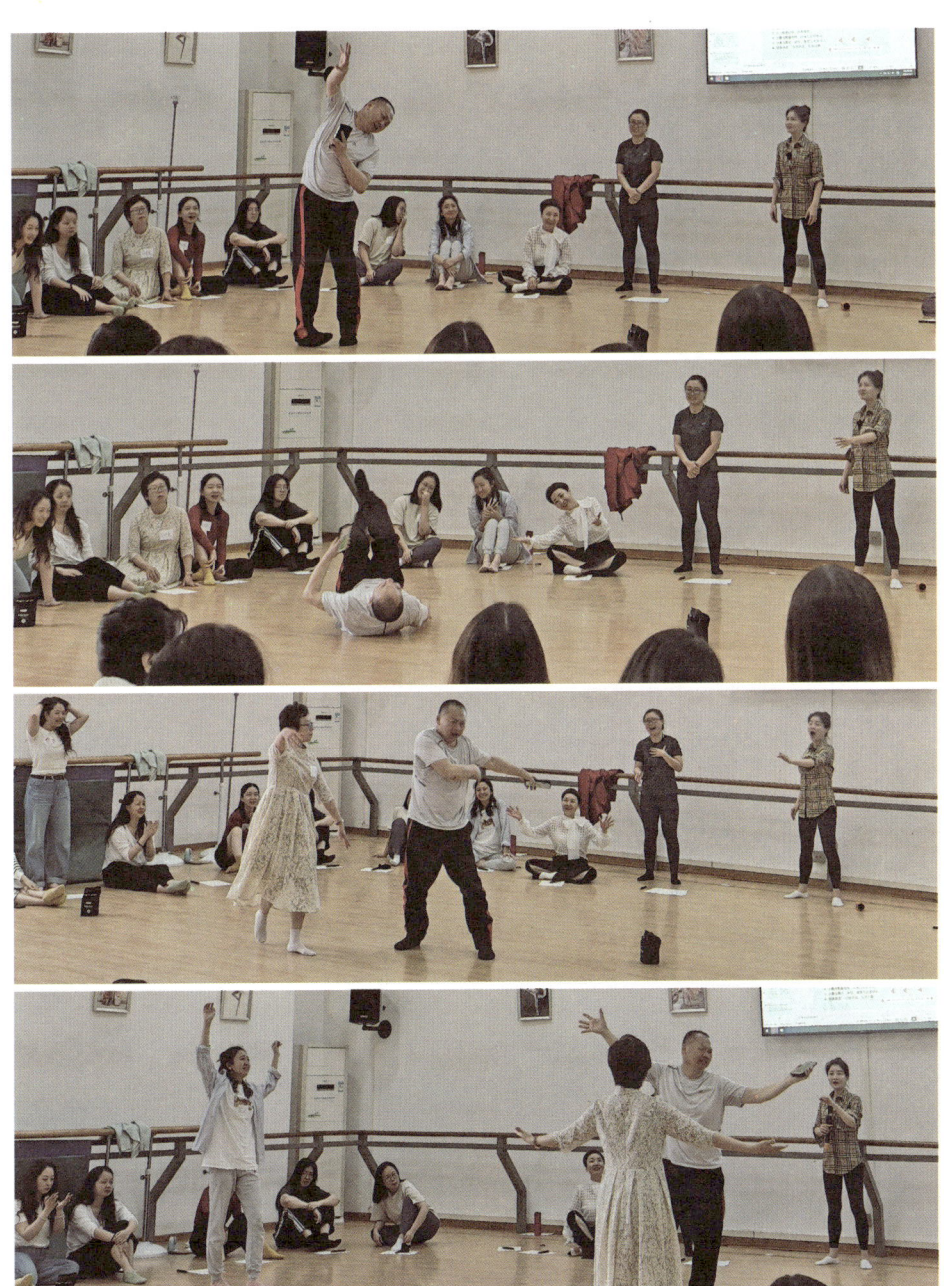

图6-7～6-10　即兴歌词创作、朗诵和配乐、配唱、配舞表达

艺术表达 与心理健康

情绪,
喜、怒、忧、思、悲、恐、惊,
我们被操控,
一惊一乍,一悲一喜,
惊弓之鸟,不得自由。

想法,
无穷无尽的颠倒妄想,
思维反刍,
终成焦虑和抑郁。

身心困扰,
让我们疯狂,
如同木偶,
如同孤魂野鬼,附草精灵。

我不想要一切的镣铐与囚禁,
我要展开双翼,
自由飞翔,
翱翔在无边无际星空中,
一切无碍。

(二)
无我?
又是什么状态?
没有了"我",
活着又有什么意义?

"无我"的真我，是谁？

"我"是谁？

到底是谁？

究竟是谁？

我寻找，我参究，

全身起个疑团，

昼夜参究……

（三）

生命的意义和价值是什么？

不是这样喘气而活着，

不是蝇营狗苟，

也不是几十年后的吐血而亡。

因为我前世的缘，

再来受难，

我不心甘，

我不要这样的人生。

我痛苦，

我挣扎……

（四）

跳脱出来吧，

从有限的小我算计中，

回归无限的，

回归无限的服务一切大众的事业中去吧。

艺术表达 与心理健康

大地平沉,
虚空粉碎,
回归永恒的光明。

那里没有痛苦,没有悲伤,
人们开心喜悦,
到处充满安宁。

一切伤痛都已经被疗愈,
一切美好的愿望都能成真,
那是永恒的人间净土,
我们真正的家。

(五)
那里,
我就是太阳,
永恒,热情,激情和光明……
我就是世界,
世界就是我。

一切本来虚幻,
放下,醒来吧,
梦醒时分,
当下就已经回家。

(六)
我要回家,

回到本来的家，

春有百花秋有月，

夏有凉风冬有雪。

回归永恒的光明，

寂静，喜悦，永远……

六、体验实践 | Experiential Practice

1. 请分享你最喜欢的一首歌，并说说与你的联系和对你的影响。

2. 以歌词《我有一个梦想》为框架，按自己的理想填词，进行再创造。

《我有一个梦想》(*I Have a Dream*)

词曲作者：本尼·安德森和比约恩·乌尔瓦乌斯（Benny Andersson & Björn Ulvaeus）

我有一个梦想，有一首歌要唱

帮助我应对任何事情

如果你看到了童话中的奇迹

即使失败，你也可以把握未来

我相信天使，我所看到的一切都是美好的

我相信天使

当我知道时间适合我时

我会跨过小溪，我有一个梦想

我有一个梦想，一个幻想

为了帮助我度过现实

而我的目的地，让它值得

艺术表达 与心理健康

穿越黑暗，再行一里

我相信天使，我所看到的一切都是美好的
我相信天使
当我知道时间适合我时
我会跨过小溪，我有一个梦想
我会跨过小溪，我有一个梦想

我有一个梦想，有一首歌要唱
帮助我应对任何事情
如果你看到了童话中的奇迹
即使失败，你也可以把握未来
我相信天使，我所看到的一切都是美好的

歌词填写创作：

我有一个＿＿＿＿

我有一个＿＿＿＿，有一＿＿＿＿
帮助我＿＿＿＿＿＿
如果你＿＿＿＿＿＿＿
即使＿＿＿＿，你也可以＿＿＿＿＿＿

我相信＿＿＿＿
我所看到的＿＿＿＿＿＿
我相信＿＿＿＿＿
当我知道＿＿＿＿＿＿时

我 ____，我有一个 _____

我有一个 ____，一个 _____
为了帮助我 _____
而我的 _____，让它值得 _____
推开 _____，再 _____

我相信 ____
我所看到的 _____
我相信 _____
当我知道 _____ 时
我 ____，我有一个 _____

分享你的歌词填写创作。

3. 五行诗创作和朗诵：①以一个自然形象为名称，这个名称作为诗的第一行；②第二行，用2~3个词描绘这个形象；③第三行，用3~5个词继续描绘这个形象；④第四行，向这个形象提出一个问题；⑤第五行，用你的精神回答这个问题（说明：创作也不用受字数限制）；⑥播放背景音乐，每人轮流大声朗诵自己的五行诗。

4. 即兴诗/歌创作：①重复地播放雅尼的曲子《私下里的一句话》(A Word in Private)；②以"私下里的一句话"为题即兴创作一首歌词或一首诗；③在雅尼的音乐里朗诵自己的诗或歌。

艺术表达 与心理健康

第四节
综合性艺术表达
Section 4　Integrated Expressive Arts

一、问题引入 | Checking in Questions

（一）问题（Questions）

你最喜爱的艺术表达方式是哪一种？有没有试过参与音乐？有音乐和没音乐有什么不同？

（二）回答范例（Answer Examples）

1. 我最熟悉的艺术表达方式是舞蹈，舞蹈和音乐自然是分不开的。没有音乐时，我跳舞多半注意造型、动作的完美性；但有了音乐就不一样了，就很即兴，跟着节奏，有情感投入，或者像火一样燃烧，或是像水一样深情，有时还会流泪。

2. 我喜欢业余绘画，一般情况下，是没有音乐，安静地写生。但有一次画画时，因为环境比较嘈杂，我就戴上耳机听着音乐，是雅尼的曲子，结果我画的画一反常态，是一幅写意画，好像是我的一个梦境。这让我在绘画上有了突破。似乎音乐唤醒了大脑的灵感。

3. 我是学音乐的，我最近在电脑上把音乐与色彩和线条结合起来，可以放出既有听觉美、视觉美，还有动觉美的效果。

二、学习要点 | Learning Points

以实践为主，理解艺术表达形式的融会贯通，能够灵活地、创造性地、综合性地使用各种艺术形式，从而达到更高的美育和疗愈的效果。

三、音乐作为催化剂 | Music as Catalyst

美国著名艺术治疗师、《艺术表达治疗指南》（*Handbook of Expressive Arts Therapy*）作者兼主编凯茜·马尔基奥迪提出艺术表达治疗是"恢复自我的可能性调色板"。因为"多维度、多模式和多感官的品质使人们有可能以各种方式支持自我的修复、疗愈和重塑"①。

2008年春，笔者在美国的新墨西哥州（New Mexico）阿尔伯克基市（Albuquerque）参加了著名音乐教育家，《莫扎特效应》（*Mozart Effect*）一书的作者唐·坎贝尔（Don Campbell）关于音乐与疗愈的讲演。他一边演讲一边即兴演奏钢琴，台上的大屏幕不断出现各种色彩图案，随着音乐的旋律不断变化，台下的观众鸦雀无声。笔者坐在位子上，情不自禁地舞动起来，从听觉起步，然后视觉刺激，最后动觉参与，它们一起把笔者带入了一个忘我的、超我的、神奇的、崇高的境界。

音乐，像流水可以无处不进，无处不容。音乐，作为最有力的情感催化剂，可以加到其他艺术形式里，使之具有更大的美学魅力和情感表达力，从而也加强其疗愈效能。舞蹈治疗、美术治疗、戏剧治疗、诗歌治疗都常常使用音乐。我们这里也从音乐出发，探讨综合性的艺术表达的疗愈力量。

四、音乐与舞蹈表达 | Music and Dance Expression

音乐与舞蹈有不解之缘，哪里有舞蹈哪里就有音乐。音乐的选择和使用是学习舞蹈治疗技能的重要部分。针对不同的年龄段，不同的患病人群，不同的心理情景，不同的文化背景，采用不同的音乐，以达到更好的治疗性效果。在治疗过程中，音乐的选用需要十分留意，它不只是舞动干预的陪衬，而是舞动干预的一部分。在不同的时间，不同的个案，不同的环境都会产生不同的效果。譬如：用表达爱和抒情的歌曲来舞动，可以促进动作的流动、放松、伸

---

① MALCHIODI C A. Handbook of expressive arts therapy[M]. New York：The Guilford Press，2023：7.

展、开放，排除阴暗的情绪；但对刚失恋的或有恋爱创伤的人，这可能是一个痛苦的导火线，他们会拒绝，会逃避。他们需要平和的节奏、明确的音乐来启发动作。少年喜欢用说唱音乐、金属音乐来跳舞，老年人则喜爱在熟悉的乡村歌曲中伸展动作。

从音乐与舞蹈表达的自我疗愈出发，这里想特别介绍阿根廷的艺术疗愈师萨布丽娜·埃琳·马奎兹（Sabrina Elin Marquez）教授创立的"表达性歌唱"（canto expresivo）。笔者有幸与她有过视频通话并上过几次她的课。她创造的是一种具有疗愈性、娱乐性的声乐工作方法，其目的是通过释放声音得到自我表达和个人发展。这个方法中的一个重要理论和实践是运动中的身体情感声音（voice body emotion in motion），即把自发性的发声或唱歌与即兴动作融为一体。

"表达性歌唱"的创立基于这样的理念：

1. 声音是能量的体现，而肢体是这个能量的容器和传导体。我们的嗓音在发出声之前是感觉与振动，就像我们拿着的一个碗，当发出声音时，它会用振动波传播到我们身体的所有纤维。当你唱歌时，你会振动，感受到你灵魂的深度；而我们的身体是我们天生的碗，这种振动被转化为歌曲的声波，并通过身体被表达和外化。唱歌曲等活动又会振动喉咙和引起深膈呼吸，这便会刺激迷走神经以降低焦虑和压力水平。而当悲哀把我们压倒时，声音触及情绪的最底层，肢体动作的声音化把悲哀释放出来，使它的空间意识从内向外扩展，可以将你的情绪疏导到表达和治疗之中。我们的空间感会影响我们的声音，因为发出声音是我们创造空间被听到的方式，每次我们体验给我们的表达一个物理空间时，我们确实意识到我们必须成为自己的空间。给自己空间就是接受我们的限制，从而改变它们。声音表达了我们是谁，以及我们的感受。每次我们与我们的声乐交流和唱歌联系时，我们都在允许我们最深刻的真实性和必要性。

2. 我们需要找到、连接并扩展自己的原始的、本真的声音。外部成长环境造成的过度思考使我们与自发的交流脱节，使我们远离真实声音。言语塑造我们的行动。我们习惯了"自拍"模式，以一种循规的视觉和心理方式从"外部"看待自己，与我们的深层感受隔绝。当恢复自我的私密空间时，我们创造了一种接纳、宁静和自由的氛围,成为我们体验的见证者和参与者,并自发地表达它们。自然发声与即兴动作帮助我们重新连接和恢复与自我的亲密关系,以避免屈服于表达正确或外在预期的需求,并能够恢复我们真实本质的声音。我们经过发出自我感知的声音——对身体本身的敏感性和意识,发展肌肉张力和姿势的灵活性和调节能力,以协调呼吸和声音以及身体中的声音共振空间。通过探索使内部和外部两种互补的能量存在的表达充满活力,将亲密者与接受者联系起来的声音,从而向在广阔中投射和分享开放。

3. 给情感造型并赋予声音是走向健康快乐的途径。我们所经历的情绪是对环境、对我们的环境的情感状态和主观反应,伴随着与生俱来的有机变化——生理和内分泌。这是一种突然而然地以或多或少的暴力和或多或少的临时危机的形式发生的状态。它们像水一样穿过我们的身体,进入并充满容器空间。情绪是液体,我们的身体是容器。会有不同的容器和空间,不同的形状和维度,情感在其中移动和生活。有些人向世界敞开心扉,乐于在生活中找到自己,而有些人则退缩,向内转而远离那些我们不想与之联系的经历。所有这些情绪范围都在我们塑造和体验的流体动力学中采用凹凸形状。每次我们体验和记录情绪在我们身体中所采用的那些形式时,我们就有可能表达、管理和陪伴我们的每一种情绪状态。为这些形式赋予声音和动作是为了将我们自己融入幸福与生活的舞蹈中。"我们邀请你穿过你的身体,记录你的情绪和占据其中的位置,以便在一首真实表达的歌曲中以声音和动作有机地自发地塑造和外化它们。"

4. 提高音乐性和肢体创造力是我们建立同理心的有效方式。身体体验到节奏、旋律和声音的微妙整合,用动作诠释这个整合的内涵和意义。一种表现力的展示,即能够通过歌声、形象、情感、思想、意图等表达资源来表达,如肢体表达和戏剧游戏。言语塑造我们的行动。很多时候,我们不允许自己用语言表达自己的感受,因为害怕"展示"暴露自己,因为这个词意味着必须展示一些令他人愉快的东西,获得某种观念的批准。而当我们用无言的声音旋律"分享"时,我们敞开心扉与他人联系,接受我们试图成为人类表达网络一部分的表达。这种无拘束的富于音乐性的发音和富于创造力的动作的表达就是我们建立同理心的方式。这个方式可以积极地促进人与人之间的交流互动,创造一个从亲密到广阔,从断奏到和谐的美妙的人际空间。[1]

根据马奎兹的理念框架,声音的具身化也就是发声与舞动,换句话说,让你的动作成为声音的造型(shaping your voice)。常用的实践方法有:

1.热身和热声——首先,放松、活动、伸展肢体的每个部位,在动作的同时,让呼吸通过声音而排出,穿过每一个紧张的障碍,让声音能量流通过去。从头部开始,让头颅下垂,用手托住,慢慢转动,自然地随着转动发出声音,然后,以此类推,手部、胳膊、肩膀、背部、胸部、腿部、双脚。每一个部位的活动伸展都伴随此时此刻想吐出的声音。譬如:当你向上展开双臂,可以自然地发出"伊(yi)——";当你往下甩臂时,你可以自然地发出"嘿(hei)——嘿——";当你慢慢直起弯下的腰时,可以自然地发出"呷(xia)——",等等,不拘一格,任何声音都可以。保证动作启动时呼吸进,动作完成时出声,吐出气流,使能量穿过动作的肢体部位。最后落到脚跟,让脚站稳,接入地气。全身动起来,像火燃烧,成灰,落到地上成为土。从里到外完全放松,放手,向大地投诚。

2.回归原始发声——在与地心力连接后,把注意点放到腹部——肢体的核心,想象身体内部十分广阔,清水荡漾,让自己的胯骨扭动起来,像水波一样,身子的里外都是水在流动,嘴里发出水(water)的开头发音"哇(wa)——",随着声音浑身扭动起来。播放流动节奏音乐,声音随音乐转成有旋律的歌声,肢体的流动、灵活也从臀部延伸到四肢、肩部、头部、全身,声音和身体融化为一。进一步把"wa"的发声发展为一个词"water",由无言的纯发声地唱到有语言地唱,声音越来越圆浑,声音震动着肢体,完全卸甲,没有负担,身子越来越富有流动性,就像胎儿回到母亲的子宫……

3.动作的声音绘画——想象你手里拿着一支油画笔,面对一张大画布,

---

[1] MARQUEZ S E. Sabrina elin márquez creadoray coordinadoradel método[EB/OL].(2016-02-27). https://www.youtube.com/watch?v=hoSKaD_cXPE.

用画笔刷色彩的动作自发地唱出一种声音，可以是快乐的"啦——啦——啦——"，也可以是抒发的"哗哗哗——哗哗哗——"；再用画笔点色彩的动作，同时找到表现这个动作的声音，可以是轻松的"滴答、滴答、滴答……"，也可以是嬉耍的"叮咚、叮咚、叮咚……"；再用拿画笔甩出色彩的动作，由衷自然地发出歌声，可以是强力的"去！去！去！"，也可以是喷发的"吼！吼！吼！"。每一个绘画笔墨动作都加上声音的配合，直达绘画完成。

4.情感表达演唱——闭一下眼睛，感受自己的内心此时此刻的情感，找找自己的声音，慢慢动起来，哼起来，自由地唱，自由地舞，睁开眼，扩展空间，让动作传递声音，让声音表达情感。可以继续自由哼唱，也可以唱出一首自己熟悉的歌，能够抒发内心此情此景的歌，继续歌舞。

通过歌声与舞动的探索使表达充满活力的两种互补的能量存在：内部和外部。将亲密者与接受者联系起来的声音，从而向在广阔中投射和分享开放。从肌肉骨骼的舒展到五脏六腑能量的开阔，是深深积郁的情绪得到更深入彻底的释放和转化。

五、音乐与戏剧表达 | Music and Dramatic Expression

戏剧治疗使用各种艺术手段，与音乐的结合使用很多体现在游戏活动中，譬如，音乐椅子，歌声传球，击鼓回音，等等。在这些游戏中，治疗师创造性地使用加入讲故事，提问和对答，表演节目等，来促进参与者的表达和互动能力。

需要特别介绍的是亨特心跳法（Hunter Heart Beat Method）。这是由皇家莎士比亚公司的凯利·亨特（Kelly Hunter）开发的一种基于莎士比亚的戏剧与自闭症谱系障碍孩子工作的感官游戏干预方法。这个方法就是通过莎士比亚诗句中的音乐性、旋律性来与自闭症孩子工作。亨特心跳法是基于抑扬格五音步的节奏和心跳的声音。譬如，在这种干预中，根据莎士比亚的《暴风雨》向孩子们介绍一些游戏，让他们在作品的基本情节中不断进步，同时强调眼睛、心灵和宽恕的主题。游戏的目标技能包括眼神交流、话轮转换、面部情绪识别和产生、模仿、即兴表演、基本游戏、幽默和有趣的交流方式。孩子们坐在一个大的集体圈子里学习游戏,是通过模仿和观察而不是明确的指导,有机会和演员一对一地玩游戏,然后有机会进入圈子中间,向同龄人展示他们对游戏的诠释。亨特心跳法强调低的演员与孩子的比例,所以孩子们在玩游戏、成长、发展核心社交技能和交流的过程中会得到个人的关注、反馈和互动。她总结出莎士比亚剧作中使用的最多的四个字眼"眼睛,内心,理由,爱情"。她称这是"诗歌的大脑"。她创建了专门为自闭症孩子服务的长笛剧院(Flute Theatre)。

亨特说:"亨特心跳法是我为自闭症儿童和青少年创造的一系列感官游戏,它们是人性的游戏,只需要人类的声音和身体,还有另一个人来玩。这些游戏源于莎士比亚对活着的感觉的诗意探索,特别是通过他对眼睛和心灵的痴迷,以及对理性和爱的痴迷;我们如何看待、思考和感受,这形成了贯穿整个经典的脊梁。'爱不是用眼睛看的,而是用心灵看的'(海伦娜·阿姆斯纳)在一行中有三个这样的关键词,哈姆雷特创造的短语'心灵的眼睛'可以被视为这首诗的典范探索。那些自闭症患者努力让自己被理解,他们的挣扎是沟通和感官的——几乎是一种挑战。为了表达他们的理性和爱,需要超人的努力来连接他们的眼睛和心灵。通过关注莎士比亚作品中人物通过视觉、思维和感觉出现的时刻,我的游戏为不同领域的儿童和年轻人提供了一个表达自己的机会,探索眼神交流、语言技能、空间意识、面部表情和想象游戏。孩子们在一个安全的充满爱的空间里和演员们一起玩游戏,每个参与者都可以开始分享共同的人类经验。感官游戏是长笛剧院为自闭症儿童制作作品的基础。"[1]

有的戏剧治疗师创造性地使用心跳节奏传播游戏:小组围圈坐下,活动开始时,每人手抚胸口,感受自己的心跳,然后击打出自己的心跳节奏,全组跟随。依次轮流下去。一边拍击自己的心口,一边按心跳节奏说:"你好,你好,你好……"治疗师往往用不同的国际语言进行重复,结束时用拍击心跳节

---

[1] HUNTER K. The heartbeat method, Shakespeare and Brain Series, University of Oxford Podcast [EB/OL].(2017-03-10). https://podcasts.ox.ac.uk/hunter-heartbeat-method-kelly-hunter-actor-director-and-educator.

奏来说。在小组活动结束时，围圈坐下，一边用拍击心口奏出心跳节奏，一边找节奏说："再见，再见，再见……"自闭症孩子的心跳很不稳定，有些自闭症孩子常因为不会交流而紧张，稳定的、持续的心跳节奏使他们安静、放松；心跳又是与情感最接近的机能，节奏是传达能量和感染情绪的最基本形式，节奏的共振是走向和弦、共情的理想通道。

六、音乐与绘画表达 | Music and Painting Expression

音乐与绘画"都表达了人类生活的思想、情感、故事、观点、想法和意见。两者都会点燃大脑的各个部分。两者共享构成整体的创作过程和元素。两者都有和谐、平衡、节奏和重复等元素。音乐可以通过启发和提升精神来影响美术创作，并作为一种强有力的沟通手段。

当代，美术与音乐交叉创作成为一种新的、时尚的媒介创作。"视觉艺术和音乐的一个共同元素是它们能够唤起情感反应。美术家和音乐家创作的作品不仅能释放情感，还能改变人的情绪、触发记忆，并成为安慰和灵感的源泉。视觉艺术和音乐有许多相似之处，因为它们共享和谐、平衡、节奏和重复等元素。在橡树园艺术联盟（OPAL）举办的最新展览《交叉：艺术与音乐》（*CROSSOVER: Art & Music*）中，通过 15 位艺术家的 22 件作品探讨了美术与音乐之间的关系。"[1] 通过视觉媒介增加深度和情感，许多著名的音乐家突破了音乐视频的界限，将复杂的叙事、编舞和发人深省的视觉效果结合起来，以增强他们的音乐表达。

2023 年夏季，亚历克西斯行为健康医院（ABBHH）的"灵感画廊"（Inspiration Gallery）展出了一群艺术表达治疗师成员创作的由诗、歌、美术、音乐交叉为形式，"行与行之间"（Between Lines）为主题的系列艺术作品。创作者们各自在一首歌词或一首诗中间勾勒出最能打动自己的词、句，然后围绕这些词、句进行绘画创作，可以使用任何材料，水彩、马克笔、拼贴、布料

---

[1] WAWZENEK T. Review: exploring the relationship between art and music at the Oak Park Art League [M]. Chicago: ART & MUSEUMS, GALLERY,PAINTING & SCULPTURE, 2021.

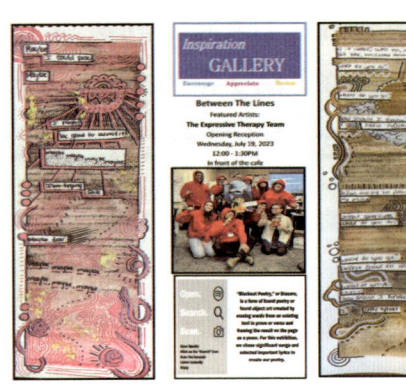
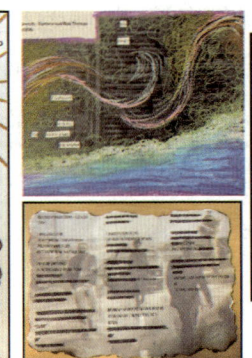
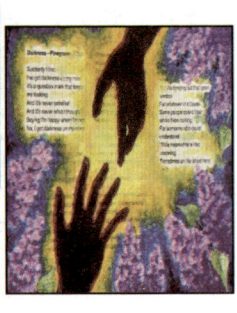

图 6-11～6-12　线与线之间——美国表达治疗中心灵感画廊，2023

等，完成后，在作品框架的左或右下角标出特定音乐的标题和链接的二维码。观众可以在手机上搜到音乐，边看、边听、边念，以达到最佳的艺术感染效果。

在艺术表达治疗中，音乐与美术创作也是密不可分的。笔者看过著名的美国美术治疗师肖恩·麦克尼夫培训学生的一个录像视频，他让学生在作画之后，用动作舞出其中的表达，然后用击鼓表现出其中的节奏旋律和听觉精神。在他的眼里，美术创作就是在进行舞蹈，在演奏音乐，绘画里面蕴藏着舞姿、旋律和声音。美术治疗师常常在开放美术工作室（open art studio）播放参与者们共同喜爱的音乐作为背景，提供给大家一个优美、欢快、轻松的创作环境。除此之外我们常结合使用的干预手法有：

1. 意象工作（imagery work）。你可以闭眼，做深呼吸，让全身每个部位放松，治疗师开始播放轻松的音乐，指示你随音乐让意象自由驰骋，没有评判，关注任何出现的形象。等你觉得准备好了，就可睁开眼睛；音乐继续，在音乐的伴随下，你把脑海里呈现出的形象绘画出来。不用完全一样，可以以抽象的形式，主要是自己的感受。之后，给绘画命题。音乐可以启发和唤醒想象力、创造性以及表达欲望，而绘画过程帮助参与者更清晰地了解自己的内心深处。

2. 音乐绘画（music drawing）。准备三张画纸、画笔，治疗师播放一段有特色的音乐或歌曲，你认真聆听和感受，绘画出该音乐引起的联想、情感或记忆，之后命题；治疗师播放另一段不同特色的音乐或歌曲，你认真聆听和感受，绘画出该音乐引起的不同联想、情感或记忆，之后命题；以此类推，完成第三段不同特色的音乐或歌曲的聆听、绘画和命题。最后，大家分享这个过程的经历。往往，许多意想不到的心理历程被挖掘出来；并且，这也是一个很好的情绪调整过程，从音色感受到形象灵感，不同的情绪可以在不同的音乐激发中得到抒发。

3. 音乐曼陀罗（music mandala）。曼陀罗绘画本身是一个疗愈过程，如果加上疗愈性的音乐，会使这个过程的疗愈加深。美术治疗师往往征求组员或来访者的同意，在做曼陀罗绘画时播放抒情的或放松的疗愈性音乐；绘画完成之后，再让绘画者舞出曼陀罗的旋律、色彩和情感；最后，给曼陀罗命题。

总之，作为表达手段，美术、音乐、舞动、戏剧都可以创造性地综合使用。譬如：以音乐做背景，绘画可以作为舞动前后的自我评估；在做舞动的歌声镜像时，也可以同时做舞动的绘画镜像；绘画的家庭、人际关系可以用戏剧的家庭、人际雕塑来进一步深化进程；诗歌创作后可以应用配乐朗诵来激发表达的展开，等等。在治疗或疗愈过程中，引导人可以创造性地把这些方式轮流或结合使用，它们都是融会贯通的，可以从不同的层面丰富表达语汇，扩展表达渠道，使身心在多样的美感经历中健康成长。

七、体验实践 | Experiential Practice

1. 音乐故事绘画：①把一张大的画纸折成六块方格；②播放一段具有故事性的音乐（譬如某个故事片或动漫片的插曲）；③在音乐中构想一段故事（可以是真实的也可以是虚构的）；④把故事情节的展开绘画在六个格子里；⑤在音乐中，向大家展示你的绘画，并慢慢讲述画中的故事。

2. 绘画的节律与动作表达：①以"情感表达"为题绘制一幅水彩画（没有任何形式限制）；②完成后，把绘画作品放在自己的面前，观赏与感受；③用双手在桌面或地面击打出画中蕴藏的节奏及其强弱和快慢；④之后，用舞动表达画中的色彩和形象；⑤口头分享在绘画、击打、舞动表达过程中的经历和内涵。

3. 舞动的歌声镜像：这是一个互动活动。①两人A和B结伴，A做舞动者，B做发声镜像；②B随着A的自然舞动，用声音进行反馈（B用身体感受A在舞动时的能量流动，这个能量的波动旋律启动内在的声音流动，这个能量流动把A的动作和B的声音连在一起）；③随着动作变成舞，发声也变成了歌声；④结束后A与B坐下来分享彼此的感受经历；⑤A与B互换角色，依此进行。

八、结业考试 | Final

使用学习到的语汇（可以是动作、美术、戏剧、音乐中的任何一种，也可以是综合性的）解析你的性格、情感、心理的特点，以及与成长经历的关系。

后记 / Epilogue

"艺术表达治疗是心理治疗的一种特定的形式，它将艺术的方法集中为沟通、转化和康复的形式。它利用了动作、音乐和声音、视觉艺术、戏剧表演和其他基于艺术的表达形式的感官导向和大脑品质的整合。当与治疗师已经用来成功支持改变的有效方法相结合时，它也是一种'增值'的心理治疗方法。"[①]

在近30年的临床第一线的实践经历中，笔者深刻地体验到不同艺术形式结合使用的积极效应。我们的艺术表达治疗中心由舞动治疗师、美术治疗师、音乐治疗师、戏剧治疗师组成，中心定期进行专业的相互培训，每个特定的艺术治疗师，都要学习其他的艺术干预技能，可以随时根据患者由于经历不同、爱好不同、条件不同而产生的特别需要，提供相应的干预。譬如：当强迫症患者难以启动四肢时，治疗师就可以以讲故事、游戏玩耍的戏剧形式干预，使之转移肢体视线，进入互动；当患有多动症的孩子在绘画小组坐立不安打扰他人时，治疗师就可以用舞动表达干预，让儿童患者充分动起来，释放能量，在动中学会静止后，再进行绘画；当老年失智患者有困难跟随动作或绘画时，治疗师就可以用熟悉的歌曲唤起他们的记忆，从而启动他们注意力，等等。同时，所有的患者都可以从听觉、视觉、动觉不同的神经层次得到治疗性干预，这便加强了他们的心理康复效果，加速了他们的心理康复进程。

从自我洞察、自我疗愈、自我成长的角度，同学们可以发挥偏爱的艺术形式作为表达渠道；同时，也可以走出舒适圈，尝试自己不熟悉或具挑战性的

[①] MALCHIODI C A. Handbook of expressive arts therapy [M]. New York: The Guilford Press, 2023: 10.

艺术形式。这是一种自觉塑造大脑和发掘潜能的良好途径。因为儿子的关系，笔者结识了一群在金融、科技、商业、医学领域颇有成就的年轻人，令我既惊讶但又不奇怪的是，他们都对艺术十分有兴趣或在艺术方面很有造诣：有的着迷于绘画，有自己的画室；有的着迷于吉他弹奏，把弹奏作为每天的仪式；有的还自己作词作曲。他们常聚到一起到各地参加大型音乐节，狂啸狂舞。他们并不想成为艺术家，但对艺术的热爱，使他们在专业领域里更具有竞争力，因为他们具有21世纪需要的创造性大脑。这更让我看到了艺术表达对心理行为的积极影响。

最后，我想用美国当代年轻的艺术家、作家朱莉亚·以色列（Julie Israel）的话来结束："富有创造力的人不会仅仅看到事物的本来面目，而是看到事物能够成为的实质。"[1] 孩子们，让我们在艺术表达的道路上成为有创造力的人，成为我们能够成为的人！

琳达晓乔

2025年2月

---

[1] ISRAEL J. https://julieisrael.com/.